エビデンスに基づく アトピー性皮膚炎治療
あたらしい潮流

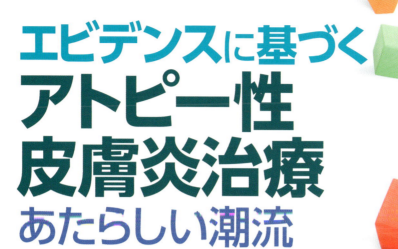

編集 椛島健治 京都大学
宮地良樹 京都大学名誉教授

中山書店

はじめに

　アトピー性皮膚炎の患者さんは世界で二億人を超えると言われ，アトピー性皮膚炎は，われわれにとって大変なじみの深い皮膚疾患の一つである．しかしながら，「アトピー性皮膚炎の患者さんに十分満足してもらえる医療を行えているのか？」という疑問に対して，はっきり YES と答えられる医師はそれほど多いとは思えない（かく言う私もそう答えられない一人である）．われわれは，診療ガイドラインを頭に入れつつも，とかく自身の経験に基づいて治療に介入しがちである．決して自身の経験に基づく医療が悪いわけではないが，それには自ずと限界がある．

　近年になり，アトピー性皮膚炎に関する疫学調査，病態の解明を目指した基礎・臨床研究，新薬の開発や臨床試験が多数報告されている．すなわち，自身が経験できないことが国内外で実施され，エビデンスに基づく新たな知見が集積している．一方，皮膚科領域では皮膚悪性腫瘍や尋常性乾癬など幾つかの疾患において新薬が開発され，治療の選択肢が広がるとともに，患者さんの治療に対する満足度も高まってきた．そして，アトピー性皮膚炎の治療においても同様の状況が訪れつつある．

　本書の企画に際し，こうした時代の要請を鑑み，宮地良樹・京都大学名誉教授と一緒に，アトピー性皮膚炎において「ベストな診療を実践するためには一体何が必要なのか」という議論をした．『アトピー性皮膚炎診療ガイドライン2018』を治療戦略の基軸としつつ，IL-4受容体を標的とした新規治療や，JAK阻害薬，抗IL-31受容体抗体など，未来の治療の可能性について意見を交わした．病態についても，自然リンパ球をはじめとする新知見を積極的に盛り込むことにした．これらの情報は，アトピー性皮膚炎の治療を実践するうえで，将来非常に有益になると確信する．また，最近のトピックスとして皮膚常在菌（マイクロバイオーム）や，アトピー性皮膚炎のサブセットの可能性などの詳細に触れた．さらにコラムとして，汗や入浴など日常生活の指導での有益な助言や，教育入院，ブリーチバス療法なども盛り込んだ．こうして皮膚科医のみならず，小児科医や基礎医学の研究者らの知を結集させた本書『エビデンスに基づくアトピー性皮膚炎治療─あたらしい潮流』が完成したことを，とても喜ばしく感じている．

　最後に，お忙しいなか快く執筆を受け入れてくださった多くの執筆者の方々に心より感謝申し上げるとともに，本書が，読者にとって明日からの診療，そして来るべきアトピー性皮膚炎治療の新時代において，診療の一助となることを心より願っている．

2019年8月

椛島　健治

CONTENTS

第1章 アトピー性皮膚炎の三位一体病態論　　　　　椛島健治　　1

1 ─ はじめに ……………………………………………………………………… 2

2 ─ アトピー性皮膚炎の概説 ……………………………………………………… 3

3 ─ 皮膚バリア …………………………………………………………………… 5

   ❶ 角層とフィラグリン ……………………………………………………… 6

   ❷ アトピー性皮膚炎とフィラグリン ……………………………………… 6

4 ─ アトピー性皮膚炎発症におけるアレルギー炎症 ……………………………… 8

   ❶ 各種アレルゲンに対する皮膚免疫応答 ………………………………… 9

   ❷ アトピー性皮膚炎とT細胞 ……………………………………………… 10

   ❸ バリア破壊とアレルギーマーチ ………………………………………… 11

   ❹ アレルギー炎症によるバリア機能の変調 ……………………………… 12

5 ─ かゆみ ………………………………………………………………………… 13

   ❶ かゆみの伝達神経 ………………………………………………………… 13

   ❷ かゆみ過敏と itch-scratch サイクル …………………………………… 14

   ❸ かゆみとアレルギー炎症 ………………………………………………… 14

6 ─ アトピー性皮膚炎の三位一体病態論 ………………………………………… 16

第2章 アトピー性皮膚炎の治療とバイオマーカーのパラダイムシフト　　19

1 ─ アトピー性皮膚炎の治療の歴史 ……………………………………………… 20

   ❶ 新薬の開発の歴史　　　　　　　　　　　　　　　　　　野村尚史　20

      1 はじめに ……………………………………………………………… 20

      2 病態論の進歩 ………………………………………………………… 21

      3 サイトカインからみたアトピー性皮膚炎の病態 ………………… 21

      4 主な新薬の開発の歴史 ……………………………………………… 24

      5 おわりに ……………………………………………………………… 28

   ❷ アトピー性皮膚炎診療ガイドライン 2018　　　　　　　加藤則人　30

      1 はじめに ……………………………………………………………… 30

      2 診療ガイドラインとは ……………………………………………… 30

      3 アトピー性皮膚炎診療ガイドライン 2018 におけるエビデンスレベルと推奨度 ……… 31

      4 アトピー性皮膚炎の治療の目標とゴール ………………………… 31

      5 アトピー性皮膚炎の治療の柱と意義 ……………………………… 34

      6 アトピー性皮膚炎に対する薬物療法 ……………………………… 34

7 抗炎症外用薬のプロアクティブ療法 ━━━━━━━━━━━━━━ 35

8 アトピー性皮膚炎に対する内服抗ヒスタミン薬 ━━━━━━ 36

9 その他 ━━━━━━━━━━━━━━━━━━━━━━━━━━━━ 36

❸ アトピー性皮膚炎治療のパラダイムシフト ━━━━━━━ 野村尚史 38

1 はじめに ━━━━━━━━━━━━━━━━━━━━━━━━━━ 38

2 アトピー性皮膚炎の病態と従来の治療選択肢 ━━━━━━ 39

3 原因分子を標的とする新薬 ━━━━━━━━━━━━━━━━ 40

4 新薬による治療のパラダイムシフト ━━━━━━━━━━━ 43

5 おわりに ━━━━━━━━━━━━━━━━━━━━━━━━━━ 44

2 ━ アトピー性皮膚炎のバイオマーカー ━━━━━━━━━ 佐伯秀久 46

❶ 血清 IgE 値 ━━━━━━━━━━━━━━━━━━━━━━━━━ 46

❷ 末梢血好酸球数 ━━━━━━━━━━━━━━━━━━━━━━ 48

❸ 血清 LDH 値 ━━━━━━━━━━━━━━━━━━━━━━━━ 49

❹ 血清 TARC 値 ━━━━━━━━━━━━━━━━━━━━━━━ 49

❺ 血清 SCCA2 値 ━━━━━━━━━━━━━━━━━━━━━━ 51

Columm アトピー性皮膚炎の発症と人種差 ━━━━━━━━━ 江川形平 54

Columm アトピー性皮膚炎のプロアクティブ療法 ━━━━━ 加藤則人 55

Columm アトピー性皮膚炎と乾癬の違い ━━━━━━━━━ 中島沙恵子 56

皮膚バリア障害・経皮感作に対するアプローチ

第3章 ━スキンケアによる発症予防，フィラグリン制御による治療 57

1 ━ 皮膚バリア障害・ドライスキンの病態論はどのように変容してきたか ━━ 58

❶ ドライスキンのメカニズムと保湿剤の作用機序━皮脂，セラミド，NMF … 内田良一 58

1 ドライスキン発症のメカニズム ━━━━━━━━━━━━━ 58

2 物質透過バリア ━━━━━━━━━━━━━━━━━━━━━ 59

3 保湿性 ━━━━━━━━━━━━━━━━━━━━━━━━━━ 62

❷ ドライスキンによる皮膚バリア障害の機序━フィラグリン，タイトジャンクション

━━━━━━━━━━━━━━━━━━━━━━━━━━ 松井　毅 67

1 皮膚表皮の最終分化とバリア形成機構 ━━━━━━━━━ 67

2 フィラグリンとバリア構造 ━━━━━━━━━━━━━━━ 71

3 ドライスキンの形成機序 ━━━━━━━━━━━━━━━━ 72

4 角層の層構造の違いとその機能 ━━━━━━━━━━━━━ 72

Columm 汗はアトピー性皮膚炎にとっていいのか？ ━━━━ 室田浩之 75

❸ ドライスキンによるかゆみの発症機序 ━━━━━━━━━ 江川形平 76

1 ドライスキンとはどのような状態か ━━━━━━━━━━ 76

2 角層への水分供給 ━━━━━━━━━━━━━━━━━━━━ 76

3 バリア機能の低下によるドライスキン ━━━━━━━━━ 77

4 なぜドライスキンがかゆみにつながるのか ━━━━━━━ 78

5　異物の侵入とかゆみ ……………………………………………………………… 78

　❹　新薬はどのような作用機序で奏効するのか ………………………… 江川形平　80
　　1　ドライスキンの治療ストラテジー …………………………………………… 80
　　2　皮脂膜の補強 …………………………………………………………………… 80
　　3　保湿因子の補強 ………………………………………………………………… 81
　　4　角質細胞間脂質の補強 ………………………………………………………… 81
　　5　デュピルマブによる角層バリア機能の補強 ………………………………… 82
　　6　角層バリア補強薬—これからの展望 ………………………………………… 83

2 — 皮膚バリア障害・ドライスキンが経皮感作にどのように介在するのか
　　　　　　　　　　　　　　　　　　　　　　　　　　福家辰樹・大矢幸弘　84
　❶　アトピー性皮膚炎における経皮感作の重要性 ………………………………… 84
　　1　アトピー性皮膚炎はアレルギーマーチのリスク要因 ……………………… 84
　　2　アレルギーマーチと食物アレルギーの関連性 ……………………………… 85
　❷　スキンケアにより経皮感作を回避すればアトピー性皮膚炎発症を抑えられる？ ……… 86
　❸　アトピックマーチに対するドライスキンケアの有用性 ……………………… 88

3 — 新薬は従来の治療に欠けていた点をどのように補完できるのか ——— 大塚篤司　92
　❶　従来の保湿剤の有用性と限界 …………………………………………………… 92
　❷　新薬はその欠点をどのように補完できるか …………………………………… 96
　❸　新薬によってどのような治療のパラダイムシフトが起こるか …………… 104
　❹　現時点におけるベストな治療は何か ………………………………………… 109
Columm　入浴・シャワー浴はアトピー性皮膚炎にとっていいのか？ ……… 室田浩之　116
Columm　アトピー性皮膚炎の病理組織 ………………………………………… 加来　洋　117
Columm　アトピー性皮膚炎と教育入院 ………………………………………… 海老原全　118

免疫異常・アレルギー炎症に対するアプローチ
第4章 —生物製剤，従来のステロイド・抗ヒスタミン薬の効用と限界　119

1 — アトピー性皮膚炎の病態論はどのように変容してきたか ——— 本田哲也　120
　❶　アレルギー炎症の最新の情報と解説 ………………………………………… 120
　　1　アトピー性皮膚炎はアレルギー炎症か ……………………………………… 120
　　2　アレルギーの定義と分類 ……………………………………………………… 120
　　3　アトピー性皮膚炎は抗原特異的炎症なのか ………………………………… 121
　　4　アトピー性皮膚炎病変部でのサイトカイン環境 …………………………… 121
　　5　2型サイトカインの産生細胞 ………………………………………………… 122
　　6　自然リンパ球の活性化誘導因子 ……………………………………………… 123
　　7　Th2細胞は病変部でどのようなメカニズムで活性化するのか ………… 123
　　8　アトピー性皮膚炎におけるアレルギー炎症とは ………………………… 124
　　9　今後の展望 …………………………………………………………………… 124
　❷　病態に応じてどのような新薬が開発されているか？　新薬の功罪は？ ……… 127

1 アトピー性皮膚炎の病態に根ざした新薬開発 ──────── 127

　　　2 新薬・新薬候補のまとめ ──────────────────── 136

2 ── 新薬は従来の治療に欠けていた点をどのように補完できるのか ──── 鬼頭昭彦　138

　❶ 従来の治療には何が欠けていたか ─────────────────── 138

　❷ 新薬はその欠点をどのように補完できるか ───────────────── 139

　❸ 新薬によってどのような治療のパラダイムシフトが起こるか ────────── 140

　❹ 現時点におけるベストな治療は何か ───────────────────── 141

　　　1 寛解導入療法 ───────────────────────── 141

　　　2 寛解維持療法 ───────────────────────── 144

　　　3 重症・難治性状態に対する治療 ──────────────── 145

Columm アトピー性皮膚炎とコモビリティ（合併疾患） ─────── 中溝　聡　150

第5章 かゆみに対するアプローチ
─抗ヒスタミン薬から IL-31 まで　　　　　中嶋千紗・大塚篤司　151

1 ── かゆみの病態論はどのように変容してきたか ───────────── 152

　❶ かゆみの機序・神経生理学の進歩 ───────────────────── 152

　　　1 起痒物質 ─────────────────────────── 152

　　　2 温度感受性 TRP チャネル ────────────────── 158

　　　3 かゆみ伝達経路 ─────────────────────── 160

　❷ かゆみがアトピー性皮膚炎の病態にもたらす影響 ─────────────── 161

　❸ かゆみの制御はアトピー性皮膚炎のアウトカムにどのように影響するか ───── 165

　　　1 タクロリムス軟膏によるかゆみ ──────────────── 165

　　　2 タクロリムス軟膏誘発性瘙痒モデルマウスの樹立 ────────── 165

　　　3 モデルマウスの解析 ────────────────────── 166

　　　4 IL-4 受容体阻害抗体 ─────────────────────── 169

　　　5 IL-31 受容体阻害抗体 ────────────────────── 169

2 ── 新薬は従来の治療に欠けていた点をどのように補完できるのか ─────── 室田浩之　174

　❶ 従来の治療の有用性と限界 ─────────────────────── 174

　　　1 従来の治療薬（外用薬・内服薬） ─────────────── 174

　　　2 治療効果の評価 ─────────────────────── 177

　❷ 新薬はその欠点をどのように補完できるか ───────────────── 178

　　　1 分子標的薬 ───────────────────────── 178

　　　2 JAK 阻害薬 ──────────────────────── 181

　　　3 ホスホジエステラーゼ 4（PDE4）酵素阻害薬 ──────────── 183

　　　4 非ステロイド系抗炎症薬 ─────────────────── 184

　❸ 新薬によってどのような治療のパラダイムシフトが生じるのか ────────── 184

　　　1 第一選択薬の選択肢拡大に伴う患者および医師双方における治療意欲の向上 ──── 185

　　　2 難治例に対する代替治療法の拡充─臨床経過の短縮への期待 ───────── 185

vii

3 患者の疾病負担軽減 ………………………………………………… 185
　　4 患者数と年齢別構成割合に与える影響 ………………………… 185
　　5 長期寛解維持への期待 ……………………………………………… 186
　❹ 現時点におけるベストな治療は何か …………………………………… 186

第6章　アトピーをめぐる最近のトピックス　　191

1 ― 皮膚常在菌を標的とした新規治療 ……………………… 中島沙恵子　192
　❶ はじめに …………………………………………………………………… 192
　❷ 正常の皮膚常在微生物叢とその特徴 ………………………………… 192
　❸ アトピー性皮膚炎と皮膚常在細菌叢の異常 ………………………… 195
　❹ 皮膚常在菌をターゲットとしたアトピー性皮膚炎治療 …………… 197
　❺ おわりに …………………………………………………………………… 197

2 ― 抗菌ペプチドによる治療の可能性 …………………………… 山﨑研志　199
　❶ 抗菌ペプチドの概念と発見の経緯 …………………………………… 199
　❷ 疾患形成における抗菌ペプチドの作用 ……………………………… 199
　❸ アトピー性皮膚炎における宿主由来抗菌ペプチド発現 ………… 200
　❹ アトピー性皮膚炎の細菌叢と皮膚微生物叢由来の抗菌ペプチド … 201
　❺ アトピー性皮膚炎における抗菌ペプチド治療の可能性 ………… 201
　❻ おわりに …………………………………………………………………… 202

Columm アトピー性皮膚炎と PDE4 阻害薬 …………………… 中原剛士　204

3 ― 衛生仮説とは …………………………………………………… 塩原哲夫　206
　❶ はじめに …………………………………………………………………… 206
　❷ 衛生仮説の歴史的変遷 ………………………………………………… 206
　❸ マイクロバイオームと喘息の関係 …………………………………… 208
　❹ 動物実験からの検証 …………………………………………………… 211
　❺ 環境湿度の影響 ………………………………………………………… 212
　❻ 衛生仮説の矛盾点 ……………………………………………………… 212
　❼ おわりに …………………………………………………………………… 214

Columm アトピー性皮膚炎と肥満 ……………………………… 中溝　聡　216

4 ― 外因性・内因性アトピー性皮膚炎 …………………………… 戸倉新樹　218
　❶ はじめに …………………………………………………………………… 218
　❷ 外因性と内因性のアトピー性皮膚炎 ………………………………… 218
　　1 両タイプの背景 …………………………………………………… 218
　　2 内因性アトピー性皮膚炎の検査上の定義 …………………… 219
　　3 両タイプの皮膚バリア機能 …………………………………… 220
　　4 両タイプの免疫異常 ……………………………………………… 220
　❸ 外因性アトピー性皮膚炎の特徴 ……………………………………… 222
　　1 フィラグリン遺伝子変異に基づくもの ……………………… 222

2 その他の主に外因性アトピー性皮膚炎でみられる症状 ……………………… 223

❹ 内因性アトピー性皮膚炎の特徴 ………………………………………………… 224

1 Dennie-Morgan fold（line） ………………………………………………… 225

2 金属アレルギー ………………………………………………………………… 225

❺ おわりに ……………………………………………………………………………… 226

Columm アトピー性皮膚炎とブリーチバス療法 …………………………… 海老原全　228

第7章　三位一体論に基づくアトピー性皮膚炎ベスト治療　　　　宮地良樹　229

1 ― はじめに ……………………………………………………………………………… 230

2 ― スキンケア ……………………………………………………………………………… 230

3 ― アレルギー炎症治療 ………………………………………………………………… 231

4 ― かゆみの制御 …………………………………………………………………………… 232

5 ― 三位一体論に基づくアトピー性皮膚炎ベスト治療 …………………………… 234

Columm アトピー性皮膚炎とウイルス・真菌感染 ……………………… 中島沙恵子　237

索　引 ………………………………………………………………………………………… 238

執筆者一覧 (執筆順)

椛島　健治	京都大学大学院医学研究科皮膚科学教室
野村　尚史	京都大学大学院医学研究科皮膚科学教室
加藤　則人	京都府立医科大学大学院医学研究科皮膚科学教室
佐伯　秀久	日本医科大学大学院医学研究科皮膚粘膜病態学
江川　形平	京都大学大学院医学研究科皮膚科学教室
中島　沙恵子	京都大学大学院医学研究科皮膚科学教室
内田　良一	Monasterium Laboratory, Skin & Hair Research Solutions GmbH
松井　毅	理化学研究所生命医科学研究センター皮膚恒常性研究チーム
室田　浩之	長崎大学大学院医歯薬学総合研究科皮膚病態学
福家　辰樹	国立成育医療研究センターアレルギーセンター
大矢　幸弘	国立成育医療研究センターアレルギーセンター
大塚　篤司	京都大学大学院医学研究科皮膚科学教室
加来　洋	京都大学大学院医学研究科皮膚科学教室
海老原　全	東京都済生会中央病院皮膚科
本田　哲也	京都大学大学院医学研究科皮膚科学教室
鬼頭　昭彦	京都大学大学院医学研究科皮膚科学教室
中溝　聡	Skin Research Institute of Singapore
中嶋　千紗	京都大学大学院医学研究科皮膚科学教室
山﨑　研志	東北大学大学院医学系研究科皮膚科学分野
中原　剛士	九州大学大学院医学研究院体表感知学講座
塩原　哲夫	杏林大学名誉教授
戸倉　新樹	浜松医科大学皮膚科学講座
宮地　良樹	京都大学名誉教授

第1章

アトピー性皮膚炎の三位一体病態論

第1章 アトピー性皮膚炎の三位一体病態論

はじめに

- 生体は，皮膚や腸管や気道などのバリア臓器を介して，細菌，ウイルス，真菌といった微生物や，蛋白抗原やハプテンなどの外来異物に曝露されている．これらの外的刺激に対して，生体は，バリアや免疫システムを介して巧妙に防御している．ところが，そもそも有害ではない花粉や埃などの外来抗原に対して過剰な免疫応答を起こすことは，アトピー性皮膚炎（atopic dermatitis：AD）や喘息をはじめとするアレルギー疾患と呼ばれる自己障害へとつながる．

- アレルギーとは，免疫反応に基づく生体に対する全身的または局所的な障害を指し，血中抗体による液性免疫反応に基づくアレルギー（I，II，III型アレルギー）と感作リンパ球による細胞性免疫反応に基づくアレルギー（IV型アレルギー）に大別される（❶）．ADは，液性免疫反応に基づくアレルギーのうちのI型アレルギーが病態の本体であると考えられているが，実際にはIV型アレルギーの細胞性免疫反応も関与する．

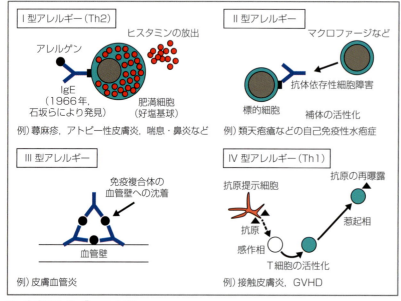

❶ 皮膚アレルギーの4型
アレルギーの分類には，1963年にCoombsとGellが提唱したクームス（Coombs）分類が，古典的ながらも簡便であるため現在も広く用いられている．図に示すように4型のアレルギーがあり，おのおのが皮膚疾患の発症に深く関与している．

2 アトピー性皮膚炎の概説

- わが国におけるアトピー性皮膚炎（AD）の患者数は，厚生労働省の定点調査によると約45万人と推測される．一方で，アトピー性皮膚炎治療ガイドライン2008では，4か月から6歳では12％前後，20〜30歳代で9％前後の頻度で認められることが明らかとなっており，実際のAD患者数は数百万人に至ると考えられる．
- 患者の多くはアトピー素因をもつ．アトピー素因とは，① 家族歴・既往歴（気管支喘息，アレルギー性鼻炎・結膜炎，ADのうちいずれか，あるいは複数の疾患）があること，または ② IgE抗体を産生しやすい素因をさす[1]．
- ADの発症機序は，皮膚バリア機能，アレルギー炎症，知覚（かゆみ），環境要因，遺伝素因，黄色ブドウ球菌感染，発汗などの多彩な要素がかかわる（❷）．
- 臨床症状としては，かゆみを伴う紅斑，丘疹などの急性皮疹ならびに鱗屑，痂皮，苔癬化などの慢性湿疹を呈する．左右対称性に分布し，顔面，頸部，四肢関節部，体幹部に好発する．表皮角化細胞からの抗菌ペプチドの産生が低下し，ブドウ球菌などの細菌やヘルペスウイルスなどのウイルスの皮膚感染が合併しやすい．
- 治療は，ステロイド外用薬による抗炎症治療と保湿剤による皮膚バリア機能の改善が主体である．入浴・シャワーにより皮膚を清潔に保ち，入浴直後に，保湿剤としてワセリンなどを用いて皮膚を湿潤な環境に保つ．外用としては，皮疹の部位，症状の程度により，作用の強さの異な

1) Saeki H, et al. *J Dermatol* 2016.

❷ アトピー性皮膚炎の発症にかかわる因子

1	非アレルギー的要素	・皮膚バリア機能異常・乾燥肌 ・神経・かゆみの異常	
2	免疫・アレルギー的要素	・Th2型免疫反応	・IgE，肥満細胞，好酸球，Th2細胞，ランゲルハンス細胞 ・Th2ケモカイン（TARCなど）
		・Th1型免疫反応？	
		・細菌感染（黄色ブドウ球菌など）	
3	その他	・ストレス（精神的要因），乾燥した気候，不適切な治療，発汗など	

第1章　アトピー性皮膚炎の三位一体病態論

るステロイド外用を選択する．その他，タクロリムス軟膏（プロトピック® 軟膏など）も有効である．内服療法では，かゆみに対して抗ヒスタミン・アレルギー薬を用いる．中等から重症の AD には，免疫抑制薬であるシクロスポリン（ネオーラル® など）の内服やデュピルマブ（dupilumab；デュピクセント®〈IL-4受容体中和抗体；抗IL-4Rα抗体〉）も保険適用がある．

●診断は，皮疹の特徴ならびにその経過で診断する．すなわち，① かゆみ，② 特徴的皮疹と分布，③ 慢性・反復性の経過（乳児では2か月以上，その他では6か月以上を慢性とする）の3つの基本項目を満たすものを，症状の軽重を問わず AD と診断する．アトピー素因の判定のため，血液中の好酸球数，血清中の総IgE値および特異的IgE値の測定を行う．また，血清 LDH 値や，Th2 ケモカインの TARC（thymus and activation-regulated chemokine）が病勢と合致する．

●本項では，AD の発症機序を，皮膚バリア，アレルギー炎症，かゆみの3つの観点から考えてみたい[2]．

2) Kabashima K. *J Dermatol Sci* 2013.

3 皮膚バリア

- 以前より，エアコンの使用増加による乾燥環境や石鹸の使用などの外的因子によるバリア機能の低下が，アトピー性皮膚炎（AD）の発症に関与している可能性が示唆されていた．そして，近年は，フィラグリン（filaggrin：FLG）遺伝子変異による皮膚バリア機能低下のAD発症への関与が注目されている．
- 皮膚は層状構造をしており，外側から表皮，真皮，皮下組織から成る（❸）．

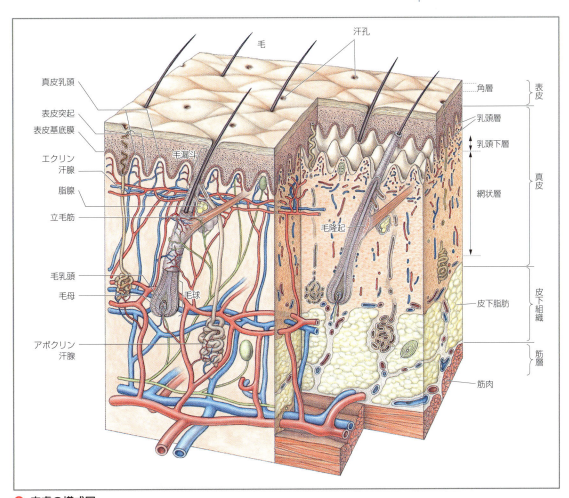

❸ 皮膚の模式図
皮膚は，外側から，表皮，真皮，皮下組織から成り，免疫細胞や附属器，膠原線維の実質などで構成される．
（清水　宏．あたらしい皮膚科学．第3版．東京：中山書店；2018. p.1 より）

第1章 アトピー性皮膚炎の三位一体病態論

表皮（epidermis）は，厚さ約200 μm で，その95％は表皮角化細胞である．残る5％にはメラノサイト（色素産生細胞），ランゲルハンス細胞（抗原提示細胞），メルケル細胞（知覚細胞）が含まれる．

●表皮の最外層は，角層（stratum corneum）から成り，皮膚バリア機能の大部分を担う．角層直下には，ケラトヒアリン顆粒（keratohyaline granule）を有する顆粒細胞（granular cell）が数層に重なった顆粒層（stratum granulosum）が位置する．顆粒細胞同士はタイトジャンクション（tight junction）で強固に結合し外界からの侵入を阻止している．

1 角層とフィラグリン

●皮膚バリア機能は，皮膚の最外層である 20 μm 厚の角層がその大部分を担う．したがって，角化異常をきたす要因は，皮膚バリア機能の低下につながる．角層は，互いに結合した角質細胞（corneocyte）と，角質細胞間を充填する細胞外成分から成り，レンガとモルタルの関係になぞらえられる．角質細胞の細胞膜は非常に強固であり，周辺帯（cornified envelope）といわれる．角層が正常に形成されるためには，顆粒層の顆粒細胞内に出現するケラトヒアリン顆粒と層板顆粒（lamellar granule）が重要である．

●ケラトヒアリン顆粒はプロフィラグリン（profilaggrin：proFLG），ロリクリン，ケラチン線維から成り，最終的に角層の角質細胞の細胞内を満たす成分となる．proFLG は巨大な蛋白質で，FLG が10〜12個連なったリピート構造をしている（❹）．角化細胞の最終分化に伴い proFLG は脱リン酸化し，さまざまなプロテアーゼの作用により 37 kDa の FLG へと分解される．

●FLG は caspase-14，calpain，bleomycin hydrolase などによって最終的にアミノ酸に分解され，天然保湿因子の主成分となる．なかでもヒスチジンやグルタミン酸からそれぞれ転換されるウロカニン酸（urocanic acid：UCA）やピロリドンカルボン酸（2-pyrrolidone-5-carboxylic acid：PCA）は，皮膚を保湿し適正な pH を維持する[3]．

3) Egawa G, Kabashima K. *J Allergy Clin Immunol* 2016.

●FLG の機能は強度や柔軟性，水分保持，皮膚の pH，生体内化合物へのバッファー作用など多岐にわたる（❹）．したがって，正常皮膚は，pH を弱酸性に保ち，セリンプロテアーゼの活性を抑え，病原性細菌の集落形成を減少させ[4]，感染から防御し，脂質合成酵素の働きを抑え脂質の分泌を抑える．

4) Irvine AD, McLean WH. *J Invest Dermatol* 2006.

2 アトピー性皮膚炎とフィラグリン

●従来，FLG 遺伝子は，尋常性魚鱗癬の原因遺伝子として知られていた

6

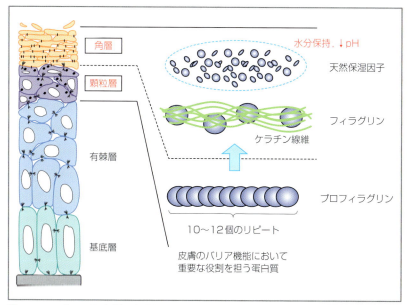

❹ フィラグリン蛋白質の役割
図に示すように，フィラグリンは皮膚バリアの形成において重要な役割を果たす．
(大塚篤司. アトピー性皮膚炎. 熊ノ郷 淳編. 免疫ペディア. 東京：羊土社；2017. pp.201-2 より)

が，2006年，ダンディー大学（イギリス）のMcLeanらのグループにおいて，FLG遺伝子の変異が，AD，あるいはADと喘息合併に関与することが示された[5]．わが国においても，約20〜30％のAD患者にFLG遺伝子の変異があると考えられている．興味深いことに，FLG遺伝子の変異の有無にかかわらず中程度から重症のすべてのAD患者では，FLG蛋白の発現が減少している[6]．また，ヒトでは10〜12個あるFLGリピート数の多型がADの発症率に影響しているとの報告もある[7]．さらに，proFLGをFLGに分解するSASPaseの変異が，ヒト角層の保湿制御に関与することがわかっている[3]．また，FLG2遺伝子もADに関与する可能性が示唆されている[3]．

- したがって，FLGの欠損やその他の理由により天然保湿因子が不足すると，角層細胞は剝がれやすく，経皮的な内と外との浸透性が上昇し，経皮水分喪失量が亢進し乾燥肌となる[8]．そして，pHが上昇するため，皮膚常在細菌叢が変化し（dysbiosis），病原性細菌の定着（colonization）などにより皮膚炎を惹起しやすくなると考えられている[9]．

5) Palmer CN, et al. *Nat Genet* 2006.

6) Howell MD, et al. *J Allergy Clin Immunol* 2007.
7) Brown SJ, et al. *J Invest Dermatol* 2012.
3) Egawa G, Kabashima K. *J Allergy Clin Immunol* 2016.

8) Elias PM, Schmuth M. *Curr Opin Allergy Clin Immunol* 2009.

9) Nakamizo S, et al. *Semin Immunopathol* 2015.

アトピー性皮膚炎発症における アレルギー炎症

- 皮膚バリアに異常が起これば各種抗原が皮膚内へ侵入しやすくなる（❺）．生体は，非自己である外来抗原（アレルゲン）に対して免疫応答を起こす．過剰な免疫応答は，自己障害としてアレルギー反応につながる．すなわち，アレルギーとは，アレルゲンと呼ばれる抗原に対する過剰な免疫応答である．アトピー性皮膚炎（AD）の主なアレルゲンは蛋白抗原であり，蛋白抗原の曝露に対してランゲルハンス細胞をはじめとする樹状細胞が抗原を取り込み，抗原特異的なヘルパーT細胞（❻）を活性化し，Th2型アレルギー反応を誘導する．

- Th2型アレルギー反応は，I型アレルギーであるIgE抗体が中心となって引き起こされるアレルギーを誘導する．粘膜や皮膚の結合織に常在する肥満細胞は，IgE受容体を発現しており，多くのIgEを細胞膜上に結合している．抗原がIgEと結合してこれを架橋すると，肥満細胞が活性化・脱顆粒を起こし，ヒスタミンをはじめとするさまざまな生理活性物質が放出される．

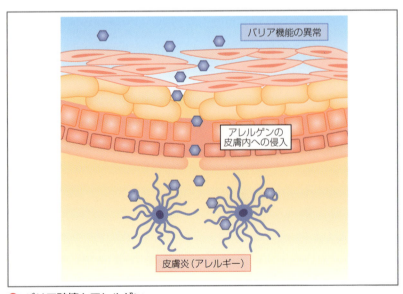

❺ バリア破壊とアレルゲン
乾燥や搔破により皮膚バリアが破壊されるとアレルゲンは皮膚へ侵入しやすくなる．非自己に対する皮膚免疫応答の結果として，皮膚アレルギー反応が誘導される．

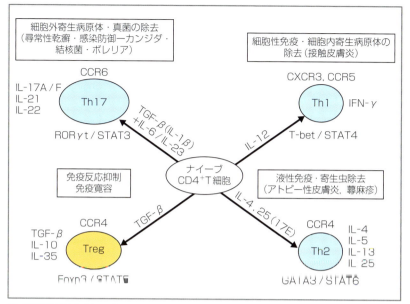

❻ T 細胞のサブセット
CD4 陽性 (CD4⁺) T 細胞は，ヘルパー T 細胞 (helper T cell：Th) と呼ばれ，各表面マーカー・転写因子や生理的機能により Th1, Th2, Th17 細胞という免疫・炎症反応を誘導するサブセットと，制御性 T 細胞 (regulatory T cell：Treg) という免疫・炎症反応を抑制する T 細胞とに分類される．各 Th サブセットにより関与する疾患も，図示されているとおり異なる．

1 各種アレルゲンに対する皮膚免疫応答

- 皮膚には抗原提示細胞として，表皮に存在するランゲルハンス細胞と，真皮に存在する樹状細胞が知られる．蛋白抗原は分子量が 5,000～150,000 と非常に大きいため，皮膚に曝露される場合，通常は角層にとどまる．したがって，蛋白抗原曝露に対しては，ランゲルハンス細胞が表皮のタイトジャンクションを越えて樹状突起を伸ばし，抗原を取り込む[10]．さらに，炎症時に表皮に浸潤してくる inflammatory dendritic epidermal cell (IDEC：炎症性表皮樹状細胞) が表皮の抗原提示細胞として機能していることも示唆されている[11]．

- AD や気管支喘息の患者の上皮細胞は TSLP (thymic stromal lymphopoietin) を高発現している[12] (❼)．掻破などにより表皮角化細胞より産生された TSLP は，近傍に存在するランゲルハンス細胞に発現する TSLP 受容体に作用して OX40L を発現させ，Th2 誘導を介して IgE や IgG1 産生を促す[13]．TSLP 受容体をランゲルハンス細胞において特異的に欠失させるマウスモデルにおいて，蛋白抗原の曝露の際に Th2 反応の誘導が減弱されることが示されている[13]．また，TSLP は，直接好塩基球に作用して IL-4 の産生や増殖を促進させることによりアレルギー発症を誘導する[14]．しかも，TSLP は，線維芽細胞が産生するペリ

10) Kubo A, et al. *J Exp Med* 2009.

11) Wollenberg A, et al. *J Invest Dermatol* 1996.

12) Soumelis V, et al. *Nat immunol* 2002.

13) Nakajima S, et al. *J Allergy Clin Immunol* 2012.

14) Siracusa MC, et al. *Nature* 2011.

第1章 アトピー性皮膚炎の三位一体病態論

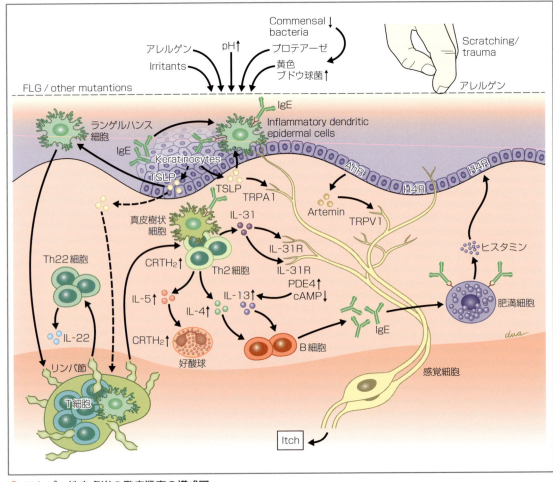

❼ アトピー性皮膚炎の発症機序の模式図
図で示すように，皮膚バリア破壊とともに皮膚に侵入してきたアレルゲンに対して，皮膚はさまざまな生体反応を誘導し，アレルギー炎症を引き起こす．

(Paller AS, et al. J Allergy Clin Immunol 2017)

オスチンにより発現誘導が認められ，AD の慢性化に寄与する[15]．
- また，掻破や物理的バリア障害により刺激された表皮角化細胞は TSLP，IL-25，IL-33 を発現する[16]．これらのサイトカインは 2 型自然リンパ球 (group 2 innate lymphoid cell；ILC2) や Th2 細胞を誘導・活性化し，皮膚の免疫反応を Th2 型へと誘導する．活性化した ILC2 は IL-5 や IL-13 を分泌し，Th2 が産生する IL-5 とともに，好酸球を炎症局所に呼び寄せる (❼)．

15) Masuoka M, et al. *J Clin Invest* 2012.
16) Kim BS. *J Invest Dermatol* 2015.

2 アトピー性皮膚炎と T 細胞

- 免疫抑制薬であるシクロスポリン療法が AD に有効であることから，AD への T 細胞の関与は以前より指摘されていた．T 細胞は CD4⁺ヘルパー T 細胞 (Th) と CD8⁺細胞傷害性 T 細胞 (Tc) に大きく分類され

る．Mosmann らは 1986 年に，CD4⁺Th 細胞をインターフェロン（interferon：IFN)-γを産生する Th1 とインターロイキン（interleukin：IL)-4, 5, 13 を産生し，IgE を介する即時型アレルギーの形成に関与する Th2 に分類した．そして，現在では，少なくとも Th17 や制御性 T 細胞（regulatory T cell：Treg）などのサブセットが T 細胞に存在することが知られる（❻）．

- AD では，ハウスダストなどの抗原特異的 RAST が陽性であること，血清中 IgE の上昇，ダニ抗原などに対するプリックテスト陽性，皮膚局所における肥満細胞や好酸球の浸潤，AD の急性期における IL-4 陽性の Th2 細胞の局所浸潤などの所見が認められる．事実，Th2 細胞のケモカインである TARC（thymus and activation-regulated chemokine）は AD の重症度と相関し，現在では AD の診断や病勢を把握する際の重要な目安の一つとなっている[17]．また，Th2 細胞が産生する Th2 サイトカインとともに濾胞 T 細胞が，B 細胞のクラススイッチや親和性成熟を助け，IgE を産生する形質細胞への分化誘導を促進する．さらに，AD の慢性病変部において IFN-γ 陽性の Th1 細胞の浸潤が認められることから，Th1 の慢性期の病態形成への関与も疑われる[18]．

- 一方，IL-17A や IL-22 などを産生する Th17 が同定された．AD の急性病変部において IL-17 mRNA の発現亢進，IL-17 陽性細胞数の増加が認められている[19]．また，IL-17A 欠損マウスでは，AD の症状が減弱するが[20]，ヒトにおける Th17 の役割の詳細は不明である．近年，AD の患者に対する Th17 への分化に重要な役割を果たす IL-23 を標的とした抗 IL-23 抗体の効果が検討されたが，有意な抑制効果は認められなかった[21]．

3 バリア破壊とアレルギーマーチ

- 疫学的調査から，AD の患者は加齢とともに，食物アレルギー，喘息，花粉症といったアレルギー性疾患に罹患する傾向があることが知られる．これをアレルギーマーチ（allergic march）またはアトピーマーチ（atopic march）という[2]（❽）．またネザートン症候群や SAM 症候群などの皮膚バリア障害が原因の遺伝性アレルギー性疾患では，皮膚以外のアレルギーを合併することから，皮膚とその他のアレルギー性疾患との密接な関係が示唆される．

- 欧米では，ピーナッツアレルギーによるアナフィラキシーが問題になっているが，その原因として，炎症を起こした皮膚にピーナッツオイルを塗布することによる経皮感作が強く疑われている[22]．また，国内においても，加水分解小麦を含む石鹸の使用者に，小麦に対する食物依存性運動誘発アナフィラキシーが報告された[23]．これらの結果は，経皮感作により誘導される IgE が他臓器のアレルギーの原因になりうることを示

17) Kakinuma T, et al. *J Allergy Clin Immunol* 2001.

18) Grewe M, et al. *J Invest Dermatol* 1995.

19) Koga, C, et al. *J Invest Dermatol* 2008.
20) Nakajima S, et al. *J Invest Dermatol* 2014.

21) Saeki H, et al. Br *J Dermatol* 2017.

2) Kabashima K. *J Dermatol Sci* 2013.

22) Lack G, et al. *N Engl J Med* 2003.

23) Fukutomi Y, et al. *J Allergy Clin Immunol* 2011.

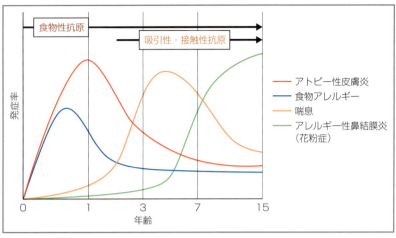

❽ アレルギーマーチ
疫学的調査より，アトピー性皮膚炎の患者は，加齢とともに，食物アレルギー，喘息，花粉症といったアレルギー性疾患に罹患する傾向があることが知られる．

す．この仮説を裏づけるかのように，皮膚炎治療の早期介入が食物アレルギーの発症リスクを下げることが報告されている[24]．同様に，疫学的研究結果から，湿疹などにより皮膚バリア機能が低下した小児が，経皮的に食物抗原に感作されると食物アレルギーになるとの説が提唱されている[25]．一方で，食物抗原の経腸管感作は経口免疫寛容を誘導する．以上のように，経皮と経腸管感作は相対する免疫反応を誘導することが「二重抗原曝露仮説」という概念として知られている[25]．その結果，少なくとも小児の食物アレルギーに対する制限食の意義が再考され，スキンケアの重要性が再認識されている．

4 アレルギー炎症によるバリア機能の変調

- 一方，Th2型サイトカインであるIL-4，IL-13も表皮角化細胞に作用しSTAT3依存的にフィラグリン（FLG）産生を抑制する[6]．また，表皮角化細胞はTSLP受容体，IL-33受容体（ST2/IL-1RAcP）を発現しており，Th2を誘導するTSLPまたはIL-33刺激によってFLG産生量が低下する．同様の報告が，Th2細胞が産生するIL-31でもなされており[26]，Th2型免疫応答自体が，皮膚の物理的バリア機能を低下させる．このように，皮膚バリア破壊がアレルギー炎症を誘導するのみならず，アレルギー炎症そのものがバリアの増悪をも導く．すなわち，Th2細胞は，免疫のみならず，FLGなどの皮膚バリア機能の維持に重要な遺伝子発現を抑制し，ADの病態の増悪に関与する．また，掻き動作によるバリア破壊そのものが，TARCなどの産生を促し，皮膚環境をよりTh2へシフトさせることも知られる[27]．

24) Natsume O, et al. *Lancet* 2017.

25) du Toit G, et al. *J Allergy Clin Immunol* 2016.

6) Howell MD, et al. *J Allergy Clin Immunol* 2007.

26) Cornelissen C, et al. *J Allergy Clin Immunol* 2012.

27) Onoue A, et al. *Exp Dermatol* 2009.

5

かゆみ

1 かゆみの伝達神経

- アトピー性皮膚炎（AD）の患者の多くが，かゆみに悩まされている．抗ヒスタミン薬は蕁麻疹のかゆみには著効するものの，AD のかゆみを完全に消失させることはまれである．すなわち，AD にはヒスタミン以外のメディエーターが存在することになる（❾）．

- 抗ヒスタミン薬が著効する蕁麻疹と異なり，AD のかゆみは，抗ヒスタミン薬だけで制御することが困難である．そのため，ヒスタミン以外の各種メディエーターの存在が想起されている[2]．それに応じて，かゆみを伝達する末梢神経を構成する C 線維には，ヒスタミン依存性と非依存性の 2 種類が少なくとも存在する（❿）．

- かゆみを伝達する C 線維の分布を制御するセマフォリン，神経成長因子（nerve growth factor：NGF）の異常発現パターンが C 線維を表皮へ伸長させ，それがかゆみ過敏につながる．さらに，Th2 を誘導する TSLP が，かゆみ伝達神経を刺激してかゆみを誘導しやすくすることが

2) Kabashima K. *J Dermatol Sci* 2013.

❾ かゆみのメディエーターとその受容体

産生源	メディエーター	受容体
肥満細胞	ヒスタミン	HR1, HR4
	カリクレイン，トリプターゼ，トリプシン，カテプシン，その他内因性プロテアーゼ	PAR-2
末梢神経	サブスタンス P	NK1R
好酸球	reactive oxygen	TRPA1 など
線維芽細胞	アルテミン	GFRα3
表皮角化細胞	神経増殖因子	神経増殖因子受容体 (TrkA and p75NTR)
	セマフォリン 3A	neuropilin-1 (NRP1)
	TSLP	TSLP 受容体
T 細胞	IL-31	IL-31 受容体
	IL-4, 13	IL-4 受容体
血管内皮細胞	エンドセリン (ET1, ET2)	ETA, ETB
	アセチルコリン	アセチルコリン受容体

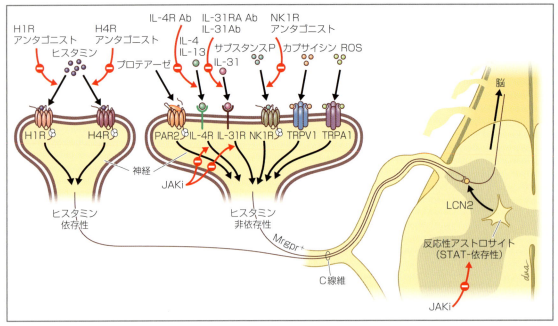

⑩ かゆみの伝達形式
かゆみを伝達する末梢神経を構成するC線維には，ヒスタミン依存性と非依存性の2種類が少なくとも存在する．Mrgpr陽性のヒスタミン非依存性のかゆみ伝達神経には，各種リガンドが存在することが知られる．また，いくつかのかゆみメディエーターを対象とした創薬も進みつつある．

(Paller AS, et al. *J Allergy Clin Immunol* 2017)

示された[28]．かゆみはTh2環境などと密接にかかわり合っていることが推測される．

2 かゆみ過敏と itch-scratch サイクル

- ADのかゆみの特徴の一つとして，「かゆみ過敏（alloknesis）」があげられる[29]（⑪）．かゆみ過敏とは，本来であれば「痛い」と感じるような皮膚刺激ですら「かゆい」と感じるようなかゆみに対する過敏な状態であり，表皮角化細胞が産生するNGF[30]やIL-31の増加[31]や，セマフォリン3Aの低下[32]によるかゆみ伝達神経の表皮への浸潤が原因として考えられている．そのため，健常者では疼痛誘発物質であるブラジキニンやアセチルコリンですらかゆみを誘発するのが，ADのかゆみの一つの特徴である（⑪）．そのためADでは，いったん皮膚にかゆみが発生し，掻き壊すと，皮膚が刺激され，さらにかゆみが増す「itch scratchサイクル」という，かゆみと掻破の悪循環が起こっている．

3 かゆみとアレルギー炎症

- 一方，シクロスポリン内服がADのかゆみに著効することから，シク

28) Wilson SR, et al. *Cell* 2013.

29) Simone DA, et al. *Somatosens Mot Res* 1991.
30) Tominaga M, et al. *J Dermatol Sci* 2007.
31) Feld M, et al. *J Allergy Clin Immunol* 2016.
32) Tominaga M, et al. *Br J Dermatol* 2008.

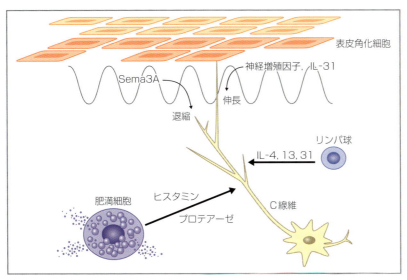

⓫ かゆみ過敏
アトピー性皮膚炎の病変部において,「かゆみ過敏」という,本来であれば「痛い」と感じるような皮膚刺激ですら「かゆい」と感じる状態となっていることが指摘されている.その一因として,かゆみ神経の分布の異常が指摘されている.

ロスポリンの標的であるT細胞からのかゆみメディエーターにも,現在注目が集まっている.

- 2004年,Grossらにより,Th2細胞が産生するサイトカインの1つであるIL-31が,かゆみを誘導することが報告された[33].この研究成果は,免疫細胞であるT細胞のなかでもTh2サブセットがかゆみを誘導するという非常に興味深いものとなった.

- 近年,IL-31を標的としたかゆみの治療戦略も進んでおり,ADを対象とした抗IL-31抗体の臨床試験では,かゆみを有意に抑制したという結果が得られている[34,35].IL-31はADの病態形成に重要な役割を果たすTh2細胞が産生することが知られ,一方,尋常性乾癬に関与するTh17細胞からはほとんど産生されない.皮膚にリンパ球浸潤が起こっていながら,かゆみが病態により異なるのは,IL-31が規定しているのかもしれない.

- さらに2017年には,IL-4やIL-13,TSLPがかゆみの発症に関与するという動物実験の成果が示された[28,36].したがって,Th2がかゆみに深く関与することは,疑いえない事実となりつつある.

33) Dillon SR, et al. *Nat Immunol* 2004.

34) Nemoto O, et al. *Br J Dermatol* 2016.
35) Ruzicka T, et al. *N Engl J Med* 2017.

28) Wilson SR, et al. *Cell* 2013.
36) Oetjen LK, et al. *Cell* 2017.

アトピー性皮膚炎の三位一体病態論

- アトピー性皮膚炎（AD）の発症機序として想定されている要素は，❷ に示すとおり多数存在する．本項では，皮膚バリア・アレルギー炎症・かゆみ，という3つの要素が，独立してでなく，お互いに関連しながら発症機序に関与していることを概説した（⓬）[2]．

- また，経皮感作を介した生体におけるIgEの上昇は，喘息などの他のアレルギーの発症にかかわることからも，ADを制御することはアレルギー全般のコントロールにもつながることが期待される[2]．

- ADは一般に慢性に経過するが，病態に基づく適切な治療により症状をコントロールすることが可能である．また，皮疹がコントロールされた状態に維持されると自然寛解も期待される．一方近年，IL-4とIL-13の作用を阻害する抗IL-4Rα抗体デュピルマブ（dupilumab）は，ADに有効であることが報告され[37]，わが国でも臨床応用されている．本項でも記載したとおり，IL-4シグナルは，IgEを誘導するというアレルギー炎症の側面のみならず，バリア機能やかゆみの発症にも関与している．

2) Kabashima K. *J Dermatol Sci* 2013.

37) Beck LA, et al. *N Engl J Med* 2014.

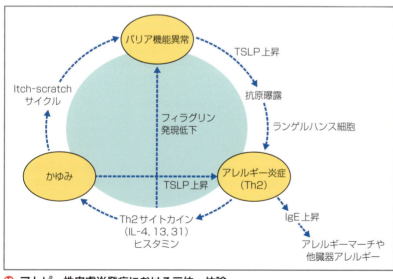

⓬ **アトピー性皮膚炎発症における三位一体論**
皮膚バリア・アレルギー炎症・かゆみが三位一体となって，アトピー性皮膚炎の発症に関与している．

(Kabashima K. J Dermatol Sci 2013)

今後は，Th2 型免疫反応の制御と皮膚バリアの回復を含めた包括的な治療法が望まれる．

- しかしながら，IL-4 のシグナルを阻害するだけでは，完全に AD をコントロールできるわけでもない．尋常性乾癬における IL-17 を標的とした生物学的製剤ほどの効果が，得られていないのが現状である．今後，病態の解明や理解とともに，新たな治療法やバイオマーカーの探索が推進し，AD の患者の苦しみが少しでも軽減されることを願っている．

（椛島健治）

● 文 献

1) Saeki H, et al. Clinical Practice Guidelines for the Management of Atopic Dermatitis 2016. J Dermatol 2016；43：1117-45.

2) Kabashima, K. New concept of the pathogenesis of atopic dermatitis：Interplay among the barrier, allergy, and pruritus as a trinity. J Dermatol Sci 2013；70：3-11.

3) Egawa G, Kabashima K. Multifactorial skin barrier deficiency and atopic dermatitis：Essential topics to prevent the atopic march. J Allergy Clin Immunol 2016；138：350-8.

4) Irvine AD, McLean WH. Breaking the (un) sound barrier：filaggrin is a major gene for atopic dermatitis. J Invest Dermatol 2006；126：1200-2.

5) Palmer CN, et al. Common loss-of-function variants of the epidermal barrier protein filaggrin are a major predisposing factor for atopic dermatitis. Nat Genet 2006；38：441-6.

6) Howell MD, et al. Cytokine modulation of atopic dermatitis filaggrin skin expression. J Allergy Clin Immunol 2007；120：150-5.

7) Brown SJ, et al. Intragenic copy number variation within filaggrin contributes to the risk of atopic dermatitis with a dose-dependent effect. J Invest Dermatol 2012；132：98-104.

8) Elias PM, Schmuth M. Abnormal skin barrier in the etiopathogenesis of atopic dermatitis. Curr Opin Allergy Clin Immunol 2009；9：437-46.

9) Nakamizo S, et al. Commensal bacteria and cutaneous immunity. Semin Immunopathol 2015；37：73-80.

10) Kubo A, et al. External antigen uptake by Langerhans cells with reorganization of epidermal tight junction barriers. J Exp Med 2009；206：2937-46.

11) Wollenberg A, et al. Immunomorphological and ultrastructural characterization of Langerhans cells and a novel, inflammatory dendritic epidermal cell (IDEC) population in lesional skin of atopic eczema. J Invest Dermatol 1996；106：446-53.

12) Soumelis V, et al. Human epithelial cells trigger dendritic cell mediated allergic inflammation by producing TSLP. Nat Immunol 2002；3：673-80.

13) Nakajima S, et al. Langerhans cells are critical in epicutaneous sensitization with protein antigen via thymic stromal lymphopoietin receptor signaling. J Allergy Clin Immunol 2012；129：1048-55.

14) Siracusa MC, et al. TSLP promotes interleukin-3-independent basophil haematopoiesis and type 2 inflammation. Nature 2011；477：229-33.

15) Masuoka M, et al. Periostin promotes chronic allergic inflammation in response to Th2 cytokines. J Clin Invest 2012；122：2590-600.

16) Kim BS. Innate lymphoid cells in the skin. J Invest Dermatol 2015；135：673-8.

17) Kakinuma T, et al. Thymus and activation-regulated chemokine in atopic dermatitis：Serum thymus and activation-regulated chemokine level is closely related with disease activity. J Allergy Clin Immunol 2001；107：535-41.

18) Grewe M, et al. Analysis of the cytokine pattern expressed in situ in inhalant allergen patch test reactions of atopic dermatitis patients. J Invest Dermatol 1995；105：407-10.

19) Koga C, et al. Possible pathogenic role of Th17 cells for atopic dermatitis. J Invest Dermatol 2008；128：2625-30.

20) Nakajima S, et al. IL-17A as an inducer for Th2 immune responses in murine atopic dermatitis models. J Invest Dermatol 2014；134：2122-30.

21) Saeki H, et al. Efficacy and safety of ustekinumab in Japanese patients with severe atopic dermatitis：A randomized, double-blind, placebo-controlled, phase II study. Br J Dermatol 2017；177：419-27.

22) Lack G, et al. Factors associated with the development of peanut allergy in childhood. N

Engl J Med 2003；348：977-85.

23）Fukutomi Y, et al. Rhinoconjunctival sensitization to hydrolyzed wheat protein in facial soap can induce wheat-dependent exercise-induced anaphylaxis. J Allergy Clin Immunol 2011；127：531-3.

24）Natsume O, et al. Two-step egg introduction for prevention of egg allergy in high-risk infants with eczema（PETIT）：A randomised, double-blind, placebo-controlled trial. Lancet 2017；389：276-86.

25）du Toit G, et al. Prevention of food allergy. J Allergy Clin Immunol 2016；137：998-1010.

26）Cornelissen C, et al. IL-31 regulates differentiation and filaggrin expression in human organotypic skin models. J Allergy Clin Immunol 2012；129：426-33.

27）Onoue A, et al. Induction of eosinophil- and Th2-attracting epidermal chemokines and cutaneous late-phase reaction in tape-stripped skin. Exp Dermatol 2009；18：1036-43.

28）Wilson SR, et al. The epithelial cell-derived atopic dermatitis cytokine TSLP activates neurons to induce itch. Cell 2013；155：285-95.

29）Simone DA, et al. Psychophysical studies of the itch sensation and itchy skin（"alloknesis"）produced by intracutaneous injection of histamine. Somatosens Mot Res 1991；8：271-9.

30）Tominaga M, et al. Intraepidermal nerve fibers increase in dry skin of acetone-treated mice. J Dermatol Sci 2007；48：103-11.

31）Feld M, et al. The pruritus- and TH2-associated cytokine IL-31 promotes growth of sensory nerves. J Allergy Clin Immunol 2016；138：500-8.

32）Tominaga M, et al. Decreased production of semaphorin 3A in the lesional skin of atopic dermatitis. Br J Dermatol 2008；158：842-4.

33）Dillon SR, et al. Interleukin 31, a cytokine produced by activated T cells, induces dermatitis in mice. Nat Immunol 2004；5：752-60.

34）Nemoto O, et al. The first trial of CIM331, a humanized antihuman interleukin-31 receptor A antibody, in healthy volunteers and patients with atopic dermatitis to evaluate safety, tolerability and pharmacokinetics of a single dose in a randomized, double-blind, placebo-controlled study. Br J Dermatol 2016；174：296-304.

35）Ruzicka T, et al. Anti-Interleukin-31 Receptor A Antibody for Atopic Dermatitis. N Engl J Med 2017；376：826-35.

36）Oetjen LK, et al. Sensory Neurons Co-opt Classical Immune Signaling Pathways to Mediate Chronic Itch. Cell 2017；171：217-28.

37）Beck LA, et al. Dupilumab treatment in adults with moderate-to-severe atopic dermatitis. N Engl J Med 2014；371：130-9.

◉ 参考文献

・Otsuka A, et al. Possible new therapeutic strategy to regulate atopic dermatitis through upregulating filaggrin expression. J Allergy Clin Immunol 2014；133：139-46.

・Amano W, et al. The Janus kinase inhibitor JTE-052 improves skin barrier function through suppressing signal transducer and activator of transcription 3 signaling. J Allergy Clin Immunol 2015；136：667-77.

・Nomura T, Kabashima K. Advances in atopic dermatitis in 2015. J Allergy Clin Immunol 2016；138：1548-55.

第2章

アトピー性皮膚炎の治療とバイオマーカーのパラダイムシフト

アトピー性皮膚炎の治療の歴史

1 新薬開発の歴史

- アトピー性皮膚炎（AD）の病態生理は，皮膚バリアの破綻，免疫異常，瘙痒の3つの要素が，複雑に絡み合って形成される．ADの新薬も，これらの三要素を標的として開発されてきた．AD治療の新薬開発の歴史は，病態解明の歴史でもある．本項では，ADの新薬開発の歴史について解説する．

1 はじめに

- ADは，日常的に遭遇する皮膚疾患であり，患者数は増加傾向にある．現在の標準治療は，ステロイド外用薬とタクロリムス（プロトピック®など）軟膏による炎症抑制と，抗ヒスタミン薬によるかゆみの抑制だが，難治例も多い[1]．国内では，2008年にシクロスポリン（ネオーラル®）内服が承認され，重症患者への選択肢が増えたが，しばらく新薬の導入がない状態が続いていた．この状態は，尋常性乾癬の治療状況と対照的である（❶）．

- しかし，2018年，抗IL-4受容体α（interleukin-4 receptor α：IL-4Rα）抗体デュピルマブ（デュピクセント®）が承認され，ADの新薬が10年ぶりに追加された．さらに，IL-13，IL-31，IL-22などに対する生物製剤や，JAK（Janus kinase）阻害外用薬，STAT（signal transducer and activator of transcription）阻害外用薬，PDE4（phosphodiesterase 4）

1) 日皮会誌 2018.

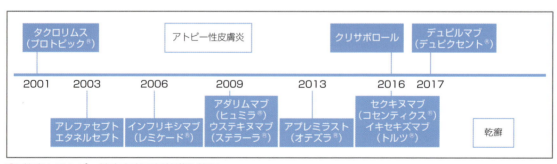

❶ 乾癬とアトピー性皮膚炎の新薬導入状況

阻害外用薬などの有効性が，臨床レベルで検証されつつあり，今後，治療選択肢が急激に増えると期待される．
- 新薬開発の歴史は，ADの病態解明の歴史と並行している．そのため，本項では，まずADの病態論を解説する．次いでサイトカインを中心に，新薬開発の背景にある病態の機序を解説する．最後に，実証試験の経緯を交えて，新薬開発の歴史を解説する．

❷ 病態論の進歩

- ADの病態論は21世紀に入り大きく進んだ[2]．
- 第1に，2006年に，尋常性魚鱗癬の原因遺伝子であるフィラグリン（FLG）が，ADの発症に重要な役割を果たすことが明らかになった．
- 第2に，皮膚バリア障害が，Th2型免疫反応を誘導することが報告され，皮膚バリアと免疫異常が一体であるとの説が有力になった．それは，2011年の小麦成分含有石鹸による小麦アナフィラキシーの報告[3]，2003年のバリア障害下における経皮感作によるピーナッツアレルギーの報告[4]により，臨床的にも実証された．
- 第3に，ADの瘙痒が，IL-4，IL-13，IL-31などの，Th2型サイトカインによることを示す臨床試験成績が報告された[5,6]．
- これらのエビデンスから，皮膚バリア障害，免疫異常，瘙痒が有機的に相互作用してADの病態が形成される，との理論が実証されたといえるであろう（ADの三位一体病態論）[7]（❷）．

❸ サイトカインからみたアトピー性皮膚炎の病態

- ADの病態において，免疫異常，皮膚バリア障害，瘙痒の三要素が重要である[7]（❷）．これらの三要素は独立したものではなく，サイトカインを介して密接に相互作用する．ここでは，ADの中心的役割を果たすTh2型サイトカインと，皮膚肥厚を誘導するIL-22について解説する．さらに急性期・慢性期病変の違いをサイトカインの視点から解説する．

2) 宮地良樹．*Progress in Medicine* 2018.

3) Chinuki Y, et al. *Contact Dermatitis* 2011.

4) Du Toit G, Lack G. *Clin Exp Allergy* 2003.

5) Simpson EL, et al. *N Engl J Med* 2016.
6) Ruzicka T, et al. *N Engl J Med* 2017.

7) Kabashima K. *J Dermatol Sci* 2013.

7) Kabashima K. *J Dermatol Sci* 2013.

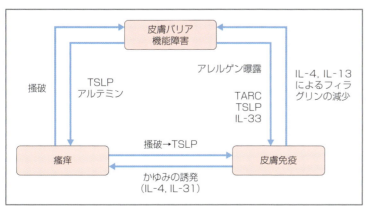

❷ アトピー性皮膚炎病態の三要素
ADの病態は，皮膚バリア機能障害，免疫・炎症異常，かゆみの三要素が重要な役割を果たす．サイトカインは，これらの要素の相互作用を媒介する．
TARC：thymus and activation-regulated chemokine，TSLP：thymic stromal lymphopoietin

病態形成で中心的役割を果たす Th2 型サイトカイン

- Th2 型免疫異常は，Th2 型サイトカインを介して瘙痒を惹起し，表皮角化細胞の FLG 産生を抑制して皮膚バリア機能を低下させるため，AD 病態の中心的役割を果たす[8]．

- Th2 型サイトカインによる瘙痒は，掻破行動を誘発する．掻破は角層を破壊し，バリア機能を低下させ，アレルゲンの侵入を許し，免疫反応をさらに活性化する．掻破により刺激された表皮角化細胞は，Th2 型免疫反応を誘導する IL-33 や TSLP（thymic stromal lymphopoietin）などのサイトカインを放出する．これらは，すべて，皮膚の Th2 型免疫反応の増強に直結する．

- 代表的な Th2 型サイトカインは，IL-4，IL-13，IL-5，IL-31，TSLP である．これらを産生する免疫細胞は，獲得免疫を担う Th2 細胞だけではない．2 型自然リンパ球（group 2 innate lymphoid cell：ILC2）や好塩基球を含む，自然免疫細胞も産生する[9,10]．

- IL-4，IL-13 は，表皮角化細胞の FLG 発現低下，瘙痒の惹起，B 細胞の IgE クラススイッチを誘導する[7]．マウスモデルでは，IL-13 による線維芽細胞の増殖と，真皮の線維化が確認されている[8]．今後，抗 IL-13 抗体などの臨床試験を通してヒトにおける IL-13 の役割が明らかになると期待される．

- IL-5 は好酸球の増殖因子，遊走因子として機能する．

- IL-31 は，神経細胞に受容体があり，瘙痒を惹起する[8]．

- TSLP は，ランゲルハンス細胞や皮膚樹状細胞に作用し，Th2 細胞を誘導する[8]．また，神経細胞の受容体を介して，瘙痒を惹起する[8]．

皮膚肥厚における IL-22 の役割

- IL-22 は，ヘルパー T 細胞，NK 細胞，NKT 細胞，$\gamma\delta$T 細胞，ILC3 など多数の細胞が産生する．当初は，乾癬に関与する Th17 細胞が産生するサイトカインとして理解されていた．しかし Th17 細胞特異的転写因子 ROR-γt が陰性で，IL-17 を産生しない IL-22 産生 T 細胞が同定され，Th22 細胞と命名された[11,12]．IL-22 を産生する CD8[+]T 細胞は Tc22 細胞とよばれる．Th22 と Tc22 をまとめて T22 細胞という．

- IL-22 は，表皮角化細胞の増殖と，抗菌ペプチドの産生を誘導する．AD 病変部で IL-22 が増加しており，表皮肥厚に寄与すると考えられる．

急性期のアトピー性皮膚炎病変とサイトカイン

- AD の初期段階では，遺伝的要因・環境的要因・掻破などを契機に，局所の Th2 型免疫反応が惹起される．掻破で損傷した角化細胞は，TSLP，IL-33 を分泌し，近傍の ILC2 を活性化する．ILC2 は，IL-5，

---

8) Weidinger S, et al. *Nat Rev Dis Primers* 2018.

9) Kim BS. *J Invest Dermatol* 2015.
10) Otsuka A, et al. *Immunol Rev* 2017.

11) Duhen T, et al. *Nat Immunol* 2009.
12) Fujita H, et al. *Proc Natl Acad Sci USA* 2009.

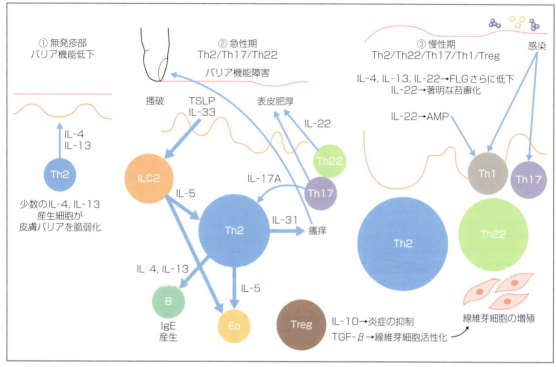

❸ アトピー性皮膚炎患者の無発疹部，急性期，慢性期皮膚病変部のサイトカイン環境
① 無発疹部にも少数の Th2 細胞（IL-4/IL-13 産生細胞）が存在し，皮膚バリア機能が低下している．
② 急性期は，表皮が分泌する IL-33 や TSLP によって活性化した 2 型自然リンパ球（ILC2）が，Th2 細胞を活性化する．Th2 細胞が産生する Th2 型サイトカインは，表皮バリアの脆弱化，IgE 産生，好酸球（Eo）活性化，瘙痒を誘導する．Th22 細胞や Th17 細胞が産生する IL-22 は，表皮肥厚を誘導する．
③ 慢性期は，Th2 細胞と Th22 細胞が増加し，IL-4，IL-13，IL-22 が表皮のフィラグリン（FLG）の発現を抑制し，皮膚バリア機能はさらに低下する．IL-4，IL-13 は抗菌ペプチド（AMP）の産生を抑制するため，細菌感染の原因となる．IL-22 によって誘導される，表皮角化細胞の hBD2 や LL-37 などの抗菌ペプチド（AMP）や，細菌感染，ウイルス感染は，T 細胞の IFN-γ の誘導因子として作用し，Th1 細胞が出現する．また，制御性 T 細胞（Treg）が増加し，IL-10 の分泌などを介して，炎症を抑制する．Treg が産生する TGF-β は，Th2 細胞，ILC2 からの IL-13 とともに，線維芽細胞を活性化する．活性化した線維芽細胞は，真皮の修復や線維化などに関与すると考えられる．

IL-13 を産生し，Th2 細胞を活性化する[10]（❸）．
- ILC2 や Th2 細胞が産生する IL-5 は，好酸球を活性化する．
- 炎症部位の角化細胞は，CCL17（thymus and activation-regulated chemokine：TARC），CCL20，CCL27 を産生し，それぞれ，CCR4 陽性 Th2 細胞，CCR6 陽性 Th17 細胞，CCR10 陽性皮膚指向性 T 細胞の皮膚浸潤を誘導する．Th2 細胞は，IL-4 を含む Th2 型サイトカインを産生し，皮膚バリアの脆弱化と瘙痒を惹起する（前述）．
- Th17 細胞が産生する IL-17A は，マウスでは Th2 細胞への分極を増強し，角化細胞の FLG 産生を抑制する[13]．一方，ヒトでは，Th17 細胞の機能不全は，AD 様皮膚炎を惹起する高 IgE 症候群の原因となる．AD における Th17 細胞の役割は不明な点もあり今後の解析が必要である[14]．

13) Nakajima S, et al. *J Invest Dermatol* 2014.

14) Ma CS, et al. *J Exp Med* 2008.

慢性期のアトピー性皮膚炎病変とサイトカイン

- 慢性期病変は，表皮が著明に肥厚する．この段階では，多数の細胞が関与しており，病態も複雑化する（❸）．
- 慢性期病変でも，Th2型サイトカインが増加する．マウスでは，IL-13による線維芽細胞の活性化が，TSLP依存性の皮膚線維化に寄与する[15]．ヒト真皮におけるIL-13の役割は今後の研究が待たれる．
- 慢性期は，角化細胞の増殖を誘導するIL-22の寄与率が高まる．IL-22は，IL-4，IL-13と共同してFLG発現を抑制し，皮膚バリアを脆弱化させる．しかし，ディフェンシンなどの抗菌ペプチドの産生は促進する．ディフェンシンは，IFN-γを産生するTh1細胞を誘導する．このように，慢性期病変では，種々のサイトカインが入り混じった，多極的サイトカイン環境が形成される．このようなFLGの低下，抗菌ペプチドの増加，IFN-γの産生といった一見，相矛盾するサイトカイン微小環境が，ADの病態にどのような寄与をしているかは，まだ明らかでない．

❹ 主な新薬の開発の歴史

- 主な新薬の作用機序と開発の歴史を解説する．

IL-4受容体阻害薬（IL-4Rα阻害薬）

■ IL-4受容体の構造
- IL-4受容体（IL-4R）は，タイプ1とタイプ2の2つが存在する[16,17]（❹）．
- タイプ1受容体は，IL-4Rαとγc（gamma common chain）の二量体である[16,17]．IL-4がIL-4Rαに結合するとγcが会合し，細胞内にシグナルが伝達される．IL-4Rαは多くの細胞が発現し，γcは主に造血系細胞が発現する．そのためタイプ1受容体は，T細胞，B細胞などの造血系細胞に発現する[16,17]．
- タイプ2受容体は，IL-4RαとIL-13Rα1の二量体である．タイプ2受容体は，IL-4とIL-13の両方のシグナルを伝達する．IL-4がIL-4Rα

15) Oh MH, et al. *J Immunol* 2011.

16) Nelms K, et al. *Annu Rev Immunol* 1999.
17) Luzina IG, et al. *J Leukoc Biol* 2012.

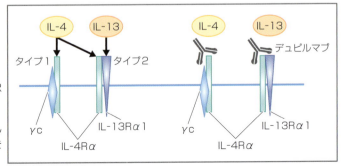

❹ IL-4受容体
IL-4受容体（IL-4R）は，IL-4受容体α（IL-4Rα）とサイトカイン共通γ鎖（γc）から成る．一方IL-13Rは，IL-4RαとIL-13Rαから成る．IL-4Rαに対するモノクローナル抗体デュピルマブは，IL-4RとIL-13Rの両方のシグナルを阻害する．

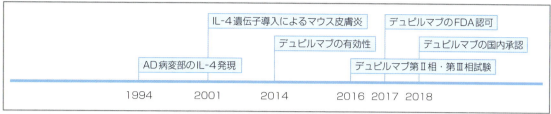

❺ デュピルマブの開発

1994年に，IL-4の発現がAD病変部で増強していることが見出され，ADの病態形成におけるTh2型サイトカインの役割が裏づけられた．2001年には，マウスにIL-4遺伝子を強制発現すると，皮膚炎を発症することが明らかになった．デュピルマブは，IL-4受容体αに対するモノクローナル抗体である．ADに対するデュピルマブの有効性は2014年に報告され，2017年にはアメリカFDA認可，2018年に国内承認された．

に結合すると，IL-13Rα1が会合しシグナルが伝達される．IL-13がIL-13Rα1に結合すると，IL-4Rαが会合し，シグナルが伝達される．タイプ2受容体は，造血系細胞の一部にも発現するが，上皮細胞などが主な発現部位である[16,17]．

■ IL-4Rα阻害薬／デュピルマブの開発（❺）

- デュピルマブは，IL-4Rαに対する完全ヒト型IgG4モノクローナル抗体である．IL-4RαはIL-4とIL-13のシグナル伝達に関与するため，デュピルマブはIL-4とIL-13のシグナルを阻害する．
- 2016年にデュピルマブ第III相治験の結果が報告された．中等症から重症のAD患者を対象とし，ステロイド外用を中止した状態で，デュピルマブ300 mgを毎週または隔週投与し，第16週での重症度がプラセボ群と比較された．毎週/隔週投与とも，IGA（investigator global assessment）スコア0/1達成率は，実薬38％，プラセボ10％，EASI（eczema area and severity index）75達成率は，実薬50％，プラセボ15％であった[5]．
- 2017年の報告では，ステロイド外用薬併用下に，デュピルマブ300 mgを毎週または隔週投与を，54週（約1年）にわたり長期投与した際の安全性と有効性が検討された[18,19]．第16週のIGAスコア0/1達成率は，実薬毎週39％，実薬隔週39％，プラセボ12％，EASI 75達成率は，実薬毎週64％，実薬隔週69％，プラセボ23％だった．第52週の達成率も同程度であった．長期投与において，実薬群で軽度の結膜炎がみられたが，重篤な有害事象はなかった．
- 以上の結果から，2017年にアメリカ食品医薬品局（FDA）で認可され，2018年にわが国でも保険適用された．

IL-13阻害薬／トラロキヌマブ（tralokinumab）

■ IL-13の機能

- IL-13は，タイプ2のIL-4Rに結合するため，その機能はIL-4と同様と

5) Simpson EL, et al. *N Engl J Med* 2016.

18) Blauvelt A, et al. *Lancet* 2017.
19) Kennedy K, et al. *J Allergy Clin Immunol* 2018.

第2章　アトピー性皮膚炎の治療とバイオマーカーのパラダイムシフト

考えられるが，明らかでない点もある．マウスモデルでは，長期にわたる IL-13 刺激は，線維芽細胞を活性化し，真皮の線維化を誘導する[15]．活性化した線維芽細胞は TSLP 受容体を発現し，線維化現象は TSLP 刺激に依存する[15]．ヒト AD において，同様の機序が存在するかは不明である．

15) Oh MH, et al. *J Immunol* 2011.

■ トラロキヌマブの開発（❻）

- 2018 年に報告された第 II 相臨床試験では，204 人の成人 AD 患者に対して，ステロイド外用薬併用下に，トラロキヌマブ 45, 150, 300 mg, またはプラセボ（振り分けは，1：1：1：1）が隔週投与され，第 12 週での有効性が検討された[19,20]．プラセボと比較した実薬（300 mg）の EASI スコア変化は，−4.94（95% CI, −8.76〜−1.13；$p = 0.01$），IGA スコア 0/1 達成率は，実薬 26.7%，プラセボ 11.8% であった．臨床試験に関連した有害事象はいずれも非重篤であり，最も多かったのは上気道感染で，プラセボで 3.9%，実薬で 3.9% であった．

19) Kennedy K, et al. *J Allergy Clin Immunol* 2018.
20) Wollenberg A, et al. *J Allergy Clin Immunol* 2019.

❯ IL-31 阻害薬／ネモリズマブ (nemolizumab)

■ IL-31 の機能と IL-31 受容体 (IL-31R) の構造

- IL-31 は，Th2 細胞が産生し，マウスに皮膚炎を誘導するサイトカインとして同定された[21]．AD 患者の血中 IL-31 濃度は，重症度と相関すること，神経細胞が IL-31 受容体を発現すること，マウスに IL-31 を投与すると搔破行動を開始することから，IL-31 が神経に直接作用し瘙痒を伝達すると考えられてきた[22]．

21) Dillon SR, et al. *Nat Immunol* 2004.

- IL-31R は，IL-31Rα (IL-31RA) とオンコスタチン M 受容体β (OSMRβ) で構成される．IL-31R は，マクロファージ，樹状細胞，好塩基球，好酸球などの免疫細胞，表皮角化細胞，末梢神経（運動神経ではなく C 線維を含む感覚神経）など多くの細胞に発現する[22]．

22) Furue M, et al. *Allergy* 2018.

- IL-31 は，表皮角化細胞の TARC，抗菌ペプチド産生を増強し，フィラグリン発現を抑制する[22]．また免疫細胞を活性化する[22]．
- IL-4, IL-13 同様，IL-31 は AD の瘙痒の主な原因と考えられる．

■ IL-31RA 阻害薬／ネモリズマブの開発（❼）

- ネモリズマブは，IL-31RA に対するヒト化モノクローナル抗体である．IL-31RA と結合することで，IL-31 と IL-31R の結合を阻害する．
- 2017 年，中等症から重症の AD 患者を対象としたネモリズマブの第 II 相二重盲検試験の結果が報告された[6]．登録者 264 人中 216 人（82%）が試験を完了．被験者は，4 週ごとの実薬 0.1, 0.5, 2.0 mg/kg，または 8 週ごとの実薬 2.0 mg/kg が投与された．第 12 週での瘙痒 VAS (visual analogue scale) スコアは，4 週ごとの実薬投与で，−43.7%，−59.8%，

6) Ruzicka T, et al. *N Engl J Med* 2017.

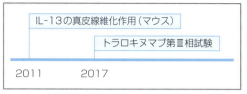
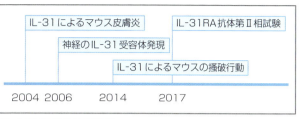

❻ トラロキヌマブの開発

IL-13 は IL-4 受容体タイプ 2 に結合する Th2 型サイトカインである．IL-4 が主に血球系細胞に作用するのに対し，IL-13 は上皮系の細胞に作用する．AD における IL-13 の作用の多くは，IL-4 の作用と重複すると考えられるが，その詳細は不明である．2017 年，抗 IL-13 抗体トラロキヌマブの第 III 相試験が報告されている．2011 年に，マウスにおける IL-13 の真皮線維化作用が報告されているが，ヒトにおいて同様の作用があるかは不明である．

❼ ネモリズマブの開発

IL-31 は，瘙痒を伴う皮膚炎をマウスに惹起する Th2 型サイトカインとして，2004 年に報告された．神経における IL-31 受容体発現の同定や，マウスに IL-31 を投与すると搔破行動を惹起することから，IL-31 が瘙痒を直接的に惹起することが明らかになった．2017 年に報告された第 II 相試験では，IL-31 受容体 A（IL-31RA）に対する抗体が，瘙痒を抑制することが示された．

−63.1％，プラセボで−20.9％だった．EASI 変化率は，−23.0％，−42.3％，−40.9％，プラセボで−26.6％であった．罹患体表面積変化率は，実薬で，−7.5％，−20.0％，−19.4％，プラセボで−15.7％であった．治療中止は，実薬で，53 人中 9 人（17％），54 人中 9 人（17％），52 人中 7 人（13％）で，プラセボで 53 人中 9 人（17％）であった．

- 実薬群では，睡眠の質が向上することも確認された[6]．プラセボ群と比較すると，ネモリズマブ開始 1 週間後で入眠潜時（覚醒状態から眠りに入るまでの所要時間）が 15 分短縮し，総睡眠時間も 20 分増加した．3 週間後では，総睡眠時間が 40〜50 分増加した．
- 重篤な有害事象は観察されなかった．しかし，AD の増悪，鼻咽頭炎が観察された．その機序は不明である[6]．

PDE4 阻害外用薬／クリサボロール（crisaborole）

PDE4 の機能

- ホスホジエステラーゼ（PDE）は，環状ヌクレオチドの分解に関与する酵素で，細胞内の cyclic AMP（cAMP）濃度を制御し，細胞の活性化を調節する[23]．哺乳類は 11 種類の PDE ファミリーを有する．リンパ球は，PDE4 を発現する．活性化したリンパ球は，PDE4 活性が高く，細胞内 cAMP 濃度が減少している．乾癬治療の PDE4 内服薬 apremilast は，免疫細胞からの iNOS，TNF-α，IL-23 発現を抑制し，IL-10 を増強する[23]．

PDE4 阻害外用薬の開発（❽）

- AD 領域でも，AD 患者白血球中の PDE 活性増加（1982）[24]，小児 AD 患者の末梢血単核球の PDE 活性増加（1995）[25]，AD における PDE4 の関与が示唆されていた（1996）[26]．

23) Schafer P. *Biochem Pharmacol* 2012.

24) Grewe SR, et al. *J Allergy Clin Immunol* 1982.
25) Sawai T, et al. *Br J Dermatol* 1995.
26) Hanifin JM, et al. *J Invest Dermatol* 1996.

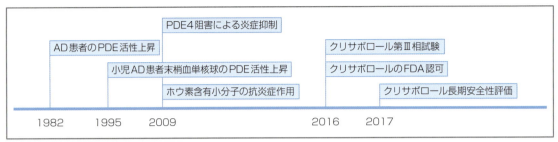

❽ PDE4 阻害外用薬の開発
1982 年に AD 患者のホスホジエステラーゼ (PDE) 活性の上昇が, 1995 年に小児 AD 患者の末梢血単核球の PDE 活性上昇が報告され, PDE の病態への関与が示唆されていた. 2009 年に PDE4 阻害薬が炎症を抑制すること, PDE4 を阻害するホウ素含有小分子 (クリサボロール) の抗炎症作用が報告された. 2016 年, クリサボロールの第 III 相試験が報告され, 同年, FDA に認可され, 2017 年に長期安全評価試験が報告された.

- 複数の PDE4 阻害薬が開発されるなか, 2009 年に抗炎症作用を有するホウ素含有小分子 AN2728 (クリサボロール) が報告された[27]. 2016 年 12 月 16 日, 軽症から中等症の小児および成人 AD に対して, クリサボロール含有外用薬のユークリサ® がアメリカ FDA により認可された.
- 2% クリサボロール含有外用薬の有効性を示す第 III 相試験結果が 2016 年に発表された[19,28]. 第 29 日の IGA スコア 0/1 達成率は, 実薬 31.4%（513 人）, 偽薬 18.0%（250 人）だった. 48 週にわたる長期外用の安全性評価では, クリサボロール関連の有害事象は, 全体で 10.2% に観察された[19,29]. その主な事象は, AD の悪化 (3.1%), 塗布部の疼痛 (2.3%), 塗布部の感染 (1.2%) であった[29].

5 おわりに

- AD の病態理解が分子レベルまで深まったことで, 責任分子を標的とした治療が可能になった. 本項では, 国内での臨床使用が承認されたデュピルマブと, 近い将来承認されるであろう新薬を紹介した. 今後, 皮膚科医は, 標準治療を基本としながら, 患者の病態に応じた新薬を整合性をもって適用していく必要があるだろう. 本項がその助けとなれば幸いである.

（野村尚史）

27) Akama T, et al. *Bioorg Med Chem Lett* 2009.

19) Kennedy K, et al. *J Allergy Clin Immunol* 2018.
28) Paller AS, et al. *J Am Acad Dermatol* 2016.
29) Eichenfield LF, et al. *J Am Acad Dermatol* 2017.

● 文 献
1) 日本皮膚科学会 日本アレルギー学会 アトピー性皮膚炎診療ガイドライン作成委員会. アトピー性皮膚炎診療ガイドライン 2018. 日皮会誌 2018；128：2431-502.
2) 宮地良樹. アトピー性皮膚炎新規治療の潮流. Progress in Medicine 2018；38：461-3.
3) Chinuki Y, et al. A case of wheat-dependent exercise-induced anaphylaxis sensitized with hydrolysed wheat protein in a soap. Contact Dermatitis 2011；65：55-7.
4) Du Toit G, Lack G. Optimizing the diagnosis of peanut and tree nut allergy. Clin Exp Allergy 2003；33：1019-22.
5) Simpson EL, et al. Two Phase 3 Trials of Dupilumab versus Placebo in Atopic Dermatitis. N Engl J Med 2016；375：2335-48.

6）Ruzicka T, et al. Anti-Interleukin-31 Receptor A Antibody for Atopic Dermatitis. N Engl J Med 2017；376：826-35.

7）Kabashima K. New concept of the pathogenesis of atopic dermatitis：Interplay among the barrier, allergy, and pruritus as a trinity. J Dermatol Sci 2013；70：3-11.

8）Weidinger S, et al. Atopic dermatitis. Nat Rev Dis Primers 2018；4：1.

9）Kim BS. Innate lymphoid cells in the skin. J Invest Dermatol 2015；135：673-8.

10）Otsuka A, et al. The interplay between genetic and environmental factors in the pathogenesis of atopic dermatitis. Immunol Rev 2017；278：246-62.

11）Duhen T, et al. Production of interleukin 22 but not interleukin 17 by a subset of human skin-homing memory T cells. Nat Immunol 2009；10：857-63.

12）Fujita H, et al. Human Langerhans cells induce distinct IL-22-producing CD4＋ T cells lacking IL-17 production. Proc Natl Acad Sci USA 2009；106：21795-800.

13）Nakajima S, et al. IL-17A as an inducer for Th2 immune responses in murine atopic dermatitis models. J Invest Dermatol 2014；134：2122-30.

14）Ma CS, et al. Deficiency of Th17 cells in hyper IgE syndrome due to mutations in STAT3. J Exp Med 2008；205：1551-7.

15）Oh MH, et al. IL-13 induces skin fibrosis in atopic dermatitis by thymic stromal lymphopoietin. J Immunol 2011；186：7232-42.

16）Nelms K, et al. The IL-4 receptor：Signaling mechanisms and biologic functions. Annu Rev Immunol 1999；17：701-38.

17）Luzina IG, et al. Regulation of inflammation by interleukin-4：A review of "alternatives". J Leukoc Biol 2012；92：753-64.

18）Blauvelt A, et al. Long-term management of moderate-to-severe atopic dermatitis with dupilumab and concomitant topical corticosteroids（LIBERTY AD CHRONOS）：A 1-year, randomised, double-blinded, placebo-controlled, phase 3 trial. Lancet 2017；389：2287-303.

19）Kennedy K, et al. Advances in Atopic Dermatitis in 2017. J Allergy Clin Immunol 2018；142：1740-7.

20）Wollenberg A, et al. Treatment of atopic dermatitis with tralokinumab, an anti-IL-13 mAb. J Allergy Clin Immunol 2019；143：135-41.

21）Dillon SR, et al. Interleukin 31, a cytokine produced by activated T cells, induces dermatitis in mice. Nat Immunol 2004；5：752-60.

22）Furue M, et al. Emerging role of interleukin-31 and interleukin-31 receptor in pruritus in atopic dermatitis. Allergy 2018；73：29-36.

23）Schafer P. Apremilast mechanism of action and application to psoriasis and psoriatic arthritis. Biochem Pharmacol 2012；83：1583-90.

24）Grewe SR, et al. Elevated leukocyte cyclic AMP-phosphodiesterase in atopic disease：A possible mechanism for cyclic AMP-agonist hyporesponsiveness. J Allergy Clin Immunol 1982；70：452-7.

25）Sawai T, et al. Elevated cyclic adenosine monophosphate phosphodiesterase activity in peripheral blood mononuclear leucocytes from children with atopic dermatitis. Br J Dermatol 1995；132：22-4.

26）IIanifin JM, et al. Type 4 phosphodiesterase inhibitors have clinical and *in vitro* anti-inflammatory effects in atopic dermatitis. J Invest Dermatol 1996；107：51-6.

27）Akama T, et al. Discovery and structure-activity study of a novel benzoxaborole anti-inflammatory agent（AN2728）for the potential topical treatment of psoriasis and atopic dermatitis. Bioorg Med Chem Lett 2009；19：2129-32.

28）Paller AS, et al. Efficacy and safety of crisaborole ointment, a novel, nonsteroidal phosphodiesterase 4（PDE4）inhibitor for the topical treatment of atopic dermatitis（AD）in children and adults. J Am Acad Dermatol 2016；75：494-503.

29）Eichenfield LF, et al. Long-term safety of crisaborole ointment 2% in children and adults with mild to moderate atopic dermatitis. J Am Acad Dermatol 2017；77：641-9.

2 アトピー性皮膚炎診療ガイドライン 2018

1 はじめに

- 二十数年前の日本国内では，ステロイド外用薬を中心とした治療に対する患者や社会の不信感によるステロイド外用薬忌避の風潮によって，多くの患者に不利益が生じている状況がみられた[1]．この状況を改善するために，日本皮膚科学会と厚生省科学研究費による研究班によって，アトピー性皮膚炎治療ガイドラインがそれぞれ公表され，日常診療における治療の指針が示された[1,2]．その後もガイドラインは改訂が重ねられ，昨年（2018 年）まで，国内には日本皮膚科学会[3]と日本アレルギー学会[4]がそれぞれ作成した 2 つのアトピー性皮膚炎診療ガイドラインが公表されていた．

- 日本皮膚科学会のものは，「プライマリーケアの段階から高度の専門性が要求される段階までの患者を診療する，皮膚科診療を専門とする医師」を対象として作成され[3]，日本アレルギー学会のものは，「皮膚科以外のアレルギー疾患の診療に関わる医師を対象として」作成されたもの[4]で，関連領域の医療従事者への解説的役割を有していた．しかし，2 つの診療ガイドラインの根拠となる臨床研究論文は共通したものであり，内容も基本的には同様であった．そこで，2 つの学会合同の「アトピー性皮膚炎診療ガイドライン作成委員会」が組織され，2018 年 12 月に「アトピー性皮膚炎診療ガイドライン 2018」が公表された．

- 今回のアトピー性皮膚炎診療ガイドラインは，従来の 2 つの診療ガイドラインを統合し，アトピー性皮膚炎の患者の診療にかかわるすべての医師，医療従事者を対象として，国内外で発表されたアトピー性皮膚炎（AD）に関する新しい知見を加えて作成された改訂版である．本項では，アトピー性皮膚炎診療ガイドライン 2018[5]の中からいくつかのポイントについて紹介する．

2 診療ガイドラインとは

- 公益財団法人日本医療機能評価機構が運営する，国内での診療ガイドライン作成をサポートする機関 Minds（Medical Information Network Distribution System）は，診療ガイドラインを「診療上の重要度の高い医療行為について，エビデンスのシステマティックレビューとその総体評価，益と害のバランスなどを考量して，患者と医療者の意思決定を支援するために最適と考えられる推奨を提示する文書」と定義している[6]．『アトピー性皮膚炎診療ガイドライン 2016 年版』は，上記の考えに沿って作成され，その用途を「本ガイドラインに記された医療行為に関する記載は，evidence-based medicine（EBM）の観点から，現時点におけ

---

1) 川島　眞ほか. 日皮会誌 2000.

2) 河野陽一，山本昇壮（監）. アトピー性皮膚炎治療ガイドライン 2008.

3) 日皮会誌 2016.

4) 片山一朗（監）. アトピー性皮膚炎診療ガイドライン 2015.

5) 日皮会誌 2018.

6) 小島原典子ほか（編）. Minds 診療ガイドライン作成マニュアル 2017. http://minds4.jcqhc.or.jp/ minds/guideline/pdf/manual_ all_2017.pdf

る日本国内のアトピー性皮膚炎の治療方針における目安や治療の目標など診療の道しるべを示すものであり，臨床現場における意思決定の際に，判断材料の一つとして利用することができる」とした[3]．

● 診療ガイドラインは医療者の経験を否定するものではなく，さまざまな背景を有する個々の患者に対して診療ガイドラインで推奨された方法が最適とは限らない．したがって本診療ガイドラインには「臨床現場での最終的な判断は，主治医が患者の価値観や治療に対する希望も十分に反映して患者と協働して行わねばならない」ことを記した[3]．

3 アトピー性皮膚炎診療ガイドライン 2018 における エビデンスレベルと推奨度

● 本診療ガイドラインでは，臨床現場での意思決定を必要とする 22 個の重要なポイント（Clinical Questions）（❶）に関する複数のエビデンスから，最終的に"1 つのエビデンスの質"としてエビデンス総体としてのエビデンスレベルを決定した[5]．エビデンスレベルを決める際には，研究デザインを出発点として使用し，研究の質，結果が一貫・一致しているか，研究の対象・介入・アウトカムは想定している状況に一致しているか，などから総合的に判断し，エビデンス総体としてのエビデンスレベルを A〜C の 3 段階で分類した[5]．エビデンスレベル A は「結果はほぼ確実であり，今後研究が新しく行われても結果が大きく変化する可能性は少ない」こと，B は「結果を支持する研究があるが十分ではないため，今後研究が行われた場合に結果が大きく変化する可能性がある」こと，C は「結果を支持する質の高い研究がないこと」をそれぞれ示す[5]．

5) 日皮会誌 2018.

● 推奨の度合いは，エビデンスレベルや臨床経験，益と害のバランス，価値観や治療に対する希望をもとに，推奨した治療によって得られると見込まれる利益の大きさと，利益と治療によって生じうる害や負担とのバランスから総合的に判断して，「1：強い推奨」と「2：弱い推奨」の 2 段階で判定した．「強い推奨」とは「得られているエビデンスと臨床経験から判断して，推奨した治療などによって得られる利益が大きく，かつ，治療によって生じうる害や負担を上回ると考えられる」[5]こと，「弱い推奨」とは「得られているエビデンスと臨床経験から判断して，推奨した治療によって得られる利益の大きさは不確実である，または，治療によって生じうる害や負担と利益が拮抗していると考えられる」[5]ことを示している．「弱い推奨」の場合，医師は，推奨された治療を行うかどうか，患者の価値観や好み，意向もふまえたうえで，患者とよく相談する必要がある．

4 アトピー性皮膚炎の治療の目標とゴール

● 慢性疾患では，初診時に疾患の病態や見通し，治療の具体的な方法を説

第2章　アトピー性皮膚炎の治療とバイオマーカーのパラダイムシフト

❶ アトピー性皮膚炎診療ガイドライン 2018 のクリニカルクエスチョン

Clinical Question		エビデンスレベル	推奨度
CQ1.	アトピー性皮膚炎の治療にステロイド外用薬はすすめられるか	A	1
CQ2.	皮疹が十分に軽快した後もステロイド外用薬を継続する場合，塗布頻度を減らす方法とランク（強さ）を下げて連用する方法のどちらがよいか	C	―
CQ3.	ステロイド外用薬の眼周囲への使用は眼合併症のリスクを高めるか	白内障：B（リスクを高めない） 緑内障：C（リスクを高める）	―
CQ4.	アトピー性皮膚炎の症状を改善するために抗菌外用薬を使用することはすすめられるか	A	―
CQ5.	アトピー性皮膚炎の治療にタクロリムス軟膏はすすめられるか	A	1
CQ6.	タクロリムス軟膏の外用は皮膚がんやリンパ腫の発症リスクを高めるか	B	―
CQ7.	アトピー性皮膚炎の治療に抗ヒスタミン薬はすすめられるか	B	1
CQ8.	再燃を繰り返すアトピー性皮膚炎の湿疹病変の寛解維持にプロアクティブ療法は有用か	A	2
CQ9.	アトピー性皮膚炎の治療に保湿剤外用はすすめられるか	A	1
CQ10.	アトピー性皮膚炎にシャワー浴は有用か	B	1
CQ11.	アトピー性皮膚炎の病勢マーカーとして血清 TARC 値は有用か	B	2
CQ12.	重症アトピー性皮膚炎の治療にシクロスポリン内服はすすめられるか	A	2
CQ13.	アトピー性皮膚炎の治療に漢方療法は有用か	B	―
CQ14.	アトピー性皮膚炎の治療に環境中のダニ抗原除去はすすめられるか	B	2
CQ15.	アトピー性皮膚炎の治療にアレルゲン除去食は有用か	B	―
CQ16.	妊娠中・授乳中の食事制限は児のアトピー性皮膚発症予防に有用か	A	―
CQ17.	乳幼児アトピー性皮膚炎の症状改善にプロバイオティクスを投与することはすすめられるか	B	―
CQ18.	アトピー性皮膚炎は年齢とともに寛解することが期待できるか	B	―
CQ19.	妊娠・授乳中の抗ヒスタミン薬内服は安全か	B	―
CQ20.	妊娠・授乳中のステロイド外用は安全か	B	―
CQ21.	石鹸を含む洗浄剤の使用はアトピー性皮膚炎の管理に有用か	C	1
CQ22.	乳児の湿疹に沐浴剤は有用か	C	―
CQ23.	アトピー性皮膚炎の治療にポビドンヨード液の使用はすすめられるか	C	―
CQ24.	アトピー性皮膚炎の治療にブリーチバス療法はすすめられるか	B	―
CQ25.	日焼け止めはアトピー性皮膚炎の悪化予防にすすめられるか	C	2
CQ26.	ペットの飼育，動物との接触を回避する指導はアトピー性皮膚炎の発症予防や症状改善に有用か	C	―

(日本皮膚科学会 日本アレルギー学会 アトピー性皮膚炎診療ガイドライン作成委員会. 日皮会誌 2018[5])

明するとともに，段階的で具体的な治療の目標とゴールを示すことが大切である．本診療ガイドラインでは，治療の目標を「症状がないか，あっても軽微で日常生活に支障がなく，薬物療法もあまり必要としない

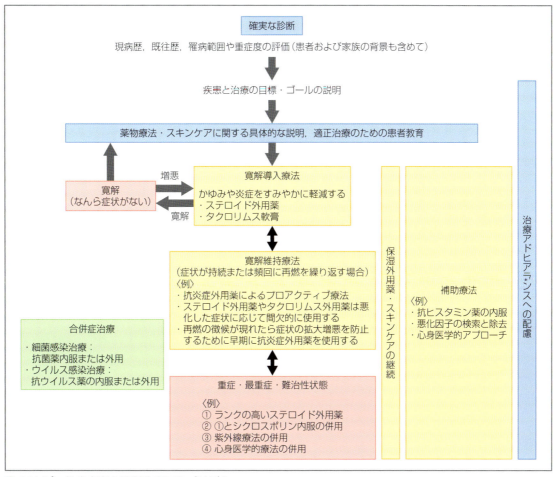

❷ アトピー性皮膚炎の診断治療アルゴリズム

(日本皮膚科学会 日本アレルギー学会 アトピー性皮膚炎診療ガイドライン作成委員会. 日皮会誌 2018[5])

状態に到達しその状態を維持すること」，あるいは「このレベルに到達しない場合でも症状が軽微ないし軽度で，日常生活に支障をきたすような急な悪化が起こらない状態を維持すること」[5]とした．

- ADは，適切な治療によって症状がコントロールされた状態が長く維持されると寛解（ここでは薬物療法を必要としない状態を指す）も期待される疾患である[5]ことを初診時に伝えて治療のゴールとし，ゴールに向かって段階的に目標を設定していくことが大切である[1](❷)[5]．たとえば，湿疹のかゆみのために眠れない患者に対しては，次回受診時までの目標として「かゆみのために眠れない状態から脱け出す」ことを目指し，それが達成できたら数か月以内に「かゆみを感じない日が多くなり，少し症状が悪化しても薬を塗れば改善させられる」ことを目標にし，その目標が達成できたら良好な皮膚の状態を長く維持して「症状が改善し，通院の必要がなくなる」というゴールを目指す，など段階的で具体的な目標とゴールを提示すると理解が得られやすい．

1) 川島　眞ほか. 日皮会誌 2000.

第2章　アトピー性皮膚炎の治療とバイオマーカーのパラダイムシフト

❺ アトピー性皮膚炎の治療の柱と意義

● これまでと同様に，薬物療法，生理学的異常に対する外用療法・スキンケア，悪化因子の検索と除去の3つをADの治療の柱とした（❷）[5]．なかでも抗炎症外用薬を主体とした薬物療法によって皮膚の炎症を制御することは，単なる対症療法にとどまらず，ADの病変部で起こっている皮膚の炎症による皮膚バリア機能のさらなる低下や被刺激性の亢進，掻破の刺激などの悪循環によって湿疹がますます悪化する状況を脱するためにきわめて重要であることを強調した[5]．

● 湿疹病変は刺激に対して敏感になっていること，かゆみに伴う掻破行為が湿疹を悪化させること，悪循環によって患者が本来もっている「よくなる力」が発揮されてない状況になっていること，反対に湿疹病変がよくなればドライスキンへのスキンケアは比較的容易なこと，などを患者に時間をかけて説明し十分に理解してもらうことで，薬物療法の意義が明確になり，治療のアドヒアランス向上につながると考える．

❻ アトピー性皮膚炎に対する薬物療法（❷）[5]

● 現在の薬物療法の中心は，これまで多くの臨床研究で有効性と安全性が検討されているステロイド外用薬（推奨度1，エビデンスレベルA）とタクロリムス外用薬（推奨度1，エビデンスレベルA）の2つの抗炎症外用薬である．ADの治療においては，これらの抗炎症外用薬を用いてすみやかに，かつ確実に炎症を鎮静させることが重要である[5]．

● ステロイド外用薬がもつ抗炎症効果を最大限に活用しつつ，皮膚萎縮などの局所性副作用のリスクを最小限にするためには，適切な強さ（ランク）のものを適切な期間用いることが重要である．ステロイド外用薬のランクに関しては，範囲は広くても軽微な炎症には弱めのステロイド外用薬を用い，範囲は狭くとも高度な皮疹には十分に強力な外用療法を選択するなど，これまでの日本皮膚科学会アトピー性皮膚炎診療ガイドラインと同様に皮疹の面積によってではなく「個々の皮疹の重症度」に応じて決めることを提案している（❸）[5]．この基準を適用するには，毎回の診察で患者の皮疹を診察して個疹の性状を的確に判断することが大切である．とくに乳幼児，小児において，年齢によってランクを下げる必要はないが，短期間で効果が表れやすいので使用期間に注意する．

● タクロリムス外用薬は，細胞内のカルシニューリンを阻害するというステロイドとはまったく異なった作用機序で炎症を抑制する．ステロイド外用薬にみられる皮膚萎縮の副作用がみられないため，皮膚が薄く毛包が多いことから経皮吸収がよく，ステロイド外用薬の局所性副作用が生じやすい，顔面や頸部の皮疹に対してとくに高い適応がある．外用開始初期に熱感，かゆみなどの刺激感がみられることが多いが，ほとんどの

5）日皮会誌 2018.

❸ 皮疹の重症度とステロイド外用薬の選択の目安

	皮疹の重症度	外用薬の選択
重症	高度の腫脹/浮腫/浸潤ないし苔癬化を伴う紅斑, 丘疹の多発, 高度の鱗屑, 痂皮の付着, 小水疱, びらん, 多数の掻破痕, 痒疹結節などを主体とする	必要かつ十分な効果を有するベリーストロングないしストロングクラスのステロイド外用薬を第一選択とする. 痒疹結節でベリーストロングクラスでも十分な効果が得られない場合は, その部位に限定してストロンゲストクラスを選択して使用することもある
中等症	中等度までの紅斑, 鱗屑, 少数の丘疹, 掻破痕などを主体とする	ストロングないしミディアムクラスのステロイド外用薬を第一選択とする
軽症	乾燥および軽度の紅斑, 鱗屑などを主体とする	ミディアムクラス以下のステロイド外用薬を第一選択とする
軽微	炎症症状に乏しく乾燥症状主体	ステロイドを含まない外用薬を選択する

(日本皮膚科学会 日本アレルギー学会 アトピー性皮膚炎診療ガイドライン作成委員会. 日皮会誌 2018[5])

場合数日から1週間ほどで軽快していくので, 最初に処方する前に刺激感について伝えておくことが大切である.

- タクロリムス外用薬による発癌のリスクに関しては, タクロリムス軟膏の使用が皮膚癌やリンパ腫の発症リスクを高めることはないというエビデンスが集積されてきている (エビデンスレベル B). ただし, タクロリムス軟膏の使用量や使用期間と悪性腫瘍の発生との関係の解明には今後さらなるサンプルサイズの拡大や長期的観察による大規模な解析が必要であることから, 外用量の制限を遵守することが重要である[5].

❼ 抗炎症外用薬のプロアクティブ療法

- 従来から行われてきた AD に対する外用療法の基本は, 抗炎症外用薬を使用して湿疹が軽快した後は, 抗炎症外用薬を中止して保湿外用薬 (推奨度 1, エビデンスレベル A) によるスキンケアで皮膚バリア機能の低下を補完して再燃を予防し寛解状態を維持することである. しかし実際の臨床においては, 抗炎症外用薬を中止して保湿外用剤に切り替えると湿疹の再燃を繰り返すことも少なくない. このように再燃を何度も繰り返す皮疹の寛解を維持する方策の一つとして, 抗炎症外用薬の連日外用によって皮疹が軽快した後も週2回程度抗炎症外用薬の塗布を続けるプロアクティブ療法[7]を推奨した (エビデンスレベル 1, 推奨度 A).

7) Schmitt J, et al. *Br J Dermatol* 2011.

- 一方で, 現時点では, 抗炎症外用薬の連日塗布から間欠塗布へどの時点で移行するか, どの範囲にプロアクティブ療法を適用するか, いつプロアクティブ療法を終了するか等についての指針などがないため, 個々の症例に応じた対応が必要である[5].

- また副作用の発現についても注意深い観察が必要なため, プロアクティブ療法は, 「アトピー性皮膚炎患者の皮膚症状の評価に精通した医師によって行われることが望ましく」[5], 上記の推奨はそのような医師が行うことを前提としたものである.

5) 日皮会誌 2018.

第2章　アトピー性皮膚炎の治療とバイオマーカーのパラダイムシフト

⑧ アトピー性皮膚炎に対する内服抗ヒスタミン薬

● かゆみは AD 患者の生活の質を低下させる自覚症状である．また，かゆみによる掻破は皮疹を悪化させることから，かゆみのコントロールは AD の治療においてきわめて重要である．現在，AD のかゆみに対して日常診療で用いられる H1R 拮抗薬（抗ヒスタミン薬）は，AD のかゆみを軽減する可能性があり，抗炎症外用薬と保湿外用剤による治療の補助療法として推奨した（推奨度 1，エビデンスレベル B）[5]．

5) 日皮会誌 2018.

● 一方で，多くの症例で抗ヒスタミン薬の内服が著効する蕁麻疹とは異なり，すべての AD 患者のかゆみに抗ヒスタミン薬が奏効するわけではない．現在まで，どのような患者，どのような皮疹に対して抗ヒスタミン薬が奏効するかは明らかでないことから，AD の患者に抗ヒスタミン薬を処方する際は，抗炎症外用薬と保湿外用剤による外用療法だけで皮疹とかゆみのコントロールが可能かを考慮するとともに，抗ヒスタミン薬の投与後は適宜，抗ヒスタミン薬がかゆみに対して効果を発揮しているかを評価することが望まれる[5]．

⑨ その他

● 汗によって AD が悪化することは臨床現場でしばしば経験される．その結果「汗をかかないように」という指導がなされることも推測される．しかし汗をかくことが AD を悪化させるというエビデンスはない[5]．一方，かいた後の汗はかゆみを惹起することがあり，AD の悪化因子の一つになる[5]．そこで，「汗をかくこと」と「かいた後の汗」を区別し，発汗を避ける指導はせず，夏期など発汗の多い季節には「かいた後の汗」をそのまま放置せず，水道水で汗を洗い流す対策を行うことを推奨した（推奨度：1，エビデンスレベル：B）[5]．

● 「ステロイド外用薬の眼周囲への使用は眼合併症のリスクを高めるか」というクリニカルクエスチョンについては，白内障のリスクは高めない（エビデンスレベル B）が，緑内障のリスクは高める可能性がある（エビデンスレベル C）とした[5]．AD の患者には白内障，緑内障，網膜剥離，結膜炎などの眼合併症が多い．白内障に関しては，顔面皮疹の悪化や叩打癖が危険因子と考えられるほか，AD 自体による炎症もリスクファクターと考えられている一方で，ステロイド外用薬の眼周囲への使用期間についてはいずれも関係がないと報告されており，白内障のリスクを高めるとはいえないと考えられた[5]．緑内障については「ステロイド外用治療後の緑内障の症例は多数報告されており，緑内障のリスクを高める可能性は十分に考えられるが，弱いランクのステロイドを少量使用することのリスクは低いと考えられた[8]．しかしながらリスクを否定できるだけのエビデンスは乏しく，今後の症例集積解析が必要である」とし

8) 有川順子ほか．日皮会誌 2002.

た[5]．ステロイド外用薬を眼周囲に使用する際は，緑内障のリスクを常に念頭におき，適宜眼科を紹介することが大切である．

●慢性疾患であるアトピー性皮膚炎の診療では，よくわからないが医師に言われたから治療をするという姿勢ではなく，患者や養育者が疾患の病態や治療の意義を十分に理解して積極的に治療方針の決定に参加し，その決定に従って積極的に治療を実行し粘り強く継続する姿勢，すなわち治療のアドヒアランスを高める配慮が大切である．本ガイドラインでは，アドヒアランスに関係する因子として，① 患者に起因する要因，② 疾患に起因する要因，③ 治療に関する要因，④ 医療者に起因する要因，⑤ 社会・経済的な要因に分けて具体的な例をあげ，これらの要因のなかで実行が可能なことから取り組んで行くことが大切であることを記した[5]．

(加藤則人)

● 文　献

1) 川島　眞ほか．日本皮膚科学会（編）．アトピー性皮膚炎治療ガイドライン．日皮会誌 2000；110：1099-104.
2) 河野陽一，山本昇壯（監）．平成 8 年度厚生省長期慢性疾患総合研究事業アレルギー総合研究および平成 9 年度厚生労働科学研究．アトピー性皮膚炎治療ガイドライン 2008.
3) 日本皮膚科学会アトピー性皮膚炎診療ガイドライン作成委員会．アトピー性皮膚炎診療ガイドライン 2016 年版．日皮会誌 2016；126：121-55.
4) 片山一朗（監）．アトピー性皮膚炎診療ガイドライン 2015．協和企画；2015.
5) 日本皮膚科学会 日本アレルギー学会 アトピー性皮膚炎診療ガイドライン作成委員会．アトピー性皮膚炎診療ガイドライン 2018．日皮会誌 2018；128：2431-502.
6) 小島原典子ほか（編）．Minds 診療ガイドライン作成マニュアル 2017．公益財団法人日本医療機能評価機構；2017．p4.
http://minds4.jcqhc.or.jp/minds/guideline/pdf/manual_all_2017.pdf
7) Schmitt J, et al. Efficacy and tolerability of proactive treatment with topical corticosteroids and calcineurin inhibitors for atopic eczema：systematic review and meta-analysis of randomized controlled trials. Br J Dermatol 2011；164：415-28.
8) 有川順子ほか．アトピー性皮膚炎患者の眼圧と顔面へのステロイド外用療法との関連性についての検討．日皮会誌 2002；112：1107-10.

3 アトピー性皮膚炎治療のパラダイムシフト

- アトピー性皮膚炎（AD）の病態は，皮膚バリア機能の低下（フィラグリン〈FLG〉などの産生低下），免疫異常（Th2型サイトカインの産生），執拗な瘙痒（ヒスタミン依存性と非依存性の瘙痒）の三要素が有機的に相互作用して形成される．今後導入される新薬は，これらの要素を標的とする．今後，個々のAD患者の病態を把握し，最適の治療薬をいかに選択するかが問われる時代となる．

1 はじめに

- ADの皮膚病変では，皮膚バリア機能の異常，免疫応答の異常，瘙痒の三要素が，皮膚微生物叢に影響を及ぼしつつ，種々のサイトカインを介した有機的相互作用を通して，複雑な病態が形成されている[1,2]（❶）．それぞれの要素が病態形成に及ぼす影響は，個々の患者により異なるだけでなく，同一患者でも，病変部位や，年齢によって多様である[3]．このようなAD病態形成の多様性にもかかわらず，治療の選択肢は十分でなかった．しかし，この逼塞した状況は，新薬の開発とともに変わりつつある．

1) Kabashima K. *J Dermatol Sci* 2013.
2) Dainichi T, et al. *Nat Immunol* 2018.
3) Nomura T, et al. *Int Immunol* 2018.

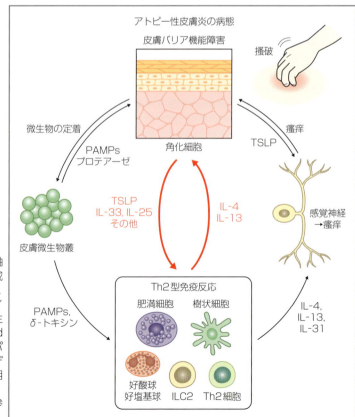

❶ アトピー性皮膚炎の病態
ADは，皮膚バリア機能異常，Th2型を主軸とする免疫反応異常，瘙痒の三要素から成る．さらに皮膚微生物叢も病態に関与する．これらの要素は，搔破，種々のサイトカイン（IL-4, IL-13, IL-31, TSLPなど），微生物由来のPAMPs（pathogen-associated molecular patterns, 病原体関連分子パターン），プロテアーゼ，δ-トキシン（デルタトキシン）などを介して，有機的に相互作用し，複雑な病態を形成する．
（Dainichi T, et al. Nat Immunol 2018[2]を参考に作成）

❷ アトピー性皮膚炎の新薬

治療標的	標準治療	新薬（開発中を含む）
免疫異常	ステロイド外用薬/内服薬 タクロリムス外用薬 シクロスポリン内服薬	デュピルマブ（抗 IL-4 受容体α抗体） トラロキヌマブ（抗 IL-13 抗体） レブリキズマブ（抗 IL-13 抗体） メポリズマブ（抗 IL-5 抗体） オマリズマブ（抗 IgE 抗体） ウステキヌマブ（抗 IL-12/IL-23p40 抗体） セクキヌマブ（抗 IL-17 抗体） フェザキヌマブ（抗 IL-22 抗体） テゼベルマブ（抗 TSLP 抗体） CNTO7160（抗 IL-33 受容体抗体） JAK 阻害外用薬 PDE4 阻害外用薬
バリア機能	ワセリン その他の保湿外用薬	デュピルマブ（抗 IL-4 受容体α抗体） JAK 阻害外用薬 Read-through drug
瘙痒	抗ヒスタミン薬 （H1 受容体阻害薬）	ネモリズマブ（抗 IL-31 受容体 A 抗体） デュピルマブ（抗 IL-4 受容体α抗体） JAK 阻害薬 H4 受容体阻害薬

- 本項では，新薬導入がもらたす治療パラダイムの変化について解説する．

❷ アトピー性皮膚炎の病態と従来の治療選択肢

- 皮膚は，人体を包む臓器だが，単なる袋ではない．人体の最外層を成す皮膚は，表皮・真皮・皮膚を構成する細胞，皮膚に分布する免疫細胞・血管神経，そして皮膚に定着する微生物叢から構成される．これらの要素から成る皮膚の微小環境を「上皮-免疫微小環境（epithelial immune microenvironment：EIME）」と呼称する．EIME は，外部からの有害刺激に応じた防御反応を発揮する（❶）．この仕組みの不具合は，種々の慢性炎症性疾患の原因となる[2]．

- 従来の治療選択肢は，ステロイド外用薬/内服薬，タクロリムス外用薬，シクロスポリン内服薬，抗ヒスタミン薬であった（❷）．

- ステロイド薬は免疫反応を抑制する．ステロイド外用薬は，皮膚炎の治療薬として 60 年以上にわたり使われており，その安全性と有効性は臨床研究でも検討されている[4,5]．しかし，誤った思い込みによるステロイド忌避など，社会的問題が存在する．またステロイド外用薬では制御が難しい患者も存在する．

- タクロリムスとシクロスポリンは，カルシニューリン阻害薬であり，T細胞を含む種々の細胞の活性化を抑制する．タクロリムスの分子量は 804 g/mol であり，正常な皮膚バリアは透過しにくい．副作用が出にくいので頭頸部に頻用される．シクロスポリンは，内服後，すみやかに瘙痒が軽快するため，搔破の著しい患者に有用である．しかしシクロスポ

4) Hepburn DJ, et al. *Pediatr Dermatol* 1996.

5) Hoare C, et al. *Health Technol Assess* 2000.

第2章　アトピー性皮膚炎の治療とバイオマーカーのパラダイムシフト

リンは，腎障害・高血圧・感染症に注意を要し，これらの症状が出現した場合は中止せざるをえない．またシクロスポリンの長期安全性は不明であり，長期投与時は2週間以上の休薬が必要である．

● このように，標準治療による治療が困難な重症難治患者や，シクロスポリン内服が困難な患者など，ADにおいても unmet medical needs が存在し，新薬の開発が望まれてきた．

❸ 原因分子を標的とする新薬

● 2018年に国内で使用が承認されたデュピルマブをはじめ，今後，複数の生物製剤，小分子分子標的薬が導入されると見込まれる．以下，主な生物製剤と小分子化合物を紹介する．

免疫調整薬

■生物製剤によるサイトカイン阻害

● ADの病変は，多数のサイトカインが関与する（❸）．表皮角化細胞が産生する TSLP（thymic stromal lymphopoietin）と IL-33は，Th2型免疫反応を誘導する．Th2細胞や2型自然リンパ球（group 2 innate lymphoid cell：ILC2）は，IL-4，IL-13，IL-5，IL-31を産生し，皮膚の炎症やIgE産生，好酸球の遊走，瘙痒を惹起する．Th1細胞由来の IFN-γ，Th17細胞の IL-17A，Th22細胞の IL-22は，それぞれ，表皮角化細胞のアポトーシス，Th2細胞の誘導，表皮肥厚に関与する．これらのサイトカインのADにおける役割は，動物実験や臨床試験を通して実証されつつある．

● デュピルマブは，IL-4受容体α（IL-4Rα）に結合する．IL-4受容体（IL-4R）には2つのタイプがある．IL-4Rα/共通γ鎖（cγ）から成り IL-4が結合するタイプ1と，IL-4Rα/IL-13Rα1から成り IL-4と IL-13が結合するタイプ2である．そのため，IL-4Rαに結合するデュピルマブは，IL-4と IL-13の両方のシグナルを阻害することになる．ADに対するデュピルマブの使用は，2017年にアメリカ FDA で認定され，わが国でも2018年に承認された．

注：IL-13Rα2は囮受容体でシグナルは伝達しない．

● IL-13を標的とするトラロキヌマブ（tralokinumab）とレブリキズマブ（lebrikizumab），IL-5を標的とするメポリズマブ（mepolizumab），IgEを標的とするオマリズマブ（omalizumab），IL-12/IL-23p40を標的とするウステキヌマブ（ustekinumab），IL-17Aを標的とするセクキヌマブ（secukinumab），IL-22を標的とするフェザキヌマブ（fezakinumab），TSLPを標的とするテゼペルマブ（tezepelumab），IL-33受容体を標的とする CNTO7160などの臨床試験が進んでいる．

● ステロイドやカルシニューリン阻害薬（タクロリムス，シクロスポリン）による免疫抑制には問題がある．免疫系全体に影響を及ぼすこと，

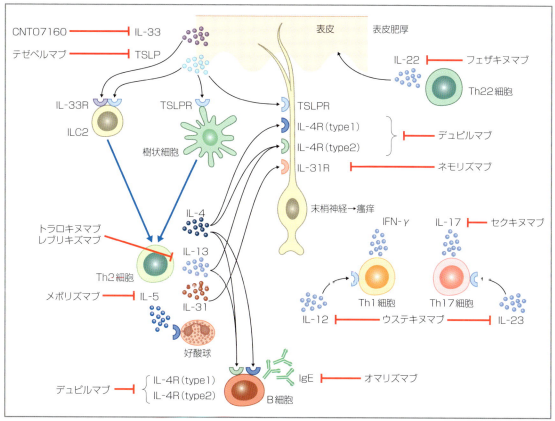

❸ アトピー性皮膚炎の病態に関連するサイトカインと対応する生物製剤
ADの病態を形成するサイトカインと、それらを阻害する生物製剤（モノクローナル抗体製剤）を図示した．表皮は外部刺激に反応してIL-33，TSLPを産生し，IL-33受容体（IL-33R）やTSLP受容体（TSLPR）を発現する2型自然リンパ球（ILC2）や樹状細胞を活性化し，Th2細胞を刺激する．Th2細胞は，IL-4，IL-13，IL-31，IL-5などのTh2型サイトカインを分泌し，FLG発現低下による表皮バリアの弱体化，B細胞からのIgE産生，末梢感覚神経を介した瘙痒惹起などを誘導する．Th22細胞はIL-22を分泌し，表皮細胞の増殖を誘導し，表皮を肥厚させる．Th17細胞が分泌するIL-17や，Th1細胞が産生するIFN-γは，アジア人のアトピー性皮膚炎患者の皮膚病変で増加しており，病態形成への関与が疑われている．なお，IL-4受容体（IL-4R）は，タイプ1とタイプ2があり，タイプ1はIL-4を結合し，タイプ2はIL-4とIL-13を結合する．

また免疫系以外の細胞（たとえばステロイドによる骨粗鬆症）への影響があることなどである．それに比べて，特定のサイトカインのみを阻害する生物製剤は，免疫抑制作用がより限定的になる．たとえばデュピルマブでは，Th2型免疫反応は著明に抑制されるが，Th1細胞やTh17細胞の機能は温存されるため，明らかな易感染性は出現しない．Th2型免疫反応が抑制されることで，FLG産生が増加し，皮膚のバリア機能はむしろ強くなると考えられる．

■ JAK阻害薬
- JAK（Janus kinase）はサイトカイン受容体に会合するチロシンキナーゼで，JAK1，JAK2，JAK3，TYK2の4種類がある．通常，受容体に2分子のJAKが会合する．サイトカインが受容体に結合し，JAKがリン酸

第2章 アトピー性皮膚炎の治療とバイオマーカーのパラダイムシフト

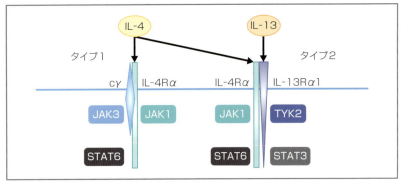

●❹ IL-4受容体における JAK/STAT の役割

JAK/STAT は，サイトカイン受容体のシグナル伝達に必須の細胞内蛋白である．ここでは IL-4 受容体を例に図示する．IL-4 受容体は，2 つのタイプがある．タイプ 1 は，サイトカイン受容体共通γ鎖（common γ chain：cγ）と IL-4 受容体α鎖（IL-4Rα）の二量体から成り，IL-4 を結合する．タイプ 2 は，IL-4Rα と IL-13Rα1 から成り，IL-4 と IL-13 を結合する．サイトカイン受容体にサイトカインが結合すると，JAK と STAT がリン酸化される．リン酸化された STAT は，細胞核に移動し，遺伝子発現を調節する．JAK と STAT の組み合わせは，サイトカイン受容体によって異なり，サイトカインの作用が規定されている．

化され，活性型になる．活性化した JAK は，近傍の STAT（signal transducer and activator of transcription）をリン酸化する．リン酸化された STAT は，核に移動し，遺伝子発現を調節する．

- 受容体によって，JAK/STAT の組み合わせが決まっている．IL-4R の場合，タイプ 1 には，JAK1/JAK3 と STAT6 が会合し，タイプ 2 には JAK1/TYK2 と STAT6/STAT3 が会合する（❹）．したがって，特定の JAK を阻害することで，ある程度の特異性をもってサイトカインの機能を抑制できる．

- 動物実験では，NC/Nga マウスに JAK1/JAK3 阻害薬である JTE-052 を外用すると，IL-4/IL-13 シグナルが抑制され，皮膚バリアを改善し，皮膚炎が軽症化する[6]．

- JAK1/JAK3 阻害薬トファシチニブ（tofacitinib）外用薬の二重盲検第 II 相臨床試験の結果が 2016 年に報告されている[7]．軽度から中等度の成人 AD 患者，69 人を 1：1 に分け，2％ トファシチニブ外用薬または基剤外用薬を 1 日 2 回塗布した．第 4 週に，EASI（eczema area and severity index）スコアのベースラインからの変化を測定したところ，実薬は－81.7％，プラセボは－29.9％ であった（$p<0.001$）．EASI スコアの改善は第 1 週で認められ，瘙痒は第 2 日で改善した．

■ PDE4 阻害薬

- ホスホジエステラーゼ（phosphodiesterase：PDE）はサイクリック AMP（cAMP）を AMP に加水分解する酵素である．免疫細胞と中枢神経細胞が発現する PDE4 は，リンパ球内の cAMP 濃度を減少させ，リン

6) Amano W, et al. *J Allergy Clin Immunol* 2015.

7) Bissonnette R, et al. *Br J Dermatol* 2016.

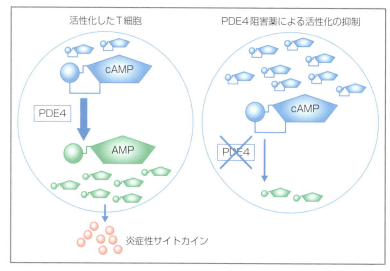

❺ PDE4 阻害薬によるリンパ球活性の抑制
PDE4 は，サイクリック AMP（cAMP）を AMP に変換する酵素である．活性化した T 細胞は，PDE4 を高発現しており，細胞内の AMP 濃度が高く，炎症性サイトカインの産生が亢進している．PDE4 阻害薬により，AMP の濃度が低下すると，炎症性サイトカインの産生が抑制される．

パ球を活性化する（❺）．PDE4 阻害薬アプレミラスト（apremilast；オテズラ®）は，乾癬治療薬として，わが国でも承認されている．2016 年に，ホウ素含有小分子クリサボロール（crisaborole）外用薬が，小児を含む AD 患者への使用がアメリカ FDA によって認可されている．今後，わが国でも承認されると考えられる．

皮膚バリア機能を回復させる新薬

- FLG は，角質細胞においてはケラチン線維を束ねた強固な周辺帯を形成し，角層においては天然保湿因子（natural moisturizing factor：NMF）として機能するなど，皮膚バリア機能の中心的役割を果たす蛋白である[8]．FLG の産生は，IL-4 や IL-13 などの Th2 型サイトカインによって抑制される．そのため，前述の免疫調整薬は，FLG 産生を増強し，皮膚バリアを回復する．
- また，ゲンタマイシン（gentamicin）による停止コドン読み飛ばし作用（gentamicin-induced read-through of stop codons）は，FLG などのバリア機能関連遺伝子に変異を有する患者に有効かもしれない[9]．

瘙痒の抑制を狙う新薬

- 瘙痒は，ヒスタミン依存性と非依存性に分類できる（❻）．現在の抗ヒスタミン薬は H1 受容体阻害薬である．しかし H4 受容体も炎症反応や瘙痒を媒介する[10]．さらに，IL-4，IL-13，IL-31 などの Th2 型サイトカインも瘙痒を惹起する．したがって，H4 受容体阻害薬，各種 Th2 型サイトカイン阻害薬は，AD 患者の瘙痒コントロールに有用である．

❹ 新薬による治療のパラダイムシフト

- 臨床症状，各種バイオマーカー，AD の病変部におけるサイトカイン遺

8) Egawa G, Kabashima K. *J Allergy Clin Immunol* 2016.

9) Malik V, et al. *Ann Neurol* 2010.

10) Weidinger S, et al. *Nat Rev Dis Primers* 2018.

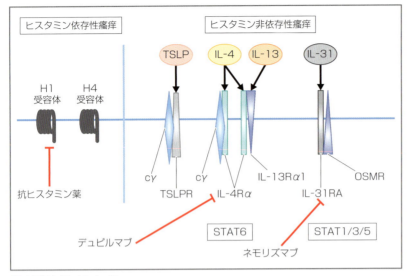

❻ 瘙痒とサイトカイン
瘙痒は，ヒスタミンを介するヒスタミン依存性瘙痒と，それ以外のヒスタミン非依存性瘙痒に分類できる．ヒスタミン依存性瘙痒は，H1受容体またはH4受容体を介する．現在の抗ヒスタミン薬はH1受容体を特異的に阻害する．多様な物質がヒスタミン非依存性瘙痒を誘発するが，ここでは，サイトカインを示した．TSLP，IL-4，IL-13，IL-31は，Th2型サイトカインに分類され，Th2細胞や2型自然リンパ球などが主な産生源である．これらの受容体が神経細胞に存在し，瘙痒を伝達する．デュピルマブはIL-4Rαを，ネモリズマブはIL-31RAを阻害することで瘙痒を抑制する．

伝子発現様式などを解析すると，ADを複数のタイプに分類できる[3]．血中IgEが正常で皮膚バリア障害は軽度の内因性AD（IFN-γの発現）と血中IgEが高値で皮膚バリア機能が著しく低下する外因性AD，小児AD（IFN-γの存在）と成人AD，コーカソイドのADとアジア／アフリカ系のAD（IL-17Aの上昇）などである．一人の患者においても，サイトカイン発現様式は，急性期病変（IL-17AやIFN-γの存在）と慢性期病変（IL-22の上昇）で，サイトカイン発現様式が異なる．

- 一方，バイオマーカーの開発により，患者の皮膚バリア機能，免疫異常，瘙痒の度合い，治療反応性，予後の正確な把握が可能になると期待される．そして，AD患者に最適の治療標的を同定できれば，それに応じた最適の新薬を使うことが可能になる．Th2型免疫異常と皮膚バリア障害が著しい患者には，デュピルマブを投与する．あるいは，瘙痒が中心的役割を果たすタイプのADにはネモリズマブを投与する．FLG産生の不足が病態の原因である患者には，FLG産生誘導薬を外用する，といった，オーダーメイド治療が可能になると期待される（❼）．

❺ おわりに

- 本項では，ADの新薬導入により予想される近未来の治療について解説した．AD治療の選択肢は今後数年で充実することが期待される．ADのサブグループごとに，病態に即したよりきめ細かな治療が可能になる

[3] Nomura T, et al. *Int Immunol* 2018.

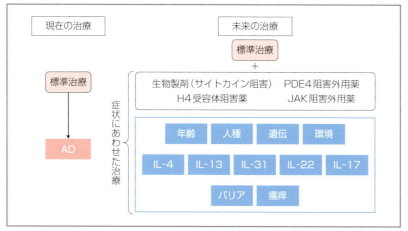

❼ 従来の治療と未来のオーダーメイド治療

アトピー性皮膚炎（AD）に対する現在の標準治療は，すべてのAD患者に適用されるが，難治例も多い．その一因は，ADが多様なサブセットから成る症候群であり，患者の年齢・人種・遺伝・環境的背景因子により病態が異なることにある．病態により，IL-4，IL-13，IL-31，IL-22，IL-17などのサイトカインの寄与率も異なり，皮膚バリアの障害の程度や，瘙痒の程度も異なる．未来のオーダーメイド治療では，標準治療に加えて，生物製剤によるサイトカイン阻害，PDE4阻害外用薬による炎症抑制，H4受容体阻害薬によるヒスタミン依存性瘙痒の制御，JAK阻害外用薬による炎症抑制と皮膚バリア修復など，病態に応じた治療を選択することになる．

と考えられる．

● しかしながら，ADの根治療法はまだ確立されておらず，今後の課題として残される．今後導入される新薬は，従来の治療薬よりも標的が限定されており，新薬による治療結果が，ADおよびその周辺疾患の病態解明につながることが期待される．

（野村尚史）

文 献

1) Kabashima K. New concept of the pathogenesis of atopic dermatitis：Interplay among the barrier, allergy, and pruritus as a trinity. J Dermatol Sci 2013；70：3-11.
2) Dainichi T, et al. The epithelial immune microenvironment（EIME）in atopic dermatitis and psoriasis. Nat Immunol 2018；19：1286-98.
3) Nomura T, et al. Multipolarity of cytokine axes in the pathogenesis of atopic dermatitis in terms of age, race, species, disease stage and biomarkers. Int Immunol 2018；30：419-28.
4) Hepburn DJ, et al. A reappraisal of topical steroid potency. Pediatr Dermatol 1996；13：239-45.
5) Hoare C, et al. Systematic review of treatments for atopic eczema. Health Technol Assess 2000；4：1-191.
6) Amano W, et al. The Janus kinase inhibitor JTE-052 improves skin barrier function through suppressing signal transducer and activator of transcription 3 signaling. J Allergy Clin Immunol 2015；136：667-77.
7) Bissonnette R, et al. Topical tofacitinib for atopic dermatitis：a phase IIa randomized trial. Br J Dermatol 2016；175：902-11.
8) Egawa G, Kabashima K. Multifactorial skin barrier deficiency and atopic dermatitis：Essential topics to prevent the atopic march. J Allergy Clin Immunol 2016；138：350-8.
9) Malik V, et al. Gentamicin-induced readthrough of stop codons in Duchenne muscular dystrophy. Ann Neurol 2010；67：771-80.
10) Weidinger S, et al. Atopic dermatitis. Nat Rev Dis Primers 2018；4：1.

アトピー性皮膚炎のバイオマーカー

- アトピー性皮膚炎（AD）の診断/病勢判定の参考となるバイオマーカーを❶に示す[1,2]．血清免疫グロブリンE（immunoglobulin E：IgE）値は長期的な病勢を反映するのに対して，末梢血好酸球数，血清乳酸デヒドロゲナーゼ（lactate dehydrogenase：LDH）値，thymus and activation regulated chemokine（TARC/CCL17）値，squamous cell carcinoma antigen 2（SCCA2）値は短期的な病勢を反映する．なかでも，血清TARC値とSCCA2値は病勢を鋭敏に反映する．

1) 日皮会誌 2018.
2) 加藤則人ほか．アレルギー 2018.

1 血清 IgE 値

- IgEはB細胞から産生される免疫グロブリンで，肥満細胞に作用するこ

❶ アトピー性皮膚炎の診断／病勢判定の参考となるバイオマーカー

マーカー	上昇のメカニズム	基準値（上限）	臨床的な意義
血清 IgE 値	Th2 活性が過剰な免疫状態（IL-4 高値）で，産生が亢進する	明確な基準値はない 500 IU 以上の高値はアトピー性皮膚炎で多い	アレルギー素因を示す 長期の経過における病勢を反映する
特異的 IgE 値	同上のメカニズムで産生される，アレルゲンに対する特異的抗体	検出されることは当該アレルゲンに感作があることを示す	必ずしも感作＝原因ではない 原因アレルゲンの同定には詳細な問診が重要
末梢血好酸球数	IL-5 により骨髄より産生誘導される	明確な基準値はなく，臨床研究のアウトカムとされるカットオフはさまざま（300/mm^3 以上など）	アトピー性皮膚炎の病勢を反映する
血清 LDH 値	細胞傷害により遊離されるアトピー性皮膚炎では皮膚の細胞から遊離すると考えられる	0～2 歳＜400 IU/L 2～6 歳＜300 IU/L 6～12 歳＜270 IU/L 13 歳～＜250 IU/L	アトピー性皮膚炎の病勢を反映する
血清 TARC 値	Th2 細胞を遊走させるケモカイン 樹状細胞などから産生される	6 か月～12 か月未満：＜1,367 pg/mL 1 歳～2 歳未満：＜998 pg/mL 2 歳～15 歳：＜743 pg/mL 成人：＜450 mg/mL	アトピー性皮膚炎の病勢を好酸球やLDHよりも鋭敏に反映する アトピー性皮膚炎のマーカーとして保険適応
血清 SCCA2 値	Th2 サイトカインにより上皮細胞から産生される	＜1.93 ng/mL	アトピー性皮膚炎の病勢を鋭敏に反映する（保険適応申請中）

（日本皮膚科学会 日本アレルギー学会 アトピー性皮膚炎診療ガイドライン作成委員会．日皮会誌 2018[1]／加藤則人ほか．アレルギー 2018[2]）

2. アトピー性皮膚炎のバイオマーカー

とで，ヒスタミンなどのケミカルメディエーターの産生を誘導する[3]．血清総IgE値はアレルギー疾患患者で高値となるが，明確なカットオフ値は設定されていない[1,2]．AD患者では500 IU/mL以上となることが多い[4]．

- 血清総IgE値はアレルギー素因を表していると考えられ，ADの短期的な病勢は反映しない．しかし，長期の経過をみると，重症であった例が数か月以上コントロールされた場合などには低下するので，長期的なコントロールの指標にはなる[1,2]．また，AD患者（14〜78歳）169人の経過を平均で約4年間追った報告では，IgE低値群（1,000 IU/mL以下）で治療奏効率が79.7％だったのに対して，IgE高値群（10,000 IU/mL以上）では治療奏効率が14.3％と低いことが示された[5]．IgE高値群では治療に難渋する（長期予後が悪い）例が多いことが示唆され，長期的な注意深い経過観察が必要である[3]．

- 血清IgE値はAD患者の約80％で高値を示すが，約20％は正常範囲内とされている[3]．IgE高値群を外因性AD，正常群を内因性ADとよぶ（❷）[6]．戸倉らは，内因性ADを血清IgE値≦200 IU/mL，または200＜IgE≦400 IU/mLかつヤケヒョウヒダニ特異的IgEがクラス0または1，外因性ADを400 IU/mL≦血清IgE値，または200＜IgE≦400 IU/mLかつヤケヒョウヒダニ特異的IgEがクラス2以上と定義している[6,7]．内

3) 中村晃一郎. 医学のあゆみ 2016.

4) Smith PH, Ownby DR. Middleton's Allergy：Principles and Practice. 2014.

5) Kiiski V, et al. *Acta Derm Venereol* 2015.

6) 戸倉新樹. 医学のあゆみ 2016.

7) Yamaguchi Y, et al. *J Dermatol Sci* 2013.

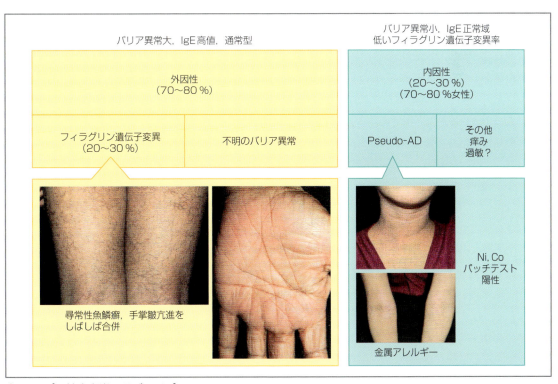

❷ アトピー性皮膚炎のサブタイプ

（戸倉新樹. 医学のあゆみ 2016[6]）

因性 AD は，女性に多い（70〜80％），皮膚バリア異常は少ない，フィラグリン遺伝子変異の頻度が外因性より低い，皮膚でインターロイキン（interleukin：IL）-17A が高発現している，金属アレルギー（ニッケル，コバルト）が高頻度などの特徴をもつ（❷）[6].

- AD 患者ではダニ，ハウスダスト，花粉，真菌，食物など複数のアレルゲンに対して感作されていることが多い[1,2]．特異的 IgE 抗体検査は，陽性になったアレルゲンを避けることにより，皮疹の改善や増悪の予防が期待できる[8]．ただし，特異的 IgE 抗体陽性と症状誘発に必ずしも因果関係がないこともしばしばみられるので，注意する必要がある[1,2].
- 乳児期発症の AD では，食物アレルゲンに対する特異的 IgE 抗体が陽性であることが多く，食物アレルギーの関与も疑われるが，成長とともに特異的 IgE 抗体が陽性であっても食物摂取による反応が起きなくなることも多い[8]．食物抗原が AD の悪化の原因であるか否かに関しては，最終的には専門医による食物除去試験，負荷試験で確かめる必要がある[3].

2 末梢血好酸球数

- 末梢血の好酸球は IL-5 により骨髄から産生誘導される．重症度に相関して増加するので，急性期の病勢のマーカーとなる[1,2]．AD 患者で好酸球数は軽度〜中等度増加（500〜1,500/μL）する場合が多い．ただし好酸球数が正常値を示す重症群も存在する[3]．また，好酸球数は AD 以外の皮膚疾患（薬疹，水疱性類天疱瘡，好酸球増多症，木村病など）でも高値を示すので注意が必要である．
- 2018 年に中等症〜重症の難治性の AD に対して，IL-4 と IL-13 の働きを抑える IL-4 受容体抗体であるデュピルマブが保険適用された．本薬剤は中等症〜重症の難治性の気管支喘息に対しても有効であることが臨床試験で示されたが，この試験でデュピルマブが投与された患者の 4.1％に一過性に末梢血好酸球数の増加が認められた（プラセボ群では 0.6％だった）[9]．ただし，臨床症状や有害事象との関連はなかった．IL-4 と IL-13 は血中から組織への好酸球の遊走にも関与するが，骨髄から末梢血への遊走には関与しないため，一過性に末梢血好酸球数が増加したものと推測されている[9]．また日常臨床で難治性の AD 患者にデュピルマブを投与した際，一過性に末梢血好酸球数が増加する症例もみられる．抗体製剤治療が導入された現在，血中のバイオマーカーから病勢の評価をする際，治療内容も含めた総合的な判断が今後は必要になってくると思われる．

6) 戸倉新樹．医学のあゆみ 2016.

1) 日皮会誌 2018.

2) 加藤則人ほか．アレルギー 2018.

8) 日本アレルギー学会アトピー性皮膚炎診療ガイドライン専門部会．アトピー性皮膚炎診療ガイドライン 2015.

3) 中村晃一郎．医学のあゆみ 2016.

9) Castro M, et al. *N Engl J Med* 2018.

3 血清 LDH 値

- LDH は肝臓，心筋，皮膚など多くの組織から産生される逸脱酵素である[3]．AD の重症例では血清 LDH 値も上昇し，病勢の短期的なマーカーとなる．皮膚の炎症による組織傷害を反映していると考えられ，皮疹がコントロールされると正常値に戻る[1,2]．

- Mukai らは 80 人の AD 患者（14〜53 歳）の重症度や治療反応性が血清 LDH 値と強く相関することを明らかにし，AD 患者で上昇する LDH 分画は LDH4, 5 が主体であることを報告した[10]．

- Morishima らは 58 人の小児 AD 患者（0.5〜15 歳）において，皮疹の重症度（AD スコア，0〜15 点）が血清 LDH 値と相関し，治療により皮疹が改善すると血清 LDH 値も低下することを示した．また，AD 患者で上昇する LDH 分画は LDH4, 5 であることを明らかにした[11]．

- なお，血清 LDH 値は年齢により基準値が異なることに注意する必要がある（❶）．また，皮疹の改善とともに血清 LDH 値が低下しない場合は，組織傷害を起こす他の疾患の合併または鑑別を考慮する[1,2]．

10) Mukai H, et al. *J Dermatol* 1990.

11) Morishima Y, et al. *Pediatr Int* 2010.

4 血清 TARC 値

- TARC はケモカイン受容体 CCR4 のリガンドで，これを発現する Th2 細胞を遊走させることから，Th2 タイプのケモカインとよばれる[12]．血清 TARC 値は AD 患者の病勢を鋭敏に反映する検査として 2008 年に保険適用された．

- AD の病勢マーカーとしての血清 TARC 値の有用性を検討した文献（原著論文で systematic review は除く）は 2015 年 12 月までに国内外で 37 件あったが，このなかの 35 件で有用と評価されていた[1,2]．

- 玉置らは，18 歳以上の AD 患者 128 例を対象に，血清 TARC 値が AD の病勢を示す指標として用いられる可能性について検討した．血清 TARC 値は皮膚症状の程度を示す severity scoring of atopic dermatitis（SCORAD）と有意な相関を示した．また，AD の治療による SCORAD の変動は，血清 LDH 値，末梢血好酸球数に比べて血清 TARC 値のほうがより一致していた（❸）[13]．以上より，血清 TARC 値は AD の病勢を非常によく短期的に反映する指標であることが示唆された．

- 藤澤らは，6 か月以上 15 歳未満の小児 AD 患者 65 人を対象に，病勢指標としての血清 TARC 値の有用性を検討した．血清 TARC 値は，SCORAD と有意な相関を示し，治療に伴う変動（改善）ともよく一致した[14]．

- 前田らは，重症成人 AD 患者 93 人を対象に，血清 TARC 値を経時的に測定し，臨床症状，ステロイド外用量との関連性について検討した．血

12) Saeki H, Tamaki K. *J Dermatol Sci* 2006.

13) 玉置邦彦ほか．日皮会誌 2006.

14) 藤澤隆夫ほか．日小ア誌 2005.

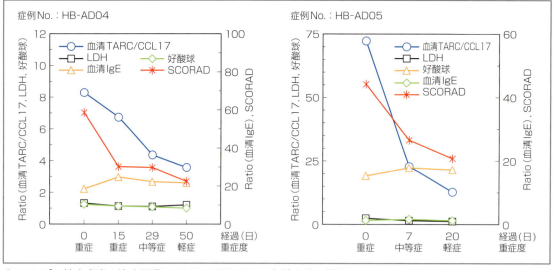

❸ アトピー性皮膚炎の治療経過における SCORAD と各検査値の推移

(玉置邦彦ほか. 日皮会誌 2006[13])

清 TARC 値, 総 IgE 値, LDH 値, 末梢血好酸球数と皮膚症状のスコア (eczema area and severity index: EASI) との相関性を検討したところ, 血清 TARC 値が最も強い相関を示し, 皮膚症状をより鋭敏に反映して推移した. また, 血清 TARC 値を指標として患者教育, ステロイド薬外用方法の見直しを行うことが可能で, 血清 TARC 値は良好な治療成績を得るツールになると考えられた[15].

- 福田らは, 入院加療した成人 AD 患者 26 人を対象に, 入院療法による皮疹改善に伴う病勢マーカーについて検討した. 2 週間ほどの短期入院における血中病勢マーカーは血清コルチゾール値, 血漿副腎皮質刺激ホルモン (adrenocorticotrophic hormone: ACTH) 値, 血清 TARC 値, 血清 LDH 値が有用であった. これらのなかで, 血清 TARC 値は全例において入院時から退院時に減少し, 測定幅を考慮すると, 血清 TARC 値が重症度と改善度の評価を最も反映するマーカーと考えられた[16].

- Kakinuma らは, AD 患者 40 例を対象に血清 TARC 値を測定したところ, 血清 TARC 値は SCORAD と有意な相関を示した. また, 治療により皮疹が改善すると, 血清 TARC 値も減少した[17].

- Hijnen らは, AD 患者 276 例を対象に血清 TARC 値を測定した. 血清 TARC 値は皮膚症状スコア (leicester sign score: LSS) と有意な相関を示し, 治療により皮疹が改善すると血清 TARC 値も減少した[18].

- Furusyo らは, 石垣市在住の 5 歳以下の児童 1,359 人を対象に 2003 年と 2004 年に血清 TARC 値を測定した. この 2 年間で AD が遷延した児童では血清 TARC 値に有意差はなかったが, AD が寛解した児童では

15) 前田七瀬ほか. J Environ Dermatol Cutan Allergol 2011.

16) 福田英嗣ほか. 日皮会誌 2013.

17) Kakinuma T, et al. J Allergy Clin Immunol 2001.

18) Hijnen D, et al. J Allergy Clin Immunol 2004.

血清 TARC 値が有意に低下し，AD が新たに発症した児童では血清
TARC 値が有意に上昇した．血清 TARC 値の変動は，AD の自然経過
を鋭敏に反映していた[19]．

- Fujisawa らは，AD 患者 45 例を対象に血清 TARC 値を測定した．血
清 TARC 値は年齢が低いほど高くなるが，0〜1 歳，2〜5 歳，6 歳以上
の 3 グループすべてで，血清 TARC 値は SCORAD と有意な相関を示
した．また，治療による SCORAD の減少の程度と，血清 TARC 値の
減少の程度も相関した[20]．

- さらに，Thijis らは 222 文献に掲載された 115 個の AD のバイオマー
カーに関して systematic review と meta-analysis を行っており，AD
の病勢を反映する最も信頼性の高いバイオマーカーは TARC であった
と報告した[21]．

- 以上より，血清 TARC 値は小児および成人の AD において，血清 IgE
値，LDH 値，末梢血好酸球数などの他のバイオマーカーと比べて，病
勢をより鋭敏に反映する最も信頼性の高い指標であると考えられた．ま
た，血清 TARC 値を指標として患者教育，治療方法の見直しを行うこ
とも可能と考えられた．

- ただし，血清 TARC 値は小児では年齢が低いほど高くなるので，年齢
によって基準値に違いがあることに注意する必要がある（❶）[1,2]．また，
血清 TARC 値は水疱性類天疱瘡や菌状息肉症など AD 以外の皮膚疾患
でも上昇するので，注意が必要である[3]．

19) Furusyo N, et al. *Eur J Dermatol* 2007.

20) Fujisawa T, et al. *Pediatr Allergy Immunol* 2009.

21) Thijs J, et al. *Curr Opin Allergy Clin Immunol* 2015.

1) 日皮会誌 2018.
2) 加藤則人ほか．アレルギー 2018.
3) 中村晃一郎．医学のあゆみ 2016.

5 血清 SCCA2 値

- SCCA1 と SCCA2 は上皮細胞から産生されるセリンプロテアーゼインヒ
ビターファミリーに属する蛋白で，当初は子宮頸癌のマーカーとされた
が，Th2 サイトカインである IL-4 や IL-13 によって誘導され，AD 患者
の血清中で上昇することが明らかとなった[1,2]．とくに血清中 SCCA2 が
アトピー性皮膚炎の病勢を鋭敏に反映すると報告された[22]．

- Nagao らは，176 人の小児 AD 患者（0〜15 歳）を対象に，AD の重症度
（objective SCORAD：O-SCORAD）と血清 SCCA2 値や TARC 値との
相関を調べた．O-SCORAD は血清 SCCA2 値や TARC 値と相関したが，
SCCA2 値（$r=0.622$）のほうが TARC 値（$r=0.491$）より強く相関した
（❹a）[22]．AD の重症度別（軽症，中等症，重症）で血清 SCCA2 値や
TARC 値を調べたところ，血清 SCCA2 値は健常群と軽症群，軽症群と
中等症群，中等症群と重症群で有意差がみられた（❹b）[22]．一方，血清
TARC 値は健常群と軽症群，中等症群と重症群で有意差がみられたが，
軽症群と中等症群では有意差がみられなかった（❹b）[22]．また，治療に
伴う皮疹スコア（O-SCORAD）の改善とともに，血清 SCCA2，TARC

22) Nagao M, et al. *J Allergy Clin Immunol* 2018.

第2章 アトピー性皮膚炎の治療とバイオマーカーのパラダイムシフト

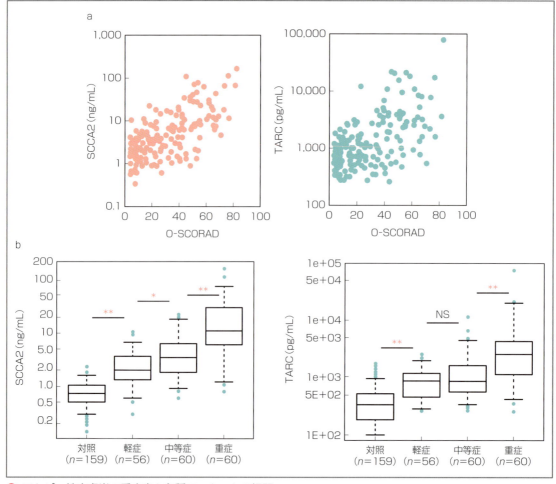

❹ アトピー性皮膚炎の重症度と各種マーカーとの相関
a：O-SCORADと血清SCCA2, TARCとの相関
b：アトピー性皮膚炎の重症度別の血清SCCA2, TARCの値

(Nagao M, et al. J Allergy Clin Immunol 2018[22])

値ともに減少することが示された．なお，血清SCCA2値も年齢が下がるに従って値が少し上昇するが，TARC値に比べて年齢による差が少ないことが明らかとなった[22]．血清SCCA2値は，小児ADのバイオマーカーとしてTARCよりさらに鋭敏で年齢による基準値に差がないことから，より臨床に使いやすいマーカーとして期待されている（薬事承認申請中）[1,2]．

（佐伯秀久）

22) Nagao M, et al. *J Allergy Clin Immunol* 2018.

1) 日皮会誌 2018.
2) 加藤則人ほか．アレルギー 2018.

● 文 献
1) 加藤則人ほか．アトピー性皮膚炎診療ガイドライン2018．日皮会誌 2018；128：2431-502．
2) 加藤則人ほか．アトピー性皮膚炎診療ガイドライン2018．アレルギー 2018；67：1297-367．
3) 中村晃一郎．アトピー性皮膚炎の病勢を示す検査値．医学のあゆみ 2016；256：49-52．
4) Smith PH, Ownby DR. Clinical significance of immunoglobulin E. In：Adkinson NF Jr, et

al, editors. Middleton's Allergy：Principles and Practice. Mosby；2014. pp.1108-19.

5）Kiiski V, et al. High serum total IgE predicts poor long-term outcome in atopic dermatitis. Acta Derm Venereol 2015；95：943-7.

6）戸倉新樹. 外因性と内因性アトピー性皮膚炎 臨床的二大分別法. 医学のあゆみ 2016；256：30-4.

7）Yamaguchi Y, et al. High frequencies of positive nickel/cobalt patch tests and high sweat nickel concentration in patients with intrinsic atopic dermatitis. J Dermatol Sci 2013；72：240-5.

8）日本アレルギー学会アトピー性皮膚炎診療ガイドライン専門部会. アトピー性皮膚炎診療ガイドライン 2015. 協和企画；2015. pp.21-32.

9）Castro M, et al. Dupilumab efficacy and safety in moderate-to severe uncontrolled asthma. N Engl J Med 2018；378：2486-96.

10）Mukai H, et al. Significance of elevated serum LDH（lactate dehydrogenase）activity in atopic dermatitis. J Dermatol 1990；17：477-81.

11）Morishima Y, et al. Changes in serum lactate dehydrogenase activity in children with atopic dermatitis. Pediatr Int 2010；52：171-4.

12）Saeki H, Tamaki K. Thymus and activation regulated chemokine（TARC）/CCL17 and skin diseases. J Dermatol Sci 2006；43：75-84.

13）玉置邦彦ほか. アトピー性皮膚炎の病勢指標としての血清 TARC/CCL17 値についての臨床的検討. 日皮会誌 2006；116：27-39.

14）藤澤隆夫ほか. 小児アトピー性皮膚炎の病勢評価マーカーとしての血清 TARC/CCL17 の臨床的有用性. 日小ア誌 2005；19：744-57.

15）前田七瀬ほか. 重症成人アトピー性皮膚炎患者における血清 TARC の臨床的意義. J Environ Dermatol Cutan Allergol 2011；5：27-35.

16）福田英嗣ほか. 成人アトピー性皮膚炎の入院療法における病勢マーカーの検討. 日皮会誌 2013；123：133-41.

17）Kakinuma T, et al. Thymus and activation-regulated chemokine in atopic dermatitis：Serum thymus and activation-regulated chemokine level is closely related with disease activity. J Allergy Clin Immunol 2001；107：535-41.

18）Hijnen D, et al. Serum thymus and activation-regulated chemokine（TARC）and cutaneous T cell-attracting chemokine（CTACK）levels in allergic diseases：TARC and CTACK are disease-specific markers for atopic dermatitis. J Allergy Clin Immunol 2004；113：334-40.

19）Furusyo N, et al. Thymus and activation regulated chemokines in children with atopic dermatitis：Kyushu University Ishigaki Atopic Dermatitis Study（KIDS）. Eur J Dermatol 2007；17：397-404.

20）Fujisawa T, et al. Serum measurement of thymus and activation-regulated chemokine/CCL17 in children with atopic dermatitis：Elevated normal levels in infancy and age-specific analysis in atopic dermatitis. Pediatr Allergy Immunol 2009；20：633-41.

21）Thijs J, et al. Biomarkers for atopic dermatitis：A systemic review and meta-analysis. Curr Opin Allergy Clin Immunol 2015；15：453-60.

22）Nagao M, et al. SCCA2 is a reliable biomarker for evaluating pediatric atopic dermatitis. J Allergy Clin Immunol 2018；14：1934-6.

第2章 アトピー性皮膚炎の治療とバイオマーカーのパラダイムシフト

Column アトピー性皮膚炎の発症と人種差

アトピー性皮膚炎（AD）の発症には，遺伝的素因が大きく影響する．遺伝的素因は個人個人でも異なるが，大きくは「人種」でグループ分けすることができる．本コラムでは，人種間での遺伝的素因の違いが AD の病態にどのように影響するかについて述べる．

2006 年にフィラグリン（FLG）遺伝子の変異が AD の発症に大きな影響を与えていることが報告された[1]．最初のアイルランドからの報告では，AD 患者の実に 56％が FLG 遺伝子の変異をもつとされ，世界中の研究者はおおいに驚かされた．その後各地からの追試で，AD 患者における FLG 遺伝子変異の保有率が，地域によって異なることが報告されている．結果的には，当初のアイルランドからの報告が最も高い保有率で，ヨーロッパ，アメリカ，アジアからの報告では 15～20％程度の保有率と報告されている（❶）[1-9]．一方でエチオピアからの報告では FLG 遺伝子の変異保有率は 0.9％とされており，FLG 遺伝子変異の病態への寄与が人種によって大きく異なる可能性が示唆されている．一方でこれは気候による影響も大きい，との見解もある．日本の石垣島で行われた研究では，FLG 遺伝子変異の保有率が患者と対照群とで差がない（7.9％ vs 6.1％）と報告されている[9]．すなわち空気の乾燥しやすい地域では FLG の発現異常が AD の発症に関連する傾向があるのに対し，石垣島のような湿潤環境下では，FLG の遺伝子異常があっても，代償されて AD の発症にはつながらないのかもしれない．

白人とアジア人の AD 患者のサンプルを集めて，病理像および遺伝子発現を比較した研究がある．本研究によれば，アジア人の患者では表皮の厚さがより厚い傾向があること，IL-17A や IL-22 といった Th17 サイトカインの発現が高いことが明らかとなっている[10]．このことは，今後 AD でも拡大していくと考えられる生物学的製剤による抗サイトカイン療法を選択するうえで，人種差によって効果に

❶ フィラグリン遺伝子変異保有率

国	患者 (%)	コントロール	文献
アイルランド	56.1	8.6	1)
イギリス	19.8	7.9	2)
ドイツ	16.3	5.8	3)
オランダ	20.9	7.5	4)
アメリカ	16.2	—	5)
エチオピア	0.9	0	6)
中国	15.0	6.5	7)
日本	20.6	3.0	8)
日本・石垣島	7.9	6.1	9)

差がある可能性を示唆している．このような人種による違いがどのような遺伝子で決定されているのかが明らかになれば，個々の患者に最適なオーダーメイドの治療法につながっていくことも期待される．

(江川形平)

◎ 文 献

1) Palmer CN, et al. Common loss-of-function variants of the epidermal barrier protein filaggrin are a major predisposing factor for atopic dermatitis. Nat Genet 2006；38：441-6.

2) Henderson J, et al. The burden of disease associated with filaggrin mutations：A population-based, longitudinal birth cohort study. J Allergy Clin Immunol 2008；121：872-7.

3) Weidinger S, et al. Filaggrin mutations, atopic eczema, hay fever, and asthma in children. J Allergy Clin Immunol 2008；121：1203-9.

4) Bønnelykke K, et al. Filaggrin gene variants and atopic diseases in early childhood assessed longitudinally from birth. Pediatr Allergy Immunol 2010；21：954-61.

5) Margolis DJ, et al. The persistence of atopic dermatitis and filaggrin（FLG）mutations in a US longitudinal cohort. J Allergy Clin Immunol 2012；130：912-7.

6) Winge M, et al. Novel filaggrin mutation but no other loss-of-function variants found in Ethiopian patients with atopic dermatitis. Br J Dermatol 2011；165：1074-80.

7) Ma L, et al. Association analysis of filaggrin gene mutations and atopic dermatitis in Northern China. Br J

Dermatol 2010；162：225-7.
8）Nomura T, et al. Specific filaggrin mutations cause ichthyosis vulgaris and are significantly associated with atopic dermatitis in Japan. J Invest Dermatol 2008；128：1436-41.
9）Sasaki T, et al. Filaggrin loss-of-function mutations are not a predisposing factor for atopic dermatitis in an Ishigaki Island under subtropical climate. J Dermatol Sci 2014；76：10-5.
10）Noda S, et al. The Asian atopic dermatitis phenotype combines features of atopic dermatitis and psoriasis with increased TH17 polarization. J Allergy Clin Immunol 2015；136：1254-64.

Column アトピー性皮膚炎のプロアクティブ療法

■ プロアクティブ療法とは

アトピー性皮膚炎（AD）の湿疹病変に対して抗炎症外用薬を使用して，皮疹が軽快したようにみえた時点で抗炎症外用薬を中止すると，皮疹がすぐに再燃することが少なくない．その理由として，AD患者の一見正常にみえる皮膚にも，表皮バリア機能の異常がみられるほか，組織学的にも炎症が残存している[1]ことがあげられる．このサブクリニカルな炎症を治療の対象と考え，皮疹が軽快した後も週2回程度ステロイドやタクロリムスの外用を続ける外用法をWallenbergがプロアクティブ療法と名づけ[2]，現在では国内外で広く認知されている[3]．

■ プロアクティブ療法の有用性とポイント

プロアクティブ療法は，限られた観察期間内において，ADの皮疹の再燃までの期間延長，再燃回数や薬剤使用量の減少，などの有用性が示されている[4]．一方で，現時点では，抗炎症外用薬の連日塗布から間歇塗布へのどの時点で移行するか，どの範囲にプロアクティブ療法を適用するか，いつプロアクティブ療法を終了するかについての指針などがないため，個々の症例に応じた対応が必要である[3]．抗炎症外用薬の連日塗布から間歇塗布への移行は，血清TARC値などの病勢を反映する検査値も参考にしながら，かゆみを感じない，触診しても立体的な変化を触知しないなど，皮疹が十分に軽快した時点で行われることが重要である．

最近，プロアクティブ療法を行った小児では，悪化時にのみステロイド外用薬を使用した群でみられたダニ特異IgE値の上昇がみられなかったという報告もあり，プロアクティブ療法で皮疹の寛解を維持することは，アレルギーマーチの進展を抑制する効果も期待できる可能性を示唆している[5]．

■ プロアクティブ療法の安全性

プロアクティブ療法の安全性に関しては，ステロイドで16週間，タクロリムスで1年間までの観察期間においては，多くの報告が基剤の外用と比べて有害事象の優位な差はないとしており，比較的安全性の高い治療法であると考えられる[4]．しかし，それ以上の期間での検討がなされていないため，抗炎症外用薬の長期使用による副作用の発現については注意深い観察が必要である[3]．

（加藤則人）

◎ 文 献

1）Mihm MC Jr, et al. The structure of normal skin and the morphology of atopic eczema. J Invest Dermatol 1976；67：305-12.
2）Wollenberg A, et al. Proactive treatment of atopic dermatitis in adults with 0.1% tacrolimus ointment. Allergy 2008；63：742-50.
3）日本皮膚科学会アトピー性皮膚炎診療ガイドライン作成委員会．アトピー性皮膚炎診療ガイドライン2016年版．日皮会誌 2016；126：121-55.
4）Schmitt J, et al. Efficacy and tolerability of proactive treatment with topical corticosteroids and calcineurin inhibitors for atopic eczema：Systematic review and meta-analysis of randomized controlled trials. Br J Dermatol 2011；164：415-28.
5）Fukuie T, et al. Potential preventive effects of proactive therapy on sensitization in moderate to severe childhood atopic dermatitis：A randomized, investigator-blinded, controlled study. J Dermatol 2016；43：1283-92.

第2章 アトピー性皮膚炎の治療とバイオマーカーのパラダイムシフト

Column アトピー性皮膚炎と乾癬の違い

アトピー性皮膚炎（AD）と乾癬（特別に断りがなければ，本コラムでは乾癬のなかで最も頻度の高い尋常性乾癬を意味する）は，いずれも皮膚科外来で日常的に遭遇する罹患頻度の高い疾患である．臨床的に異なる2疾患であるが，いずれの疾患もその病態の中心となるのはT細胞免疫である．しかしながら，その病態機序は両疾患でまったく異なる．すなわち，ADでは2型ヘルパーT細胞（Th2），乾癬においてはTh17により誘導される免疫応答が病態の中心を形成する．

ADは，バリア機能障害・アレルギー性免疫応答・かゆみが病態の中心であり，これらが相互に作用しながら病態を形成している．前述のTh2による免疫応答はアレルギー性免疫応答の中心であり，Th2由来のサイトカインであるインターロイキン（interleukin：IL）-4，IL-13により誘導される．IL-4/13はTh2の分化誘導や活性化，IgE産生に重要な役割を果たす．抗IL-4/13受容体阻害薬であるデュピルマブがADに有効であることからも，これらサイトカインの重要性は自明である．また，Th2以外にも2型innate lymphoid cell（ILC2）といった自然免疫細胞や好塩基球がIL-4やIL-13の産生源として重要であることも明らかになってきている．Th2はIL-4/13以外にもかゆみの原因サイトカインの一つであるIL-31の産生細胞としても重要である．

一方，乾癬の病態の中心は，炎症と角化である．炎症の中心は，好中球とTh17を中心とするリンパ球である．Th17はIL-17A（以下IL-17），IL-17F，IL-17A/F，IL-22を産生し，局所の炎症を誘導す

る．とくに，IL-17は乾癬免疫応答の中心となるサイトカインであり，炎症誘導作用とともに，IL-22と共同して角化細胞からのケモカイン産生を促進したり，角化細胞自身の増殖を促進し，もう一つの病態である角化を誘導する．乾癬の病態の中心であるTh17の生存維持・増殖に必須のサイトカインがIL-23である．臨床的にはIL-12/IL-23p40抗体が乾癬に有効であることからその重要性は明らかである．このIL-23を産生する細胞として，炎症性樹状細胞（TNF-α and iNOS-producing dendritic cell：TIP-DC）が想定されている．TIP-DCが産生したIL-23がTh17の生存維持・増殖を促進する一方で，自身が産生したTNF-αがオートクライン機構で作用し，自己活性する．臨床的に乾癬に有効である抗TNF-α抗体はTIP-DCの自己活性を抑制することで乾癬の病態を制御しているのである．

このように臨床的にも病態的にも大きく異なる両疾患であるが，近年，ADでIL-17やIL-22が病態に関与していることや，乾癬でTh2系ケモカインの発現が亢進していることなどが報告され，今後意外な病態機序が明らかになる可能性も高い．基礎的な研究とともに，生物製剤の有効性の評価を含め，両疾患の病態機序について今後のさらなる解明が期待されるところである．

（中島沙恵子）

◎ 参考文献

・Dainichi T, et al. The epithelial immune microenvironment（EIME）in atopic dermatitis and psoriasis. Nat Immunol 2018；19（12）：1286-98.

第3章

皮膚バリア障害・経皮感作に対するアプローチ

スキンケアによる発症予防, フィラグリン制御による治療

第3章 皮膚バリア障害・経皮感作に対するアプローチ

皮膚バリア障害・ドライスキンの病態論はどのように変容してきたか

1 ドライスキンのメカニズムと保湿剤の作用機序 —皮脂，セラミド，NMF

① ドライスキン発症のメカニズム

- 生体内と生体外（外界）との劇的な環境の変化の狭間に位置する角層は，多様な防御機構（防壁＝バリア）を備え，生体の健常性を維持している．その一つが物質透過バリアであり，皮表を覆う皮表脂質とともに過剰な水分の蒸散と異物の侵入を抑制している．
- 角層の水分は，この過剰な水分の蒸散抑制と，角層内での水分の保持（保湿性）と角層への水の供給により維持されている（❶）．この3つから成る水分保持システムの破綻がドライスキンを引き起こす．逆に，過剰な角層の水分貯留（浮腫）も皮膚の健常性を損なう．また，物質透過バリアの崩壊後，皮膚表面を水分非透過の膜で覆うことにより，バリア回復作用が低下する[1-3]．したがって，水分保持システムは，水分量を一定に保つ機構と解釈される．

1) Wood LC, et al. *J Invest Dermatol* 1994.
2) Wood LC, et al. *Exp Dermatol* 1994.
3) Elias PM, et al. *Am J Contact Dermat* 1999.

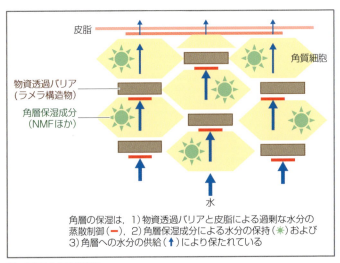

❶ 角層の保湿機構

❷ 物質透過バリア

- 角層の細胞間に存在する脂質多層（ラメラ）構造物と顆粒層以下の細胞間を結びつけるタイトジャンクションが，物質透過バリア機能を担っている．角層のラメラ構造物は，生体外に向かって細胞の上下（apical）に形成されているのに対して，タイトジャンクションは，細胞の左右（lateral）に存在する．ラメラ構造物とタイトジャンクションの両者が，表皮の物質透過バリアとして必須である．本項では，角層のラメラ構造物について概説する．

- 物質透過バリアの本体となるラメラ構造物は，コレステロール，遊離脂肪酸およびセラミドを主成分として構成されている．各脂質は1：1：1のモル比をとる．しかし，セラミドの分子量が大きいことから，セラミドが全脂質の半分の重量比となる．さらに，セラミドは12の分子種から構成される．各分子種が一定な比率で含まれることで，安定なラメラ構造が形成される．

- 角層の断面の電子顕微鏡による観察とX線解析により，ラメラ構造は長周期（13.6 nm）と短周期（約6 nm）の2つの層から形成されていることが明らかとなっている（❷）[4]．さらに，長周期と短周期以外に，乱れたラメラ構造物の存在が指摘されている[5]．また，角層を縦断面（三次元的）からX線解析することでラメラ構造物の充填構造が調べられ，六方晶（hexagonal）と斜方晶（orthorhombic）状態のラメラ構造物がある

4) Charalambopoulou GC, et al. *J Invest Dermatol* 1998.
5) Hatta I. *Journal of the Adhesion Society of Japan* 2016.

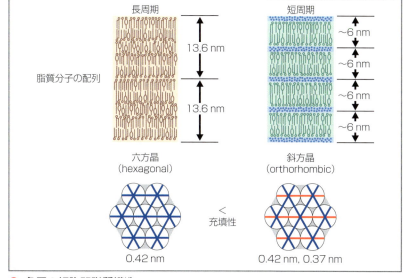

❷ 角層の細胞間脂質構造
（八田一郎ほか．放射光を用いた皮膚角層の構造研究―基礎から応用へ．放射光 2008；21：297-304 をもとに作成）

第3章　皮膚バリア障害・経皮感作に対するアプローチ

```
セラミド
  ↑ 飽和化酵素(desaturase〈DES〉)1, DES2
ジヒドロセラミド
  ↑ セラミド合成酵素
    (6種のアイソザイムのセラミド合成酵素)
ジヒドロスフィンゴシン＋
脂肪酸(コエンザイムA)
  ↑ 3-ケトスフィンガニン還元酵素
3-ケトスフィンガニン
  ↑ セリンパルミトイルトランスフェラーゼ
L-セリン ＋ 脂肪酸*
```

❸ セラミドの生成

＊：炭素鎖長16までの脂肪酸は，脂肪酸合成酵素系により，それより長鎖の脂肪酸は，脂肪酸鎖長延長酵素系により合成される．鎖長延長の開始をつかさどる7種類のアイソザイムのELOVL (elongation of very long chain FAs protein) が哺乳動物で同定されている．

ことが明らかになっている[6]．六方晶に比べて斜方晶は，充填密度がより高く，物質透過度が低下する．

● セラミドの代謝産物のスフィンゴシンとジヒドロスフィンゴシンの量比の変化がアトピー性皮膚炎 (AD) モデルマウスで起きている．また，人工膜 (リポソーム) を用いた研究では，スフィンゴシンとジヒドロスフィンゴシンの量比の変化により，斜方晶の減少が起きる (バリア機能の低下)．したがって，セラミド分子種の違いに加えて，スフィンゴシンとジヒドロスフィンゴシンもADにおける，バリア機能の低下を起こしている可能性が高い．

セラミド

● セラミドは，❸に示すように多段階を経て合成される．分化の後期 (顆粒層) の角化細胞において，鎖長と水酸基化度の違いにより多様性を示す酸アミド結合型脂肪酸とスフィンゴシン塩基の違いにより，12分子種のセラミドが合成される．分化した角化細胞で生合成される物質透過バリアの形成に必須な極長鎖脂肪酸を酸アミド結合型脂肪酸とするオメガ (ω)-O-アシルセラミドの合成には，脂肪酸鎖長延長酵素の elongation of very long chain FAs protein (ELOVL) 1[7] と ELOVL4[8,9]，脂肪酸のオメガ水酸基化酵素のチトクローム P450 (CYP) の4型の CYP4F22[10] およびオメガ位をアシル化 (主に必須脂肪酸のリノール酸が結合される) する[11,12]などの酵素がかかわる．オメガ位水酸基のアシル化に利用される脂肪酸は，CGI-58 という蛋白質により活性化されたトリグリセリドリパーゼ (未解明のトリグリセリドリパーゼ) により，トリグリセリドの加水分解により供給される[13,14]．

● 小胞体で合成されたセラミドのほとんどは，スフィンゴミエリン合成酵素とグルコシルセラミド合成酵素により，それぞれスフィンゴミエリンとグルコシルセラミドとなり，細胞膜と細胞内小胞器官の膜形成に利用

6) Bouwstra JA, et al. *Prog Lipid Res* 2003.

7) Ohno Y, et al. *Proc Natl Acad Sci USA* 2010.
8) Uchida Y, et al. *J Dermatol Sci* 2008.
9) Vasireddy V, et al. *Hum Mol Genet* 2007.
10) Ohno Y, et al. *Proc Natl Acad Sci USA* 2015.
11) Ohno Y, et al. *Nat Commun* 2017.
12) Hirabayashi T, et al. *Nat Commun* 2017.

13) Uchida Y, et al. *J Invest Dermatol* 2010.
14) Radner FP, et al. *J Biol Chem* 2010.

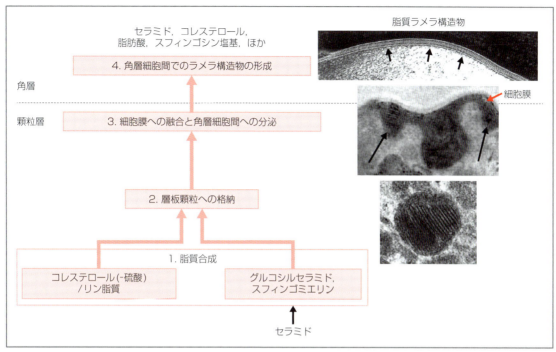

❹ 角層物質透過バリアの形成

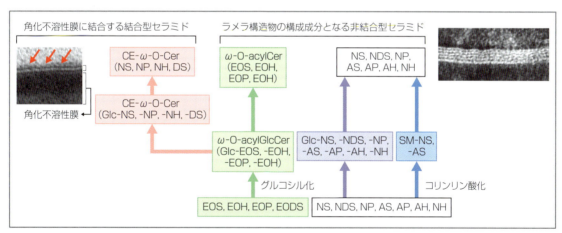

❺ 多様な分子種から成る角層のセラミドの形成

セラミドの分子種表示：酸アミド結合している脂肪酸の種類でN（非水酸基化），A（α水酸基化），E（ω水酸基のエステル化），スフィンゴシン塩基の種類でS（スフィンゴシン），D（ジヒドロスフィンゴシン），6-ヒドロキシスフィンゴシン（H）と略記し，EOS（Cer1），EODS，NS（Cer2），NDS，NP（Cer3），ADS，EOH（Cer4），AS（Cer5），AP（Cer6），AH（Cer7），NH（Cer8）とEOP（Cer9）〔（ ）内は，番号表記によるセラミドの旧命名法〕[13] の様式で分子種が表示される．

される（❹，❺）．膜形成に利用されない一部のスフィンゴミエリンとグルコシルセラミドは，分化後期の角化細胞に含まれる層板顆粒（ラメラ顆粒，ラメラボディ）に貯蔵される．層板顆粒には，これらスフィンゴ脂質以外に，コレステロール，グリセロリン脂質や蛋白質分解酵素あるいは脂質加水分解酵素も含まれる[15]．これら脂質および酵素などの成

15) Grayson S, et al. J Invest Dermatol 1985.

分はバリア形成や角層細胞の剥離に関与する.

- 層板顆粒は,顆粒層から角層に移行する際,角層側の細胞膜に融合し,内容物を角層の細胞間に放出する.層板顆粒は,透過型電子顕微鏡観察で卵形の構造物として観察される[16].一方,クライオ走査型電子顕微鏡により,層板顆粒は,細胞質から細胞膜につながる環状細網構造物として観察されている[17].

- 顆粒細胞から角質細胞へと分化が進むと,細胞膜は,脂質二重層膜から,蛋白質が架橋化した角化不溶性膜(cornified envelope:CE)に置換される.CEの細胞間隙側に位置するグルタミン酸/グルタミンに富むペプチドに,ω-ヒドロキシ脂肪酸(ω-OHFA)を酸アミド結合型脂肪酸として含むω-OHセラミドが共有結合し(ω位水酸基にて),角質細胞脂質外膜(corneocyte lipid-bound envelope:CLE)を形成している[4].CLEは角層細胞間のラメラ構造物の足場・土台となっていると考えられている.

- ADにおいて,総セラミド量の低下,また,セラミドの分子種組成の変化が起きている(セラミドの減少や分子種組成の変化はすべての患者の皮膚で起きているわけではない)[18-23].その結果,角層細胞間ラメラの構造が影響を受け,バリア能の低下が起きている[22,24].培養角化細胞を用いた検討から,炎症性のサイトカインがセラミド生合成に影響を与えることが明らかになっているが,サイトカインがいかなる機構で特定のセラミドの代謝に影響を与えるのかは明らかでない.

皮脂

- 皮脂腺(皮脂腺は足底と手掌以外の全身の皮膚に存在する)から分泌された皮脂は,汗腺由来の汗とともに皮膚の表面を覆い,過剰な水分の蒸散を防いでいる.トリグリセリド,ワックスエステル,スクアレンと遊離脂肪酸が皮脂の主要な成分である.

- 皮脂の過剰分泌は,尋常性痤瘡(面皰,痤瘡,アクネ)症状,頭部脂漏性皮膚炎や頭部粃糠疹(フケ症)の発症と病状を悪化させる[25]が,皮脂欠乏は,ドライスキン発症の要因となる[26].

③ 保湿性

- 角層において水は,結合水と自由水の形態をとり存在する.自由水は,運動性に制限がない.一方,結合水は,角層に含まれる親水性成分と相互作用をもち,運動性が制限され,蒸発されにくい.したがって,角層の親水性成分が結合水量を調節し,一定の水分を維持しているといえる.天然保湿因子(natural moisturizing factor:NMF),ヒアルロン酸,およびグリセロールなどが保湿性成分である.NMFはアミノ酸(40%),ピロリドンカルボン酸(12%),乳酸(12%),その他(糖,有機酸,塩

16) Elias PM. *Biochim Biophys Acta* 2014.
17) Ishida-Yamamoto A, et al. *J Invest Dermatol* 2004.

4) Charalambopoulou GC, et al. *J Invest Dermatol* 1998.

18) Di Nardo A, et al. *Acta Derm Venereol* 1998.
19) Angelova-Fischer I, et al. *Exp Dermatol* 2011.
20) Imokawa G, et al. *J Invest Dermatol* 1991.
21) Bleck O, et al. *J Invest Dermatol* 1999.
22) Janssens M, et al. *J Lipid Res* 2012.
23) Thakoersing VS, et al. *J Invest Dermatol* 2012.
24) Van Smeden J, et al. *Curr Probl Dermatol* 2016.

25) Pochi PE, et al. *J Invest Dermatol* 1974.
26) Akutsu N, et al. *Acta Derm Venereol* 2009.

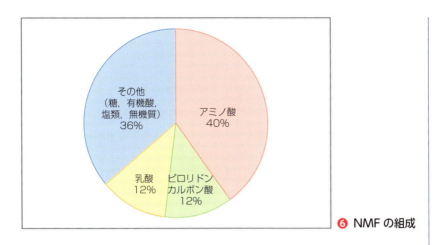

❻ NMF の組成

類，無機質〈36％〉）から成る（❻）．NMF のアミノ酸は，主にフィラグリン（FLG）の分解により生じる．FLG 遺伝子の変異により，FLG 欠乏が起きている AD 患者で NMF の低下が生じている[27]．

- FLG の生成と同時に，FLG の分解に関与する蛋白質分解酵素（カスパーゼ 14，カルパイン 1 およびブレオマイシンヒドラーゼ）[28-30] も，角層の保湿の維持に重要な役割を果たしている．グルタミン酸の分子内縮合により生成されるピロリドンカルボン酸は，保湿力が高く，NMF 中の重要な保湿成分である．さらに，湿度に呼応してラメラ構造物が膨潤することから，ラメラ構造物内に水が含まれると考えられる[31]．したがって，これらラメラ構造物も水分の蒸散を防ぐのみならず，水分を保持に寄与しているといえる．

- NMF 量は，生後増加し，一定となる．肘と鼻に比べて頬の皮膚は，NMF 量が一定化するまでの期間が長い（36〜72 か月）．また，角層の成熟（接着性）も頬は遅い．したがって頬の皮膚は，他の部位の皮膚に比べて保湿性とバリア能力が低く，AD を発症しやすい素因をもつと考えられる[32]．また，AD 患者の皮膚で黄色ブドウ球菌の感染が病態の悪化に関与している．黄色ブドウ球菌の皮膚への結合は，clumping factor B（ClfB）を介する[33]が，NMF の減少により，ClfB の皮膚への結合性が高まっている[34]．角層の保湿性の維持が，黄色ブドウ球菌の感染の抑制に寄与すると考えられる．

水の供給

- 角層の水分の供給は，顆粒層以下の表皮からの供給によっている．角化細胞に発現する水とグリセロールトランスポーター，アクアポリン 3 欠損マウスは，物質透過バリアに異常はないものの重篤なドライスキン症状を起こす[35-37]．しかし，アクアポリン 3 は表皮基底層と有棘層に発現することから，角層への水分・グリセロール供給にいかに寄与している

27) O'Regan GM, et al. *J Allergy Clin Immunol* 2010.

28) Kamata Y, et al. *J Biol Chem* 2009.
29) Sakabe J, et al. *J Biol Chem* 2013.
30) Matsui T, et al. *EMBO Mol Med* 2011.
31) Nakazawa H, et al. *Chem Phys Lipids* 2012.

32) McAleer MA, et al. *Br J Dermatol* 2018.

33) Fleury OM, et al. *Infect Immun* 2017.
34) Feuillie C, et al. *MBio* 2018.

35) Hara M, et al. *Proc Natl Acad Sci USA* 2003.
36) Ma T, et al. *J Biol Chem* 2002.
37) Hara M, et al. *J Biol Chem* 2002.

第3章　皮膚バリア障害・経皮感作に対するアプローチ

かは解明がなされていない[38,39].

保湿剤の意義

● ドライスキンの対症療法として保湿剤が利用されている．上記のように角層の水分は，蒸散の制御，水分の維持と水分の供給により保たれている．保湿剤はこれら3つの役割を担う組成物から成る．

① 透過バリアとしての役割は，天然由来の脂質（スクアレン，ワックス，ラノリン，セラミド）あるいは，化学合成されたシリコンなどによっている．これらは，皮膚表面を被覆し，水分蒸散を防ぐ．また，セラミドは角層細胞間脂質の主要成分であり，角層に浸透し，ラメラ構造の修復に寄与すると考えられるが，実験的な検証はなされていない．物質透過バリア能力の低下した角層では，塗布したセラミドが顆粒層まで浸透する可能性もあり，角化細胞でセラミド合成に利用される可能性も高い．セラミドの構造をもとに合成された擬似セラミドは，皮膚表面でラメラ構造物を形成し，皮膚を保護するとともに水分を貯留する．したがって，塗布されたセラミドは，角層のラメラ構造物を修復するというよりも，皮膚表面で膜構造を形成し，皮膚を保護している可能性が高い．最近，セラミドは，機能性表示成分として，保湿を含めた皮膚の健常性を高めるサプリメントに配合されている―誤解を招く原料名になっているが，原料はグリコシル（糖化〈主にグルコース〉型セラミド）やコリンリン酸化型セラミド（スフィンゴミエリン）である．しかし，経口投与されたセラミドが，腸管から吸収後，いかに皮膚の機能を改善するかは明らかにされていない．

② 保湿機能をもつ物質として，ヒアルロン酸，グリセロール，グリセリルグルコシド，NMF成分アミノ酸，特にピロリドンカルボン酸などがある．

③ 製剤中の水が，角層への水の供給の役割を果たす．

保湿剤の潜在能力

● 角層からの過剰な水分蒸散が引き金（シグナル）となり，角化細胞は，増殖と分化を亢進させ，物質透過バリア能力を回復させ，水分蒸散を低下させる．この過程には，炎症性のサイトカインや増殖因子が生じる[40,41]．バリアが十分に回復されない場合，増殖と分化のバランスが崩れ，分化異常が起き，バリア形成能力が低下すると同時に慢性的な炎症がもたらされる[42]．

● 一過的にでも保湿剤で過剰な水分蒸散を抑制させることで，角化細胞の増殖と分化が正常化し，バリアの形成能力も高まる．したがって，保湿剤による角層の保湿性の改善（角層ケア：corneotherapy）は，医薬品や

---

38) Schrader A, et al. *Skin Pharmacol Physiol* 2012.

39) Boury-Jamot M, et al. *Handb Exp Pharmacol* 2009.

40) Wood LC, et al. *J Clin Invest* 1992.

41) Wood LC, et al. *Exp Dermatol* 1997.

42) Elias PM, et al. *J Allergy Clin Immunol* 2008.

医薬部外品と同等に皮膚の健常性を回復し，維持する機能をもつ．

（内田良一）

● 文　献

1) Wood LC, et al. Occlusion lowers cytokine mRNA levels in essential fatty acid-deficient and normal mouse epidermis, but not after acute barrier disruption. J Invest Dermatol 1994；103：834-8.

2) Wood LC, et al. Barrier function coordinately regulates epidermal IL-1 and IL-1 receptor antagonist mRNA levels. Exp Dermatol 1994；3：56-60.

3) Elias PM, et al. Epidermal pathogenesis of inflammatory dermatoses. Am J Contact Dermat 1999；10：119-26.

4) Charalambopoulou GC, et al. Investigation of water sorption on porcine stratum corneum by very small angle neutron scattering. J Invest Dermatol 1998；110：988-90.

5) Hatta I. Skin Bioscience：Structure and Function of Stratum Corneum. Journal of the Adhesion Society of Japan 2016；52：145-51.

6) Bouwstra JA, et al. Structure of the skin barrier and its modulation by vesicular formulations. Prog Lipid Res 2003；42：1-36.

7) Ohno Y, et al. ELOVL1 production of C24 acyl-CoAs is linked to C24 sphingolipid synthesis. Proc Natl Acad Sci USA 2010；107：18439-44.

8) Uchida Y, et al. Omega-O-acylceramide, a lipid essential for mammalian survival. J Dermatol Sci 2008；51：77-87.

9) Vasireddy V, et al. Loss of functional ELOVL4 depletes very long-chain fatty acids（＞＝C28）and the unique |omega|-O-acylceramides in skin leading to neonatal death. Hum Mol Genet 2007；16：471-82.

10) Ohno Y, et al. Essential role of the cytochrome P450 CYP4F22 in the production of acylceramide, the key lipid for skin permeability barrier formation. Proc Natl Acad Sci USA 2015；112：7707-12.

11) Ohno Y, et al. PNPLA1 is a transacylase essential for the generation of the skin barrier lipid omega-O-acylceramide. Nat Commun 2017；8：14610.

12) Hirabayashi T, et al. PNPLA1 has a crucial role in skin barrier function by directing acylceramide biosynthesis. Nat Commun 2017；8：14609.

13) Uchida Y, et al. Neutral lipid storage leads to acylceramide deficiency, likely contributing to the pathogenesis of Dorfman-Chanarin syndrome. J Invest Dermatol 2010；130：2497-9.

14) Radner FP, et al. Growth retardation, impaired triacylglycerol catabolism, hepatic steatosis, and lethal skin barrier defect in mice lacking comparative gene identification-58（CGI-58）. J Biol Chem 2010；285：7300-11.

15) Grayson S, et al. Lamellar body-enriched fractions from neonatal mice：preparative techniques and partial characterization. J Invest Dermatol 1985；85：289-94.

16) Elias PM. Lipid abnormalities and lipid-based repair strategies in atopic dermatitis. Biochim Biophys Acta 2014；1841：323-30.

17) Ishida-Yamamoto A, et al. Epidermal lamellar granules transport different cargoes as distinct aggregates. J Invest Dermatol 2004；122：1137-44.

18) Di Nardo A, et al. Ceramide and cholesterol composition of the skin of patients with atopic dermatitis. Acta Derm Venereol 1998；78：27-30.

19) Angelova-Fischer I, et al. Distinct barrier integrity phenotypes in filaggrin-related atopic eczema following sequential tape stripping and lipid profiling. Exp Dermatol 2011；20：351-6.

20) Imokawa G, et al. Decreased level of ceramides in stratum corneum of atopic dermatitis：an etiologic factor in atopic dry skin? J Invest Dermatol 1991；96：523-6.

21) Bleck O, et al. Two ceramide subfractions detectable in Cer（AS）position by HPTLC in skin surface lipids of non-lesional skin of atopic eczema. J Invest Dermatol 1999；113：894-900.

22) Janssens M, et al. Increase in short-chain ceramides correlates with an altered lipid organization and decreased barrier function in atopic eczema patients. J Lipid Res 2012；53：2755-66.

23) Thakoersing VS, et al. Increased presence of monounsaturated fatty acids in the stratum corneum of human skin equivalents. J Invest Dermatol 2013；133：59-67.

24) Van Smeden J, et al. Stratum Corneum Lipids：Their Role for the Skin Barrier Function in Healthy Subjects and Atopic Dermatitis Patients. Curr Probl Dermatol 2016；49：8-26.

25) Pochi PE, et al. Endocrinologic control of the development and activity of the human sebaceous gland. J Invest Dermatol 1974；62：191-201.

第3章　皮膚バリア障害・経皮感作に対するアプローチ

26）Akutsu N, et al. Functional characteristics of the skin surface of children approaching puberty：age and seasonal influences. Acta Derm Venereol 2009；89：21-7.

27）O'Regan GM, et al. Raman profiles of the stratum corneum define 3 filaggrin genotype-determined atopic dermatitis endophenotypes. J Allergy Clin Immunol 2010；126：574-80.

28）Kamata Y, et al. Neutral cysteine protease bleomycin hydrolase is essential for the breakdown of deiminated filaggrin into amino acids. J Biol Chem 2009；284：12829-36.

29）Sakabe J, et al. Kallikrein-related peptidase 5 functions in proteolytic processing of profilaggrin in cultured human keratinocytes. J Biol Chem 2013；288：17179-89.

30）Matsui T, et al. SASPase regulates stratum corneum hydration through profilaggrin-to-filaggrin processing. EMBO Mol Med 2011；3：320-33.

31）Nakazawa H, et al. A possible regulation mechanism of water content in human stratum corneum via intercellular lipid matrix. Chem Phys Lipids 2012；165：238-43.

32）McAleer MA, et al. Early-life regional and temporal variation in filaggrin-derived natural moisturizing factor, filaggrin-processing enzyme activity, corneocyte phenotypes and plasmin activity：implications for atopic dermatitis. Br J Dermatol 2018；179：431-41.

33）Fleury OM, et al. Clumping Factor B Promotes Adherence of Staphylococcus aureus to Corneocytes in Atopic Dermatitis. Infect Immun 2017；85.

34）Feuillie C, et al. Adhesion of Staphylococcus aureus to Corneocytes from Atopic Dermatitis Patients Is Controlled by Natural Moisturizing Factor Levels. MBio 2018；9.

35）Hara M, et al. Glycerol replacement corrects defective skin hydration, elasticity, and barrier function in aquaporin-3-deficient mice. Proc Natl Acad Sci USA 2003；100：7360-5.

36）Ma T, et al. Impaired stratum corneum hydration in mice lacking epidermal water channel aquaporin-3. J Biol Chem 2002；277：17147-53.

37）Hara M, et al. Selectively reduced glycerol in skin of aquaporin-3-deficient mice may account for impaired skin hydration, elasticity, and barrier recovery. J Biol Chem 2002；277：46616-21.

38）Schrader A, et al. Effects of glyceryl glucoside on AQP3 expression, barrier function and hydration of human skin. Skin Pharmacol Physiol 2012；25：192-9.

39）Boury-Jamot M, et al. Skin aquaporins：function in hydration, wound healing, and skin epidermis homeostasis. Handb Exp Pharmacol 2009；（190）：205-17.

40）Wood LC, et al. Cutaneous barrier perturbation stimulates cytokine production in the epidermis of mice. J Clin Invest 1992；90：482-7.

41）Wood LC, et al. Barrier disruption increases gene expression of cytokines and the 55 kD TNF receptor in murine skin. Exp Dermatol 1997；6：98-104.

42）Elias PM, et al. Basis for the barrier abnormality in atopic dermatitis：outside-inside-outside pathogenic mechanisms. J Allergy Clin Immunol 2008；121：1337-43.

2 ドライスキンによる皮膚バリア障害の機序 ―フィラグリン，タイトジャンクション

1 皮膚表皮の最終分化とバリア形成機構

- 重層扁平上皮組織である皮膚表皮は，全体として上皮組織の特徴をもちつつも，多層構造の中に，増殖層と分化層を共存させている特徴的な組織である．哺乳類の皮膚表皮には，気相-液相境界バリアとして機能する角層，液相-液相境界バリアとして顆粒層細胞間を密着させているタイトジャンクション，免疫バリアとしてランゲルハンス細胞のネットワークが存在し，体表面において個体を守るバリアを形成し（❶），外界からの機械的刺激やさまざまな毒物，病原体，紫外線から個体を守っている[1,2]．これらのバリアのなかでも，死んだ細胞層の角層こそが，陸上脊椎動物が，陸上に進出する際に獲得され気相環境への適応を可能にしたバリア構造である．また，ヒトでは，この角層バリアの破綻が，アトピー性皮膚炎（AD）のきっかけとなるとも考えられている．

- 表皮において角化細胞（ケラチノサイト）が，多層構造の中で秩序だった段階を経ることにより，角層を形成していく（❶）[2]．まず，円柱状の形態をした基底層の中に存在する一部の幹細胞が，一定の間隔で増殖し，表皮全体に細胞を供給する．基底層においてケラチン-5，-14 が高

1) Kubo A, et al. *J Clin Invest* 2012.
2) Matsui T, Amagai M. *Int Immunol* 2015.

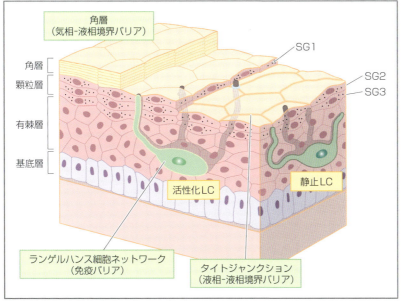

❶ 哺乳類の表皮構造
表皮のバリアは 3 つの要素から成る．角層（気相-液相境界バリア），タイトジャンクション（液相-液相境界バリア），ランゲルハンス細胞ネットワーク（免疫バリア）である．活性化したランゲルハンス細胞は突起を上層に伸ばし，タイトジャクションを越えて抗原を捕捉する．

(Matsui T, Amagai M. Int Immunol 2015[2] より改変)

第3章 皮膚バリア障害・経皮感作に対するアプローチ

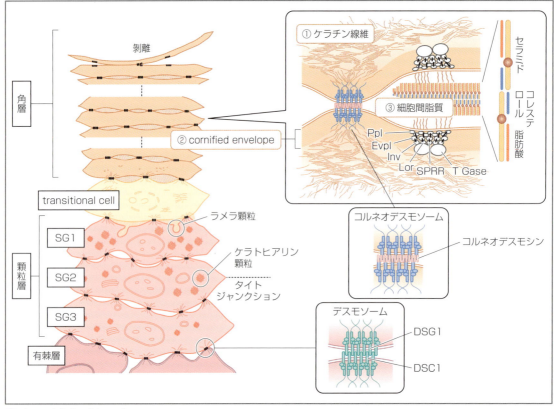

❷ 角層形成時に起こる主なイベント

角層形成時には，① 角層細胞内に高密度のケラチンネットワークの形成，② cornified envelop の形成，③ 細胞間脂質の形成とともに，核・ゴルジ体・ミトコンドリアなどのオルガネラの分解が起きる．最終的には，コルネオデスモソームがプロテアーゼにより分解され，角層は表面から剥離していく．
CER：セラミド，CHOL：コレステロール，EVPL：envoplakin，FFA：遊離脂肪酸，Lor：loricrin，Ppl：periplakin，SPRR：small proline-rich protein family，TGase：transglutaminase

(Matsui T, Amagai M. Int Immunol 2015[2] より改変)

- く発現している．
- 細胞分裂を行った基底層の細胞は，上層に移動し，大きく広がって棘様の形態をもつ角化細胞から成る，数層の有棘層を形成する．この分化の際に，核内の転写状況は大きく変化し，ケラチン-1，-10 が強く発現される．その後，数層の有棘層の最終段階において，細胞質に直径1〜5μmほどの顆粒を多数保持し，多角形（主に5角形〜6角形）で扁平な形態をとる顆粒層（stratum granulosum：SG）とよばれる細胞層が3層形成される（❷〈上層から SG1，SG2，SG3 細胞層〉）[2]．
- 顆粒層における顆粒はヘマトキシリンで陽性となる塩基性物質であり，電子顕微鏡ではアモルファスなケラチン線維の集合体であることから，主にケラチンとケラチン結合蛋白質から成る複合体であると考えられている．また，分泌小胞が管状につながった層板顆粒（lamellar granule）が有棘層の下層から次第に形成され，最終的には SG1 細胞層において，

SG1 細胞のアピカル側から，プロテアーゼ，プロテアーゼ阻害因子，脂質合成酵素（β-glucocerebrosidase/sphingomyelinase）など多くの蛋白質を角質細胞間に放出する[3,4]．さらに，このような角化の最終段階で生合成された，セラミド・コレステロール・脂肪酸がモル比1：1：1で特殊な層構造を形成したものが，死んだ角層間に層状に形成され，細胞間脂質とよばれる角層バリアに必須の構造体が構築される．最近，クライオ電子顕微鏡観察により，この構造体は，直鎖状に伸びたセラミドに対して，コレステロール分子と脂肪酸分子が，横に並んで存在していることが証明された[5,6]．

- また，細胞膜上においては，その細胞質側において，細胞内 Ca^{2+} イオンの増加により活性化されたトランスグルタミナーゼが，ロリクリンやインボルクリン，フィラグリン（FLG），SPRR などの（主に3番染色体の epidermal differentiation complex〈EDC〉上に存在する遺伝子群から発現する）疎水性蛋白質群を架橋しつつ，特殊な細胞膜 cornified envelop（CE）へと変化していく[7,8]．

- 細胞質内においては，ケラトヒアリン顆粒を形成していたケラチン線維が次第にほどけていき，さらに細胞が扁平になることにより（約5 μm から2 μm）高密度のケラチンネットワークを形成する．このケラチンネットワークの構造もクライオ電子顕微鏡によって推定されており，cubic-rod-packing membrane template モデルとよばれる構造が提唱されている[9]．さらに，細胞内に存在する多数のオルガネラは，分解されることにより消失していく．

- このようにSG1細胞は，自発的な細胞死を起こし角層を形成するが，この変化は，caspase-3 が関与するアポトーシスではなく，"cornification（角化）" として特別に分類されている[10-12]．このような複雑かつ秩序立った反応のうえで形成された死細胞層の角層が，重層扁平上皮組織の最上層で強固なバリアを形成することで，陸上脊椎動物は気相環境で活動できるようになっている．

- 哺乳類皮膚表皮のバリアは，この角層バリアに加えて，タイトジャンクション（TJ）バリアも重要な役割を果たしていると考えられる．皮膚表皮において，TJ が単層上皮組織と同様に存在することは，ランタンの透過実験や，TJ の形成因子であるClaudin-1 の欠損マウスが，バリア異常を示すことなどから知られている．TJ は，顆粒層の第2層のSG2 に存在している[1,13,14]．最近，横内らにより，SG2 の TJ がどのように形成・維持されているかについて新しい知見が報告された（❸）[15]．具体的には，ZO-1 を指標にしたライブイメージングにより，顆粒層が扁平14面体（ケルビン14面体）をとり，ターンオーバーの際には，一部で二重のTJ がSG2 に形成されることで，TJ バリア機能と構造を保ったまま顆粒層の細胞が入れ替わっていくことが明らかにされた．

3）Ishida-Yamamoto A, et al. *J Invest Dermatol* 2002.
4）Yamanishi H, et al. *J Invest Dermatol* 2019.

5）Iwai I, et al. *J Invest Dermatol* 2012.
6）Lundborg M, et al. *J Struct Biol* 2018.

7）Harding CR, et al. *Int J Cosmet Sci* 2003.
8）Candi E, et al. *Nat Rev Mol Cell Biol* 2005.

9）Norlen L, Al-Amoudi A. *J Invest Dermatol* 2004.

10）Galluzzi L, et al. *Cell Death Differ* 2018.
11）Eckhart L, et al. *Biochim Biophys Acta* 2013.
12）Eckhart L, Tschachler E. *Exp Dermatol* 2018.

1）Kubo A, et al. *J Clin Invest* 2012.
13）Hashimoto K. *J Invest Dermatol* 1971.
14）Furuse M, et al. *J Cell Biol* 2002.
15）Yokouchi M, et al. *Elife* 2016.

第3章 皮膚バリア障害・経皮感作に対するアプローチ

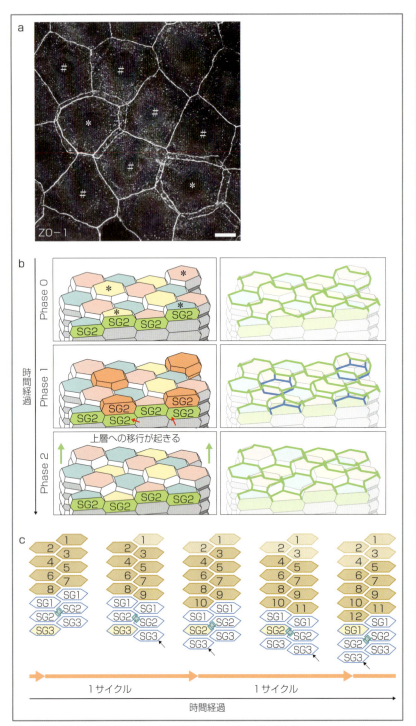

❸ 顆粒層細胞のTJの観点からの表皮ターンオーバー様式
a：マウス耳表皮シートの抗ZO-1抗体による染色像．ZO-1の多角形の染色像によりタイトジャンクション（TJ）の位置がわかる．
　　＃：一重のTJ，＊：二重のTJ
b：扁平ケルビン14面体モデルによるSG2細胞とTJのターンオーバー過程．
　　＊：SG2細胞層で最も角層側に位置する細胞（その上にSG1細胞が実際は存在する），→：SG3からSG2になりつつある細胞
c：扁平ケルビン14面体モデルによる顆粒層から角層に至るターンオーバー過程．
(Yokouchi M, et al. Elife 2016[15]より改変)

- このように，SG2 に存在する TJ が，表皮の SG2 細胞を境界に上下で異なる空間に分けている．しかし，SG1 の上方にはさらに強固なバリアである角層バリアが存在し，閉じた特殊空間に SG1 細胞が閉じ込められているとも考えられる（❷）．すなわち，SG1 細胞が存在する場所は，上皮組織のアピカル側でありつつ，細胞外物質の行き場が制限されている閉鎖された特殊環境である．この SG1 における細胞死とその後の死細胞の中で起こるさまざまな化学変化が，角層バリアの性質を規定しているとも考えられる．

- 皮膚表皮の外来抗原や病原菌に対して，免疫防御機構として表皮内に存在しているランゲルハンス細胞は，表面に刺激が起こった際，すみやかにその樹状突起を TJ を越えて先端を突き出し，外来抗原を捕捉し，免疫反応を誘導する[16]．SG1 周辺の環境，角層の性質が，これら免疫防御反応に大きな影響を与えることも考えられる．

16) Kubo A, et al. *J Exp Med* 2009.

❷ フィラグリンとバリア構造

- FLG は，哺乳類の皮膚表皮の顆粒層に特異的に発現する分子である．そのヒトにおける欠失変異が，多数の AD 患者ゲノムから同定され[17]，最大の遺伝的疾患素因となっていることが，さまざまなコホートで確認されている[18]．かつ FLG 欠損マウスにおいても角層バリアの破綻とともに，経皮感作が亢進することが示されている[19]．

17) Palmer CN, et al. *Nat Genet* 2006.
18) Sandilands A, et al. *J Cell Sci* 2009.
19) Kawasaki H, et al. *J Allergy Clin Immunol* 2012.

- この FLG 蛋白質は，プロフィラグリン（proFLG）とよばれる FLG モノマーが多数連なった形で SG3 細胞層から SG1 細胞層にかけて発現し（ヒトでは，10～12 個の FLG モノマーから成る），細胞質内においてケラチン線維と 1～5 μm ほどのアモルファスな構造物を形成する．この構造はケラトヒアリン顆粒（keratohyalin granules：KHGs）とよばれ，顆粒層の名称の由来となっている．実際に *FLG* 欠失変異のヒトやノックアウトマウスの皮膚表皮顆粒層では，この KHGs が認められないことが知られている[19,20]．

20) Gruber R, et al. *Am J Pathol* 2011.

- SG1 細胞においては，proFLG は高度にリン酸化されているが，SG1 から角層への移行期において脱リン酸化されることにより，proFLG のリンカー配列がプロテアーゼによって切断される．その結果，大量の FLG モノマーが角質細胞質内に供給される．このリンカー切断に関与するプロテアーゼはいくつか報告されているが，筆者らはレトロウイルスが本来もつアスパラギン酸プロテアーゼドメインをもつ SASPase（skin aspartic protease）が proFLG のリンカー配列を切断することを報告している[21]．

21) Matsui T, et al. *EMBO Mol Med* 2011.

- このようにして産生された FLG モノマーは，角質細胞内のケラチン線維と強固に結合し束化することによって，角質細胞の堅牢性・保湿能・バリア能の向上に貢献すると考えられている．FLG 欠損マウスにおい

ては，KHGs が認められず，角層内部のケラチンネットワークの異常が起こり，角層が脆弱になると考えられる[19,22]．このようにしてケラチンに結合し束化した FLG は，peptidylarginine deiminase（PAD）によりシトルリン化されると，束化されたケラチンから解離していく．

- その後，角層上層付近で caspase-14 やエラスターゼなどのプロテアーゼから部分的な分解を受け，最終的には breomycin hydrolase により完全に分解され，天然保湿因子（遊離アミノ酸，pyrrolidone carboxylic acid〈PCA〉，urocanic acid，乳酸，尿素）の主要な構成要素であるアミノ酸に分解される[18,23]．これらアミノ酸により，上層では保湿能が制御されていると考えられている．

③ ドライスキンの形成機序

- 上記のような角層の秩序だった形成機構が破綻することで，内因的にドライスキンが引き起こされることが明らかになりつつある．たとえば，上記の SASPase の欠損マウスでは，著しく角層水分量が減少しており，乾燥肌様の皮膚を呈する．この SASPase 欠損マウスでは，FLG が分解不全を起こしていたにもかかわらず，天然保湿因子の構成要素である遊離アミノ酸は正常に存在していた．すなわち，このマウスのドライスキンの原因は，FLG が分解不全を起こして異常に蓄積している角層の下層から起きている可能性が考えられた[21]．
- ほかにも，FLG 分解の途中段階にかかわる caspase-14 の欠損マウスでもドライスキン様が観察されるなど，FLG の分解経路の異常は，角層の水分維持に影響を与えると考えられる[24]．一方で，低湿度環境のような外因性のさまざまな影響が，角層表層部分に対して起こり，角層剥離にかかわるプロテアーゼの活性低下，天然保湿因子の活性低下などが起こることも考えられる．そのためには，角層の層構造がどのような構成・機能になっているのかを理解することが重要であると考えられる．そこで次に，最近新しい知見が得られた角層の層構造について概説する．

④ 角層の層構造の違いとその機能

- これまでの研究により，角層は単純に死細胞が積み重なった層構造ではなく，FLG の分解段階，分子の局在から推定すると 2，3 段階の，異なる層から形成されると推定される．久保らは，time-of-flight secondary ion mass spectrometry（TOF-SIMS）を用いて，マウスの尾皮膚表皮の角層の解析を行った．その結果，マウス角層は上層領域（低濃度 K^+，低濃度のアルギニン），中層領域（低濃度 K^+，高濃度アルギニン），低層領域（低濃度 K^+，低濃度アルギニン）に分類されることが明らかになった[25]（④）．

---

22) Usui K, et al. *J Dermatol Sci* 2019.

18) Sandilands A, et al. *J Cell Sci* 2009.
23) Rawlings AV, Matts PJ. *J Invest Dermatol* 2005.

21) Matsui T, et al. *EMBO Mol Med* 2011.

24) Denecker G, et al. *Nat Cell Biol* 2007.

25) Kubo A, et al. *Sci Rep* 2013.

1. 皮膚バリア障害・ドライスキンの病態論はどのように変容してきたか

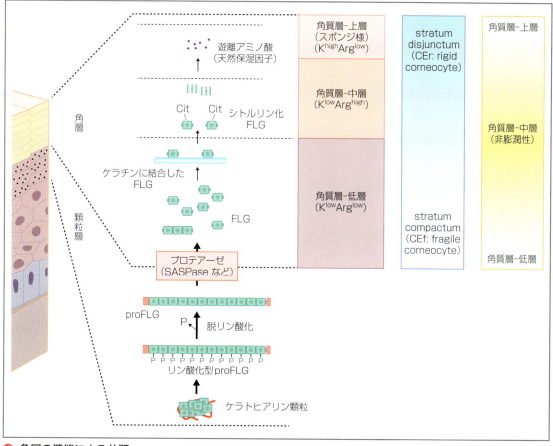

❹ 角層の機能による分類

角層はその機能や形態により，2，3領域に分類される．角層の形態から，stratum compactum (CEf) and stratum disjunctum (CEr) へと分類される[7]．また，proFLG の分解様式からは，3 つの領域に分類される．下層においては，FLG がケラチンに結合することにより束化し，中層においては FLG はシトルリン化されつつアミノ酸に分解され，上層においては，遊離アミノ酸の状態となり天然保湿因子を構成する．クライオ電顕により，3 つの異なる形態が見出されてもいる[25]．TOF-SIMS 解析により，3 つの異なる分子構成から成ることが明らかにされている[24]．

(Matsui T, Amagai M. Int Immunol 2015[2] より改変)

- マウスの皮膚の場合，上層は尿の K^+ が検出されていると考えられ，スポンジ様の性質をもっていることも示された．また中層の高濃度アルギニンは，このアミノ酸が FLG の分解から形成されたためであると考えられる．これらの三層構造を裏づけるように，低分子化合物であるフルオレセインやカリウム，六価クロム水溶液などは，角層上層領域にのみ浸透することが示されている．ただし，三価クロムは，角層中層にまで浸みこむことも示され，分子量のみの制御ではない機構が角層バリアには存在していることを示唆している．一方で，FLG 欠損マウスの皮膚の場合は，角層中層の高濃度アルギニンが認められず，三価クロムが，SG1 層まで浸透してしまうことも示されており，角層バリアに何らかの破綻が起きていることも明らかとされている．
- クライオ電子顕微鏡解析においても，角層は液体にさらした際の膨張度

第3章　皮膚バリア障害・経皮感作に対するアプローチ

が異なる 3 つのゾーンに分かれ，なかでも中間層は，水分を保持しつつ膨張変化がしづらい，強力なバリア層であることが示されている[26]．このように TOF-SIMS により明らかとなった三層構造，電子顕微鏡レベルでの三層構造，FLG 分解パターンにおける層構造，がどのような対応になっているのかを把握することは，ドライスキンや角層バリアの維持機構や破綻による慢性炎症のメカニズムの兆候をとらえる重要な要素であると考えられる．また，今後さらなる角層の特徴を解析する手法の開発も重要である．

（松井　毅）

26) Richter T, et al. *Skin Pharmacol Physiol* 2004.

◉ 文　献

1) Kubo A, et al. Epidermal barrier dysfunction and cutaneous sensitization in atopic diseases. J Clin Invest 2012；122：440-7.
2) Matsui T, Amagai M. Dissecting the formation, structure and barrier function of the stratum corneum. Int Immunol 2015；27：269-80.
3) Ishida-Yamamoto A, et al. Sequential reorganization of cornified cell keratin filaments involving filaggrin-mediated compaction and keratin 1 deimination. J Invest Dermatol 2002；118：282-7.
4) Yamanishi H, et al. Marked Changes in Lamellar Granule and Trans-Golgi Network Structure Occur During Epidermal Keratinocyte Differentiation. J Invest Dermatol 2019；139：352-9.
5) Iwai I, et al.The human skin barrier is organized as stacked bilayers of fully extended ceramides with cholesterol molecules associated with the ceramide sphingoid moiety. J Invest Dermatol 2012；132：2215-25.
6) Lundborg M, et al. Human skin barrier structure and function analyzed by cryo-EM and molecular dynamics simulation. J Struct Biol 2018；203：149-61.
7) Harding CR, et al. The cornified cell envelope：An important marker of stratum corneum maturation in healthy and dry skin. Int J Cosmet Sci 2003；25：157-67.
8) Candi E, et al. The cornified envelope：A model of cell death in the skin. Nat Rev Mol Cell Biol 2005；6：328-40.
9) Norlen L, Al-Amoudi A. Stratum corneum keratin structure, function, and formation：the cubic rod-packing and membrane templating model. J Invest Dermatol 2004；123：715-32.
10) Galluzzi L, et al. Molecular mechanisms of cell death：recommendations of the Nomenclature Committee on Cell Death 2018. Cell Death Differ 2018；25：486-541.
11) Eckhart L, et al. Cell death by cornification. Biochim Biophys Acta 2013；1833：3471-80.
12) Eckhart L, Tschachler E. Control of cell death-associated danger signals during cornification prevents autoinflammation of the skin. Exp Dermatol 2018；27：884-91.
13) Hashimoto K. Intercellular spaces of the human epidermis as demonstrated with lanthanum. J Invest Dermatol 1971；57：17-31.
14) Furuse M, et al. Claudin-based tight junctions are crucial for the mammalian epidermal barrier：A lesson from claudin-1-deficient mice. J Cell Biol 2002；156：1099-111.
15) Yokouchi M, et al. Epidermal cell turnover across tight junctions based on Kelvin's tetrakaidecahedron cell shape. Elife 2016；5.
16) Kubo A, et al. External antigen uptake by Langerhans cells with reorganization of epidermal tight junction barriers. J Exp Med 2009；206：2937-46.
17) Palmer CN, et al. Common loss-of-function variants of the epidermal barrier protein filaggrin are a major predisposing factor for atopic dermatitis. Nat Genet 2006；38：441-6.
18) Sandilands A, et al. Filaggrin in the frontline：Role in skin barrier function and disease. J Cell Sci 2009；122：1285-94.
19) Kawasaki H, et al. Altered stratum corneum barrier and enhanced percutaneous immune responses in filaggrin-null mice. J Allergy Clin Immunol 2012；129：1538-46.
20) Gruber R, et al. Filaggrin genotype in ichthyosis vulgaris predicts abnormalities in epidermal structure and function. Am J Pathol 2011；178：2252-63.
21) Matsui T, et al. SASPase regulates stratum corneum hydration through profilaggrin-to-

filaggrin processing. EMBO Mol Med 2011；3：320-33.
22）Usui K, et al. 3D in vivo imaging of the keratin filament network in the mouse stratum granulosum reveals profilaggrin-dependent regulation of keratin bundling. J Dermatol Sci. 2019；94：346-9.
23）Rawlings AV, Matts PJ. Stratum corneum moisturization at the molecular level：an update in relation to the dry skin cycle. J Invest Dermatol 2005；124：1099-110.
24）Denecker G, et al. Caspase-14 protects against epidermal UVB photodamage and water loss. Nat Cell Biol 2007；9：666-74.
25）Kubo A, et al. The stratum corneum comprises three layers with distinct metal-ion barrier properties. Sci Rep 2013；3：1731.
26）Richter T, et al. Dead but highly dynamic：The stratum corneum is divided into three hydration zones. Skin Pharmacol Physiol 2004；17：246-57.

Column 汗はアトピー性皮膚炎にとっていいのか？

　まず，ヒトが全身から汗をかく理由を考えたい．汗はエクリン汗腺から作られる透明な低張の体液であり，体温調節，感染防御，保湿など皮膚の恒常性の維持に貢献する．汗に含まれる天然保湿因子は皮表の保湿に大きくかかわる．汗のシステインプロテアーゼ阻害，セリンプロテアーゼ阻害作用が確認されており，前者はシステインプロテアーゼ活性を有するアレルゲンの失活に，後者は角層の恒常性維持に貢献する．

　汗に含まれる抗菌ペプチド，分泌型 IgA は感染防御にかかわる．汗はバリア機能を改善させる効果があるため，かいたほうがよい．一方，汗のメリットは時間の経過とともに損なわれ，さらに古い汗に混入する皮表のアレルゲンが炎症を惹起するおそれがあるため，かいた後の汗を放置すると皮膚炎の悪化につながるおそれがある．また，皮膚炎の重症度に応じて汗中のグルコースが増え，バリアの回復を遅らせることが報告されている．そのため，汗は放置せず，水道水洗浄，シャワー浴，おしぼり清拭，濡れた衣類を着替えるなどの対策を講じる．

　アトピー性皮膚炎患者には，汗をかいている患者と汗をかけていない（乏汗）患者がいる．広範囲にわたる皮膚の乾燥や熱感は，乏汗を示唆する所見である．不十分な発汗は皮膚の乾燥，うつ熱，易感染性につながる．皮膚の炎症は汗分泌障害や汗腺のclaudin3 発現低下に伴う組織中への汗漏出を生じるため，皮膚表面の発汗量を減少させる．そのため，減汗症例や汗をかくと悪化する患者では皮膚炎の治療を優先し，汗をかけることが治療到達目標の一つとなる．発汗を避ける指導が症状を改善したとするエビデンスはない．

（室田浩之）

第3章　皮膚バリア障害・経皮感作に対するアプローチ

3 ドライスキンによるかゆみの発症機序

●本項では，ドライスキンがあるとなぜかゆみが生じるのかについて論じる．

① ドライスキンとはどのような状態か

●ドライスキンとはその名の通り皮膚が乾燥している状態であり，皮膚の保水量低下が生じている状態である．ここでいう「皮膚の乾燥」が，どこで起こるかが重要である．真皮内はもちろん，表皮の生きている細胞が乾燥状態（保水量の低下）に陥ることはありえず，角層の表層でのみ生じる（❶）．このことはドライスキンのメカニズム，その治療を考えるうえで重要なポイントである．ドライスキンとは皮膚全体ではなく，角層の表層における水分量の低下であることをまず理解する必要がある．

② 角層への水分供給

●ではなぜドライスキンが生じるのか．理論的には原因は2つ考えられる．水分供給の低下か，水分喪失の増加である．

●まず水分供給の低下からみていこう．角層に対する水分の供給源は，3つある．「環境中の水分」と「汗」，「不感蒸泄」である．環境中の水分により角層の水分量が影響されることは，入浴後の皮膚の状態を考えれば容易に理解される．ドライスキンがある人でも，入浴後しばらくは角層の水分が豊富になり，しっとりとした肌質になる．大気中の水分量も角層水分量に重要と考えられ，湿度の下がる冬場に高齢者の皮脂欠乏性皮膚炎が増悪するのはよく知られた臨床的事実である．

●汗も角層への水分供給源となるが，発汗の主目的は，蒸発時の気化熱による体温低下であり，角層への水分補給は副次的なものである．無汗症・乏汗症患者は必ずしもドライスキンを合併しないことから，汗による角層への水分供給は他の経路で代償可能なのかもしれない．一方で多汗症患者にドライスキンや手荒れが生じにくいことから，汗による水分供給がバリア機能低下に抑制的，代償的に働くことが予想される．

●成人の場合，発汗によらず1日900 mL程度の経皮的不感蒸泄があるとされる．水分子はタイトジャンクションを容易に通過し（タイトジャンクションは水へのバリアとはならない），一方で正常な角層はほとんど通過できない．すなわち経皮的不感蒸泄は，角層を欠く皮膚付属器（毛包，汗腺）や粘膜から生じる．不感蒸泄も角層への水分供給源として一定の寄与があるものと考えられる．不感蒸泄量は一定であり，その低下がドライスキンの原因になることはない．このように，角層への水分供給は複数経路あり，互いに代償されうる関係と考えられる．すなわち，

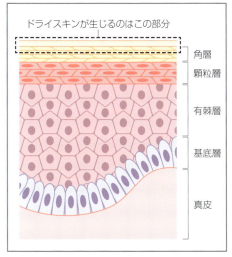

❶ ドライスキンの発症部位
ドライスキンは角層で生じる病態である．

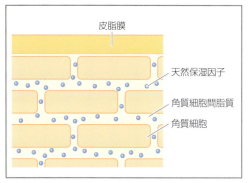

❷ 角質の拡大図
角質はしばしばレンガ（角質細胞）とモルタル（細胞間脂質）にたとえられる．角質の表層の皮脂膜，角質細胞間の天然保湿因子も角質の水分量保持に重要である．

ドライスキンの原因としては「水分供給の低下」よりも「水分喪失の増加」が病態にはより重要であると考えられる．

❸ バリア機能の低下によるドライスキン

- 前述の通り水に対するバリアは角層が担っており，角層のバリア機能の障害はドライスキンへと直結する．すなわちドライスキン＝角層バリア機能障害と言い換えてもよい．
- 角層バリアの構成成分として，皮脂，天然保湿因子（natural moisturizing factor：NMF），角質細胞間脂質が重要である[1]（❷）．皮脂は毛包に付属した皮脂腺や独立脂腺から分泌され，角層上に疎水性の油膜を形成する．皮脂による油膜は角層の水分保持能力に重要であり，高齢者に生じる皮脂欠乏性皮膚炎は皮脂の産生能力低下による．また，過剰な石鹸（界面活性剤）の使用により，皮脂が除去されることもバリア破壊へとつながる．皮脂の分泌の多い顔面や外陰部では通常ドライスキンは生じにくい．
- NMFはフィラグリン（FLG）の分解産物で，高分子であり多数の水分子と結合して角層内の保水因子として働く[2]．このためFLGの産生低下があるアトピー性皮膚炎（AD）や尋常性魚鱗癬患者ではドライスキンを生じうる．尋常性魚鱗癬では角層を厚く貯留させることでこれを代償しようとする反応がみられる．セラミドなどの角質細胞間脂質を欠くと角層バリア機能が低下することが動物実験などで示されているが，AD患者で角質細胞間脂質の低下があるのかは，定まっていない．一方で石鹸（界面活性剤）や除光液の使用は，皮脂膜のみならず角質細胞間

1) Matsui T, Amagai M. *Int Immunol* 2015.

2) Egawa G, Kabashima K. *J Allergy Clin Immunol* 2016.

第3章　皮膚バリア障害・経皮感作に対するアプローチ

脂質の除去（脱脂）につながると考えられる.

● このほかにプロテアーゼの過剰な活性化によって角層がはがれやすいネザートン症候群や[3]，角質細胞同士をつなぎとめるコルネオデスモソームに異常がある sever dermatitis, multiple allergy and metabolic wasting（SAM）症候群[4]，peeling skin syndrome[5] などのでも角質のバリア異常をきたすため，ドライスキンを認める.

3）Walley AJ, et al. *Nat Genet* 2001.

4）Samuelov L, et al. *Nat Genet* 2013.

5）Leclerc EA, et al. *J Cell* Sci 2009.

④ なぜドライスキンがかゆみにつながるのか

● では，なぜドライスキンがあるとかゆみが生じるのか. ここで重要なことは，ドライスキン，すなわち角質水分量の低下がかゆみの原因ではない，ということである. ドライスキンを引き起こしている病態，すなわち「角質バリア機能の障害」がかゆみの原因である. ドライスキンはそれに付随する結果にすぎない（❸）.

● そもそも「かゆみ」とは何であろうか. かゆみは掻破行動を引き起こす. 掻破行動には快感を伴い，われわれはついつい掻きむしってしまう. すなわちかゆみとは，快感を報酬として掻破行動を引き起こすための生理現象と定義できる. 一方，掻破行動は，皮膚に付いた異物を払う，取り除くことを目的とした行動である. 外側から掻きむしって取り除ける深さ（角層内から表皮浅層レベル）に異物が存在することを示唆する. 虫刺され後のかゆみなどは，皮膚表面に付いている虫（多くはすでに立ち去った後だが）を取り除くための反応であろう. 一方で真皮内などの深い部位に異物が存在しても，かゆみは生じない. 内臓にもかゆみの感覚はなく，かゆみはあくまで（掻きむしれる）皮膚だけで生じる感覚である.

⑤ 異物の侵入とかゆみ

● かゆみが生じている時，皮膚表面に異物の侵入がある. 異物は直接的，また間接的にかゆみの感覚神経を刺激し，かゆみを引き起こす. かゆみが起こされる分子メカニズムについては，ここでは簡単にふれる（「第5章1.1　かゆみの機序・神経生理学の進歩」を参照）. 重要なのは，「かゆみが生じているところにはすべからく異物の侵入がある」ことを理解することである.

● かぶれを引き起こす一部のハプテン（低分子化合物）などは直接に神経細胞を活性化するが，それは例外で，多くの異物はケラチノサイトや皮内の免疫細胞に認識され，それらが産生するサイトカインを介して神経細胞を活性化する. すなわち，「かゆみのあるところには炎症が生じている」ともいえる（❹）. 最近注目されているのは，IL-4，IL-13，IL-31，thymic stromal lymphopoietin（TSLP）といった Th2 サイトカインである[6,7]. 神経細胞上にそれらのサイトカインを認識する受容体が発

6）Oetjen LK, et al. *Cell* 2017.

7）Wilson SR, et al. *Cell* 2013.

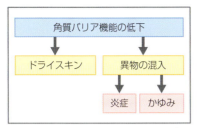

❸ **ドライスキンとかゆみとの関係**
ドライスキンが直接かゆみを引き起こすわけではない．ドライスキンが生じる皮膚には角質バリア機能の低下があり，そのため異物の侵入が生じてかゆみが引き起こされる．

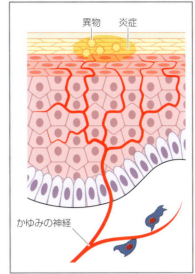

❹ **かゆみの原因**
かゆみはかゆみ神経を介して伝達される．かゆみの生じている部位には，異物の侵入と炎症が生じている．

現していることが報告されており，ADなどのTh2型の炎症がかゆみに対して親和性が高いと考えられている．それらのTh2サイトカインの産生にはTh2細胞（CD4陽性ヘルパーT細胞）のほか，gdT細胞，自然リンパ球，肥満細胞，ケラチノサイトといった自然免疫系の細胞も関与する．

● ドライスキンが生じるとなぜかゆみが生じるのか．それは，そこに異物の侵入があるからであり，そこに炎症が生じているからである．すなわちドライスキンによるかゆみを抑えるには，異物の侵入を防ぎ（角層バリア機能の補強），皮膚の炎症を取ってやることが重要と考えられる．

（江川形平）

● 文　献
1) Matsui T, Amagai M. Dissecting the formation, structure and barrier function of the stratum corneum. Int Immunol 2015；27：269-80.
2) Egawa G, Kabashima K. Multifactorial skin barrier deficiency and atopic dermatitis：Essential topics to prevent the atopic march. J Allergy Clin Immunol 2016；138：350-8.
3) Walley AJ, et al. Gene polymorphism in Netherton and common atopic disease. Nat Genet 2001；29：175-8.
4) Samuelov L, et al. Desmoglein 1 deficiency results in severe dermatitis, multiple allergies and metabolic wasting. Nat Genet 2013；45：1244-8.
5) Leclerc EA, et al. Corneodesmosin gene ablation induces lethal skin-barrier disruption and hair-follicle degeneration related to desmosome dysfunction. J Cell Sci 2009；122：2699-709.
6) Oetjen LK, et al. Sensory neurons co-opt classical immune signaling pathways to mediate chronic itch. Cell 2017；171：217-28.
7) Wilson SR, et al. The epithelial cell-derived atopic dermatitis cytokine TSLP activates neurons to induce itch. Cell 2013；155：285-95.

第3章　皮膚バリア障害・経皮感作に対するアプローチ

4 新薬はどのような作用機序で奏効するのか

1 ドライスキンの治療ストラテジー

● ドライスキンがあるとなぜかゆみが生じるのか，そのメカニズムが理解できていれば，ドライスキンの治療ストラテジーは自ずと明らかである（「第3章1.3　ドライスキンによるかゆみの発症機序」を参照）．繰り返しになるが，「角層バリア機能の異常」があるから「ドライスキン」が生じるのであり，また，「角層バリア機能の異常」があるから「異物の侵入」が生じる．異物を取り除くために「皮膚の炎症」および「かゆみ」が誘導される．

● すなわち，ドライスキンの治療に有効な治療ストラテジーは，「角層バリア機能の異常を補修して，異物の侵入を防ぐこと」であり，「かゆみを引き起こしている炎症を治めること」である．従来は，角層バリア機能を補強する外用剤が治療の中心であったが，2018年に登場した新薬デュピルマブは，炎症の抑制，角層バリアの補強，かゆみの抑制，という3つの作用点から効果を発揮する[1]．本項では，バリア機能の補強に用いられる従来の治療薬，およびデュピルマブ，また将来登場が見込まれる角層バリア補強薬の展望について述べる．

1) Guttman-Yassky E, et al. *J Allergy Clin Immunol* 2019.

2 皮脂膜の補強

● 角質バリアの最外層は，疎水性の油膜である皮脂膜である（**❶**）．皮脂膜は毛包付属器をも覆って不感蒸泄を抑制し，また外部からの異物の侵入を防ぐ．皮脂の減少で皮膚は容易にドライスキンとなり，かゆみ，皮膚炎が引き起こされる（皮脂欠乏性皮膚炎）．

● 皮脂膜を補強する薬剤としては，最も古典的な外用剤群があげられる．すなわち，油脂性，疎水性の基材となる外用剤群である．具体的には，

❶ 角質の拡大図
石鹸などで皮脂膜が失われると外来異物の侵入が増える．脂性外用剤は，失われた皮脂膜を補強する．

ワセリン，パラフィン，豚脂，ろう，植物油などが皮脂の代用物として用いられてきた．これらは，皮脂と同じく角層の表面に油膜を形成することで角層バリア機能を補強する．ドライスキンを改善するという観点からいえば，入浴後すぐの角質保水量が豊富な時にこれらの外用剤を使用し，水分を角層内に閉じ込める，といった使い方が最も有効的である．

③ 保湿因子の補強

- 角層内には，天然保湿因子（natural moisturizing factor：NMF）をはじめとするさまざまな保湿因子が存在する．これらの保湿因子は，大気中の水分子，あるいは汗，不感蒸泄などで排泄された水分子を多数結合し，角層内の水分量増加に貢献している．フィラグリン（FLG）の発現量低下などでこれらの保湿因子が減少することで，ドライスキンが発生する（アトピー性皮膚炎，❷）．

- これら生体が作る保湿因子減少を補強するのが，ヘパリン類似物質やヒアルロン酸といった高分子の保湿因子を含んだ外用薬である．これらは塗布後，角層内に入り込み，水分子と結合した状態でそこに留まることで，角質水分量を増加させる．角層内にまで浸潤する必要があるため，親水性のもの（クリーム）が適している．

- この作用メカニズムを理解していれば，これらの保湿因子を含んだ外用剤は，基本的には外用タイミングを問わないことが理解されよう．入浴後に限らず，こまめに塗布することで角質内の水分量を増加させ，ドライスキンの改善に寄与する（しかし実際には入浴後に塗布するのがやはり一番効果的である．なぜなら，入浴後に石鹸を使い，一度皮脂膜を除去することで保湿剤の角層への浸潤が最も効率的となるからである）．これらの保湿因子含有の外用剤を塗布した後に，ワセリンなどの油膜性の外用剤を重ねて塗ることで相乗効果も期待される．一方で塗る順番を逆（ワセリン→保湿因子）にすると相乗効果は得られにくい．

④ 角質細胞間脂質の補強

- 石鹸の過剰な使用やマニキュア，除光液に含まれる有機溶剤（アセトンなど）の塗布で，皮脂膜や角質細胞間脂質が減少する，というメカニズムが，ドライスキン発生の一因になっていると考えられる．これは，特に女性に多い手荒れ，手湿疹において重要であろう（❸）．

- 角質細胞間脂質の補強に用いられる薬剤としては，ワセリンなどの疎水性外用剤のほか，水と油を界面活性剤でさまざまな割合で混合したクリーム，ローション製剤も有効である．セラミドなどの細胞間脂質の構成物を含む製剤も化粧品として市販されている．これらの外用剤は，角層内に入り込み，そこに留まって角質細胞間脂質の代用物となる．また

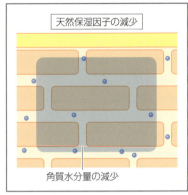

❷ アトピー性皮膚炎の病態
アトピー性皮膚炎では，角層の天然保湿因子が減少し，角質水分量が低下する．

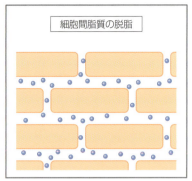

❸ ドライスキンの重篤化
石鹸や除光液の使用で皮脂膜に加えて角質細胞間脂質まで脱脂された状態では，著明なドライスキンを呈するものと考えられる．

これらさまざまな割合で水分子を含むため（クリーム＞oil in water（o/w）クリーム＞water in oil（w/o）クリーム＞疎水性軟膏の順に水分子が多い），角質水分量を直接的に上昇させることにも寄与する．

5 デュピルマブによる角層バリア機能の補強

- 2018年に発売された新薬デュピルマブは，IL-4受容体αに結合してそのシグナル伝達をブロックするモノクローナル抗体である．IL-4受容体αは，IL-4受容体，IL-13受容体に共通のサブユニットであるため，主要なTh2サイトカインであるIL-4，IL-13のシグナルを同時にブロックすることになる．このようにデュピルマブは，Th2サイトカインのシグナル伝達をブロックする抗炎症薬であるが，それと同時にバリア機能補強薬，かゆみ抑制薬としても働くと考えられている．アトピー性皮膚炎（AD）の病態は，炎症，バリア機能異常，かゆみ，の3つが絡まりあって形成されると考えられており（「第1章6 アトピー性皮膚炎の三位一体病態論」参照[2]），デュピルマブは重症アトピーの治療薬としてキードラッグになることが期待されている．

- Th2サイトカインが表皮角化細胞に作用すると，FLGなどの角層バリア関連蛋白の発現低下が生じることが報告されている．実際，FLG遺伝子の変異をもたないAD患者でも，正常人と比べるとFLGの発現が低下している．すなわちAD患者では，角層バリア機能低下があって異物の侵入が増加し，そのためにTh2型の炎症が誘導され，それによってさらにバリア機能が低下する，という負の悪循環が存在する（❹）．デュピルマブは，Th2型の炎症を抑制することで二次的に角層バリア機能の補強にもはたらき，この負の悪循環を断ち切ると期待されている．

2) Kabashima K. *J Dermatol Sci* 2013.

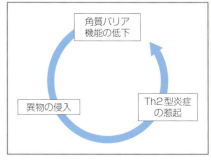

❹ 皮膚バリア機能の障害
角質バリア機能低下から悪循環のサーキットが始まる．ここにさらに炎症によって惹起される掻破行動も加わるため，皮膚バリア機能はますます障害されることになる．

❻ 角層バリア補強薬—これからの展望

- 国内外で角層バリアを補強する薬剤の開発がさかんに行われている．そのターゲットの多くはFLGである．どのような治療ストラテジーの薬剤が開発されているか，ここでいくつか紹介する．

- 最もシンプルな方法は，FLGをはじめとするバリア関連蛋白質の発現を上昇させる薬剤を見出すことである．これには，表皮角化細胞に直接はたらいて発現を上げる方法と，Th2サイトカインの作用を抑制して間接的に発現を回復させる方法とがある．一例をあげると，JAK（Janus kinase）阻害薬であるJTE-052はケラチノサイトに炎症を抑える作用をもつが，表皮角化細胞に直接作用しFLGの発現を上げる作用も併せもつことが報告されている[3]．現在国内で臨床治験が進んでおり，近い将来の発売が見込まれている．

- 別のストラテジーとしては，read-through drug（読み飛ばし薬）がある[4]．AD患者で見つかるFLG遺伝子変異の多くは停止コドンであり，そこで蛋白の発現が停止し，短い不完全なプロフィラグリン（proFLG）が産生されることになる．その変異の部分を読み飛ばして最後まで蛋白を発現させようというストラテジーである．proFLGは10〜12個のFLGリピートの繰り返し構造であり，1か所に異常があっても問題にならない，という考えである．

- 今後，これら角層バリア補強薬が市場に登場し，AD患者の治療選択肢がますます増えていくことが期待される．

（江川形平）

3) Amano W, et al. *J Allergy Clin Immunol* 2015.

4) Malik V, et al. *Ann Neurol* 2010.

文　献

1) Guttman-Yassky E, et al. Dupilumab progressively improves systemic and cutaneous abnormalities in atopic dermatitis patients. J Allergy Clin Immunol 2019；143：155-72.
2) Kabashima K. New concept of the pathogenesis of atopic dermatitis：Interplay among the barrier, allergy, and pruritus as a trinity. J Dermatol Sci 2013；70：3-11.
3) Amano W, et al. The Janus kinase inhibitor JTE-052 Improves skin barrier function through suppressing signal transducer and activator of transcription 3 signaling. J Allergy Clin Immunol 2015；136：667-77.
4) Malik V, et al. Gentamicin-induced readthrough of stop codons in Duchenne muscular dystrophy. Ann Neurol 2010；67：771-80.

第3章　皮膚バリア障害・経皮感作に対するアプローチ

2

皮膚バリア障害・ドライスキンが経皮感作にどのように介在するのか

● アトピー性皮膚炎（AD）の発症予防については，これまでさまざまな検討がなされたにもかかわらず，現在までに決定的な方法が確立されているとはいいがたい．小児期のADは後の気管支喘息やアレルギー性鼻炎のリスクになることが知られており，さらに近年では，ADが皮膚の炎症部位における経皮感作を通じた食物アレルゲンの感作や食物アレルギー発症リスクとなりうることがシステマティックレビューなどで報告され[1]，皮膚炎をコントロールすることが疾患予後の改善や，他のアレルギー疾患の発症予防となる可能性が指摘されており，ADの発症予防はたいへん重要な課題といえる．

● しかし近年，発症予防に関するエビデンスが登場し，現在そのアプローチにおいて大きな変換点を迎えつつある．前節（第3章1）までにドライスキンの病態に関する詳細なエビデンスが記述されたので，ここでは皮膚バリア機能障害やドライスキンの存在がその後の経皮感作，さらにはアレルギーマーチ（第1章❽〈p.12〉）へ至る疫学的なエビデンスを紹介し，スキンケアを含む外用療法がその予防戦略につながる可能性について概説する．

1) Tsakok T, et al. *J Allergy Clin Immunol* 2016.

1 アトピー性皮膚炎における経皮感作の重要性

❶ アトピー性皮膚炎はアレルギーマーチのリスク要因

● まず，アトピー性皮膚炎がその後の感作，さらにはアレルギーマーチのリスクとなることを示す疫学的エビデンスを紹介したい．

● ドイツの the Multicenter Allergy Study[2] によると，小児重症ADでは50%以上が喘息を，約75%が鼻炎を発症し，生後3か月時にADがある場合69%はいずれ吸入抗原に感作されると報告している．アメリカの小児AD児252人を6か月から3歳まで追った報告[3]では，34%で喘息，58%で鼻炎・結膜炎を発症し，喘息発症のリスクとしてAD重症度があげられた．わが国の乳児AD169人を4年間追った調査[4]では，35%が研究期間に喘息と診断され，喘息と診断された児は有意にダニ特異的IgE値が高いと報告した．乳児ADを有した場合，5歳時点で約3倍喘

2) Kulig M, et al. *J Allergy Clin Immunol* 1999.

3) Ricci G, et al. *J Am Acad Dermatol* 2006.

4) Ohshima Y, et al. *Ann Allergy Asthma Immunol* 2002.

84

息を発症しやすく[5]，12歳での鼻炎発症は33%，湿疹がない場合と比較し3倍程度のリスクと報告され[6]，さらに年齢があがっても，タスマニアン長期コホート[7]では，実に1968年に開始され追跡率96%という報告であるが，成人においても1.63倍で鼻炎を発症しやすいとあり，さまざまなコホート研究によりその疫学的エビデンスが確立されている．

● 単に乳児期にADがあればアレルギーマーチへ進むのだろうか？ マンチェスター出生コホートの報告[8]で，乳児期の皮膚プリックテストや特異的IgE陽性の数で同定される早期多抗原への感作，次いでダニへの感作は，8歳までの喘息発症の強いリスクであることを示している．メルボルンコホートでは，2歳時に何らかの吸入抗原に対し陽性であると12歳の喘鳴リスクは6.37倍となるが，ダニが1歳で一過性に陽性だった群ではリスクが上昇しなかったと報告しており[9]，アレルギーマーチのリスクを下げるための"window of opportunity"はこの早期小児期であろうと示唆している．

❷ アレルギーマーチと食物アレルギーの関連性

● では，アレルギーマーチ（第1章❽〈p.12〉）において，乳児期早期にほぼ同時期に発症する食物アレルギー（food allergy：FA）とADの関係はどうか．それらが密接にかかわっていることは古くから知られ，現在までさまざまな調査がなされており，現在はその疫学的エビデンスが構築されつつある．

● 読者も臨床現場で時に感じることがあるかも知れないが，20世紀初頭にはすでに，ある特定の食品を除去することで湿疹が改善する報告[10]がなされ，1980年代にはAD患者では食物摂取後のIgE依存性反応が起こりうることが報告[11]，1990年代にはAD小児の約1/3がFAであるという事実が報告[12]され，2000年に発刊されたアメリカの標準的な成書[13]では「ADの小児ではアレルギー検査を行うべき」と記載された．同じ頃アメリカ小児科学会からは，乳製品は1歳まで，鶏卵は2歳まで，ピーナッツ・ナッツ類は3歳まで除去する推奨[14]が発表され，「食物除去療法」をADの治療として，さらにはその後のアレルギー疾患発症の予防効果として期待され臨床研究や患者指導を行うことがトレンドの時代がかつてあった．

● しかし，2010年頃になるとADの治療としての「食物除去療法」は有効でないことがシステマティックレビューで証明され[15]，アメリカ小児科学会からは，アレルギー疾患の発症予防効果としても，離乳食を遅らせることは種々の疫学調査の解析結果により有効ではないことが発表されるに至った．

● FAとADの因果関係が議論されるなか，2003年に報告された出生コホート研究では，特にADが重症であることやピーナッツオイルを含

5) von Kobyletzki LB, et al. *BMC Dermatol* 2012.
6) Ballardini N, et al. *J Allergy Clin Immunol* 2014.
7) Burgess JA, et al. *J Allergy Clin Immunol* 2008.

8) Simpson A, et al. *Am J Respir Crit Care Med* 2010.

9) Lodge CJ, et al. *J Allergy Clin Immunol* 2011.

10) Atherton DJ, et al. *Lancet* 1978.

11) Sampson HA. *J Allergy Clin Immunol* 1983.
12) Sicherer SH, Sampson HA. *J Allergy Clin Immunol* 1999.
13) Ong PY, Leung DYM. Patterson's Allergic Diseases. 6 th ed. 2003.
14) American Academy of Pediatrics. Committee on Nutrition. *Pediatrics* 2000.

15) Bath-Hextall F, et al. *Allergy* 2009.

第3章　皮膚バリア障害・経皮感作に対するアプローチ

むスキンケアを行うことがピーナッツアレルギー発症のリスクであると報告し[16]，これらの観察研究から経皮的な感作ルートの存在が示唆された．さらに2008年にはDu Toitら[17]により，乳児期にピーナッツを摂取することを控えているイギリスでは，乳児の8割以上がピーナッツを摂取するイスラエルと比較し，ピーナッツアレルギーの発症率が約10倍高いことが報告され，"dual-allergen exposure hypothesis"（二重抗原曝露仮説）の概念が発表された[18]．

- この仮説の登場と時期を同じくして，*FLG*変異を代表とするバリア機能が破壊された皮膚からの経皮的なアレルゲン感作が注目される時代が到来した．*FLG*変異を有すると，湿疹を有する場合の喘息発症リスクは3.29倍であるのに対し，湿疹がない場合*FLG*変異は喘息のリスクにはならないことが報告され，皮膚炎を通して経皮的に新たなアレルゲン感作を生み出す可能性が示唆された[19]．FAにおいても*FLG*変異を有する場合，食物負荷試験で診断されるピーナッツアレルギーの発症率はオッズ比5.3で有意に増加すると症例対照研究[20]で報告された．

- 近年のシステマティックレビュー[1]によると，鶏卵への感作はADが先行すると4.73～12.76倍にリスクが増すと報告され，大規模コホート研究[21]において3か月乳児における湿疹の重症度が食物への感作のリスクを増大させるなど報告されている．一方で，鶏卵アレルギー発症予防研究の一つであるSTEPスタディ[22]においては，ADの既往がない4～5か月までの乳児で鶏卵摂取によるアナフィラキシー誘発を認めなかったことから，AD既往のない乳児は鶏卵アレルギーの発症リスクが低いことが示唆されている．ただし，臨床的なADがなくとも乳児期の皮膚バリア機能障害はアトピー性皮膚炎やFAのリスクであるという報告もある[23,24]．結論として，皮膚の炎症，つまり皮膚のバリア機能障害に加え，皮膚炎の存在がよりアレルゲンへの感作リスクを増加させることは疫学的研究において高いエビデンスで証明されており，近年，バリア障害を早期に修復することが後の感作を予防することにつながるかも知れないという期待がなされている．

2 スキンケアにより経皮感作を回避すればアトピー性皮膚炎を抑えられる？

- 近年，アレルギー疾患のリスク因子として経皮的曝露に焦点が当てられ，感作といえば経皮感作をさすほどさかんに議論される時代となった．そこでこの角層バリア障害を早期に修復することが後の感作を予防することにつながるかも知れないという期待がなされるなか，生後早期から保湿剤によるスキンケアを行い，ADを予防できる可能性についてわが国[25]とイギリス[26]から報告された．

16) Lack G. *N Engl J Med* 2003.
17) Du Toit G, Katz Y. *J Allergy Clin Immunol* 2008.

18) Lack G. *J Allergy Clin Immunol* 2008.

19) Rodríguez E, et al. *J Allergy Clin Immunol* 2009.

20) Brown SJ, et al. *J Allergy Clin Immunol* 2011.
1) Tsakok T, et al. *J Allergy Clin Immunol* 2016.

21) Flohr C, et al. *J Invest Dermatol* 2014.

22) Palmer DJ, et al. *J Allergy Clin Immunol* 2017.

23) Kelleher M. *J Allergy Clin Immunol* 2015.
24) Kelleher MM. *J Allergy Clin Immunol* 2016.

25) Horimukai K. *J Allergy Clin Immunol* 2014.
26) Simpson EL. *J Allergy Clin Immunol* 2014.

―― 2. 皮膚バリア障害・ドライスキンが経皮感作にどのように介在するのか ――

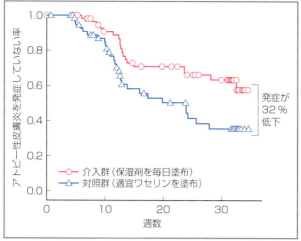

❶ アトピー性皮膚炎累積発症率の比較
保湿剤を全身に毎日塗る群（○）と対照群（△）のアトピー性皮膚炎累積発症率を比較．保湿剤を塗っている群は対照群に比べ32％発症が少なかった（log-rank test, p=0.012）．
(Horimukai K. J Allergy Clin Immunol 2014[25] より改変)

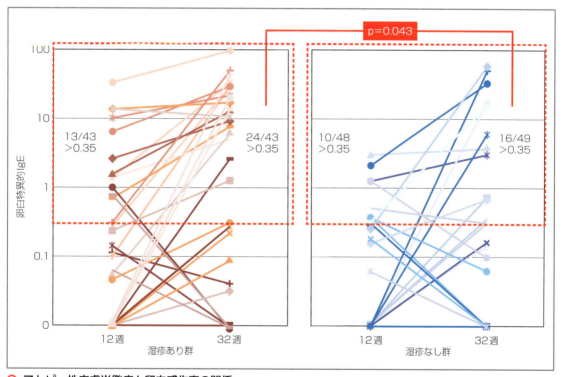

❷ アトピー性皮膚炎発症と卵白感作率の関係
保湿剤定期塗布により，生後12週，32週おいて（破線内がIgE抗体価陽性），湿疹出現群は未発症群より有意に卵白IgE陽性率が高かった．オッズ比2.86，95％CI：0.28〜0.9
(Horimukai K. J Allergy Clin Immunol 2014[25] より改変)

- Horimukai ら[25] はハイリスク（両親もしくは同胞にADの既往がある）新生児118人を対象とし，生後1週間以内に介入群59人（大手メーカー乳液タイプの保湿剤を毎日全身に1日1回以上塗布）と，対照群59人（部分的にのみワセリン塗布）にランダムに割り付けし，生後32週までのAD累積発症率を評価した．結果，介入群においてAD累積発症率が32％有意に抑制され（❶），さらに介入群と対照群で生後32週の卵白感

25) Horimukai K. *J Allergy Clin Immunol* 2014.

第3章　皮膚バリア障害・経皮感作に対するアプローチ

作率には有意差がみられなかったものの，AD を発症した群と発症しな
かった群で比較すると，AD 発症群では卵白感作率が有意に高率であっ
た（❷）．また，同時に英米から[26]ハイリスクの生後 3 週間以内の乳児
を保湿剤全身塗布群と非塗布群に割り付け，保湿剤塗布群では 55 人中
12 人（21.8％）と，対照群 53 人中 23 人（43.4％）と比較し生後 6 か月の
AD 累積発症率を半減させるとの報告もなされた（相対危険度 0.50，
95％ CI：0.28〜0.9）．

26) Simpson EL. *J Allergy Clin Immunol* 2014.

● このように現在，AD 発症に対する最も効果が期待される予防法とし
て，乳児期早期からの保湿スキンケアが注目されている．しかし，バリ
ア機能保護のみでは AD の予防が困難な症例があることも事実である．
アレルギー疾患はさまざまなフェノタイプの集まりであり，AD 発症の
ハイリスク乳児に対して，いつから，どのように発症予防の戦略を立て
るか，今後もさらなる検討が必要であろう．

3 アレルギーマーチに対するドライスキンケアの有用性

● 既存の報告では乳児期早期からの保湿スキンケアによりドライスキンを
是正することで AD の発症を抑制する可能性を示唆したが，残念なが
ら FA 等，他のアレルギー疾患の発症予防効果を高いエビデンスレベル
で証明した研究はない．ただし，保湿剤を定期的に塗布することで，医
療経済的負担が大きいといわれるアレルギー疾患の発症予防効果が期待
できるのであれば，これほど安全でリーズナブルな方法はない．そのた
め，現在世界中で新生児へのスキンケア介入による感作・疾患予防に関
する大規模臨床研究が進行中であり，数年後にはわれわれの手に届くこ
とであろう．そのうちの 1 つ，PEBBLES スタディ[27]では，乳児期にお
いて食物への感作抑制の傾向はあるものの有意差はなかったが，出生 2
週間以内にリピッドリッチな保湿剤つまりセラミドを多く含む保湿剤を
週に 5 回以上という頻回に使用された群には効果的であると報告してい
る．基礎研究ではセラミド含有軟膏のスキンケアは，IL-31 誘導性バリ
ア機能障害を抑制し，Thimothy grass 感作を減少させる報告[28]もあり，
今後おおいに期待される．

27) Lowe AJ, et al. *Br J Dermatol* 2018.

28) Huth S. *Exp Dermatol* 2018.

● また，アトピー性皮膚炎を発症した後に，早期に皮膚炎を寛解させ炎症
のない状態を維持することで経皮感作を抑えられる可能性についても検
討されつつある．寛解維持療法であるプロアクティブ療法は，『アト
ピー性皮膚炎診療ガイドライン 2018 年版』[29]において「再燃をよく繰り
返す湿疹病変の寛解維持に有用かつ比較的安全性の高い治療法である」
（推奨度：2，エビデンスレベル：A）とあり，国内外で広く推奨される
治療法である．AD は喘息などと同様の慢性炎症性疾患であり，抗炎症

29) 加藤則人ほか．日皮会誌 2016.

88

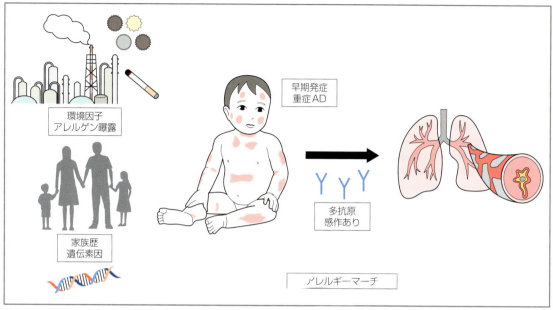

❸ アレルギーマーチのリスク
乳児期のアトピー性皮膚炎はアレルギーマーチの最大のリスクとされる.

(Amat F, et al. Clin Exp Allergy 2018[32] より改変)

外用薬によって見た目は改善した病変部にも組織学的にはサブクリニカルな炎症やバリア機能低下状態が残存する. 小児期のADに対するプロアクティブ療法の小規模ランダム化比較試験(RCT)[30]によると,スキンケア指導を含めた包括的な患者指導を受けた後急性期治療(ステロイド外用薬の連日塗布)を行い,湿疹が完全に消失した後にプロアクティブ療法群(週に2日,予防的なステロイド塗布を行う群)とリアクティブ療法群(湿疹再燃後も1週間は保湿スキンケアを試み,悪化に応じてステロイドを塗布する群)に割り付けされ12か月間継続した結果,ダニ特異的IgE値はリアクティブ療法群で著明に上昇したのに対し,プロアクティブ療法群では12か月後の上昇を抑えることが観察された. つまり,乳幼児期の中等症〜重症AD患者では皮膚炎が感作リスクとして影響すること,および寛解を維持としての介入が疾患予後を改善させる可能性が示唆された. 現在,発症早期のアグレッシブなAD治療がFA発症を予防するか否かについて検証するため,わが国で大規模RCT[31]が進行中である.

- このように,高いエビデンスレベルでの証明はこれからとはいえ,「皮膚炎(皮膚バリア障害)を有する場合はそれを治療すべきである」という概念はさまざまな領域で浸透している. たとえば,近年多くのアレルギーマーチに関するレビュー[32]において,その最大のリスクとしてeczemaが大きく描かれ(❸),最新の栄養学のジャーナル[33]では,離乳食の総説内にでさえ食物アレルギー予防戦略として"If eczema presents

30) Fukuie T, et al. *J Dermatol* 2016.

31) Yamamoto-Hanada K, et al. *Clin Transl Allergy* 2018.

32) Amat F, et al. *Clin Exp Allergy* 2018.
33) Heine RG. *Ann Nutr Metab* 2018.

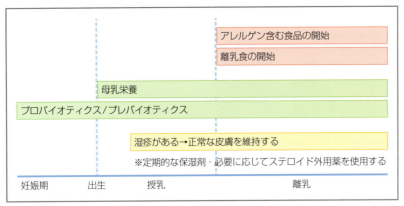

❹ 食物アレルギー予防を目指した段階的栄養導入とスキンケア

近年，食物アレルギーの予防戦略として，湿疹管理の重要性が示されている．
(Heine RG. Ann Nutr Metab 2018[33]）より改変）

→ maintain intact skin barrier"と記載されるなど（❹），その関心度はきわめて高い．

- 現在，皮膚バリア障害を是正することの有用性に関するエビデンスが次々に登場し，臨床現場における指導にも大きな変換が求められている．特に小児期早期の診療を担う医師のみならず授乳や育児指導などに携わる保健師等にとって重要な問題であり，個々の疾患予後や将来のみならず，ひいては医療・社会保障費の削減にもつながるため，最新で質の高いエビデンスを今後も継続して取り入れて適切に指導していきたい．

（福家辰樹，大矢幸弘）

文 献

1) Tsakok T, et al. Does atopic dermatitis cause food allergy?：A systematic review. J Allergy Clin Immunol 2016；137：1071-8.
2) Kulig M, et al. Natural course of sensitization to food and inhalant allergens during the first 6 years of life. J Allergy Clin Immunol 1999；103（6）：1173-9.
3) Ricci G, et al. Long-term follow-up of atopic dermatitis：Retrospective analysis of related risk factors and association with concomitant allergic diseases. J Am Acad Dermatol 2006；55（5）：765-71.
4) Ohshima Y, et al. Early sensitization to house dust mite is a major risk factor for subsequent development of bronchial asthma in Japanese infants with atopic dermatitis：Results of a 4-year followup study. Ann Allergy Asthma Immunol 2002；89（3）：265-70.
5) von Kobyletzki LB, et al. Eczema in early childhood is strongly associated with the development of asthma and rhinitis in a prospective cohort. BMC Dermatol 2012；12：11.
6) Ballardini N, et al. Infantile eczema：Prognosis and risk of asthma and rhinitis in preadolescence. J Allergy Clin Immunol 2014；133（2）：594-6.
7) Burgess JA, et al. Childhood eczema and asthma incidence and persistence：A cohort study from childhood to middle age. J Allergy Clin Immunol 2008；122（2）：280-5.
8) Simpson A, et al. Beyond atopy：Multiple patterns of sensitization in relation to asthma in a birth cohort study. Am J Respir Crit Care Med 2010；181（11）：1200-6.
9) Lodge CJ, et al. House dust mite sensitization in toddlers predicts current wheeze at age 12 years. J Allergy Clin Immunol 2011；128（4）：782-8.
10) Atherton DJ, et al. A double-blind controlled crossover trial of an antigen-avoidance diet in atopic eczema. Lancet 1978；1：401-3.

11) Sampson HA. Role of immediate food hypersensitivity in the pathogenesis of atopic dermatitis. J Allergy Clin Immunol 1983；71：473-80.

12) Sicherer SH, Sampson HA. Food hypersensitivity and atopic dermatitis：Pathophysiology, epidemiology, diagnosis, and management. J Allergy Clin Immunol 1999；104：S114-22

13) Ong PY, Leung DYM. Atopic dermatitis. In：Greenberger LC, Grammer PA, editors. Patterson's Allergic Diseases. 6th ed. Lippincott, Williams & Wilkins；2003. pp. 279-88.

14) American Academy of Pediatrics. Committee on Nutrition. Hypoallergenic infant formulas. Pediatrics 2000；106：346-9.

15) Bath-Hextall F, et al. Dietary exclusions for improving established atopic dermatitis in adults and children：Systematic review. Allergy 2009；64：258-64.

16) Lack G. Factors associated with the development of peanut allergy in childhood. N Engl J Med 2003；348：977-85.

17) Du Toit G, Katz Y. Early consumption of peanuts in infancy is associated with a low prevalence of peanut allergy. J Allergy Clin Immunol 2008；122：984-91.

18) Lack G. Epidemiologic risks for food allergy. J Allergy Clin Immunol 2008；121：1331-6.

19) Rodríguez E, et al. Meta-analysis of filaggrin polymorphisms in eczema and asthma：Robust risk factors in atopic disease. J Allergy Clin Immunol 2009；123 (6)：1361-70.

20) Brown SJ, et al. Loss-of-function variants in the filaggrin gene are a significant risk factor for peanut allergy. J Allergy Clin Immunol 2011；127：661-7.

21) Flohr C, et al. Atopic dermatitis and disease severity are the main risk factors for food sensitization in exclusively breastfed infants. J Invest Dermatol 2014；134：345-50.

22) Palmer DJ, et al. Randomized controlled trial of early regular egg intake to prevent egg allergy. J Allergy Clin Immunol 2017；139：1600-7.

23) Kelleher M. Skin barrier dysfunction measured by transepidermal water loss at 2 days and 2 months predates and predicts atopic dermatitis at 1 year. J Allergy Clin Immunol 2015；135：930-5.

24) Kelleher MM. Skin barrier impairment at birth predicts food allergy at 2 years of age. J Allergy Clin Immunol 2016；137：1111-6.

25) Horimukai K. Application of moisturizer to neonates prevents development of atopic dermatitis. J Allergy Clin Immunol 2014；134：824-30.

26) Simpson EL. Emollient enhancement of the skin barrier from birth offers effective atopic dermatitis prevention. J Allergy Clin Immunol 2014；134 (4)：818-23.

27) Lowe AJ, et al. A randomized trial of a barrier lipid replacement strategy for the prevention of atopic dermatitis and allergic sensitization：The PEBBLES pilot study. Br J Dermatol 2018；178：e19-21.

28) Huth S, et al. Effects of a ceramide-containing water-in-oil ointment on skin barrier function and allergen penetration in an IL-31 treated 3D model of the disrupted skin barrier. Exp Dermatol 2018；27：1009-14.

29) 加藤則人ほか. 日本皮膚科学会アトピー性皮膚炎診療ガイドライン 2018 年版. 日皮会誌 2016；128：2431-502.

30) Fukuie T, et al. Potential preventive effects of proactive therapy on sensitization in moderate to severe childhood atopic dermatitis：A randomized, investigator-blinded, controlled study. J Dermatol 2016；43：1283-92.

31) Yamamoto-Hanada K, et al. Early aggressive intervention for infantile atopic dermatitis to prevent development of food allergy：A multicenter, investigator-blinded, randomized, parallel group controlled trial (PACIStudy)-protocol for a randomized controlled trial. Clin Transl Allergy 2018；8：47.

32) Amat F, et al. New insights into the phenotypes of atopic dermatitis linked with allergies and asthma in children：An overview. Clin Exp Allergy 2018；48：919-34.

33) Heine RG. Food Allergy Prevention and Treatment by Targeted Nutrition. Ann Nutr Metab 2018；72：33-45.

第3章 皮膚バリア障害・経皮感作に対するアプローチ

3

新薬は従来の治療に欠けていた点を
どのように補完できるのか

1 従来の保湿剤の有効性と限界

●この項では，保湿剤の有効性と限界について解説を行う．保湿剤とは文
字通り，皮膚の水分を保持もしくは増加させる薬効をもつ外用薬であ
る．皮膚が含有する水分の仕組みを理解せず，保湿剤を語ることは難し
い．そこでまず，皮膚の構造を解説したいと思う．特に，皮膚の最外層
に存在する表皮と角層が保湿には非常に重要である．

●ヒトの体全体を覆う皮膚は，面積が $1.6\,m^2$，重量は体重の16％を占め
る人体最大の臓器である．皮膚は外界との接触がある臓器であるため生
命を維持するためのさまざまな機能を有している．主な機能として，水
分の喪失や透過を防ぐ，体温を調整する，微生物や物理化学的な刺激か
ら生体を守る，感覚器としての役割を果たす，などがある．

●皮膚は外層から表皮，真皮，皮下組織の3層の構造を有する．表皮は角
化細胞で構成され，外層から角層，顆粒層，有棘層，基底層の4つに分
類される．基底層にある基底細胞は皮膚外層に向かい分裂し，それぞれ
の層を構成することとなる．最終的に核が脱落し角層になるまで約45
日のターンオーバー時間がかかるといわれている．

●ここで，保湿を解説するうえで最も肝となる蛋白質，フィラグリン（fil-
aggrin：FLG）について説明する．FLGは角層の主要な構成成分の一つ
である．そのはたらきは強度や柔軟性，水分保持，皮膚のpH，生体内
化合物へのバッファー作用など多岐にわたる．FLGはプロフィラグリ
ン（proFLG）としてまず産生される．ヒトにおけるproFLGは約
400 kDaの分子量であり，10〜12個のFLGリピート構造を有する．角
化細胞の最終分化に伴いproFLGは脱リン酸化し，さまざまなプロテ
アーゼの作用により37 kDaのFLGへと分解される．この脱リン酸化
とプロテアーゼによる分解はカルシウム濃度，セリンプロテアーゼ
CAP1/Prss8，そしてプロテアーゼ阻害因子（LEKTI）によって制御さ
れている[1-4]．モノマーになったFLGはケラチンフィラメント同士を凝
集させる線維間凝集物質としてはたらき，角層での強度や柔軟性に寄与
する（❶）．FLGが欠乏した状態では角層細胞は剝がれやすく，経皮的
な内と外との浸透性が上昇し，経皮的水分喪失量（transepidermal water

1) O'Regan GM, et al. J Allergy Clin Immunol 2008.
2) O'Regan GM, Irvine AD. Clin Exp Allergy 2010.
3) Irvine AD. J Invest Dermatol 2007.
4) List K, et al. J Cell Biol 2003.

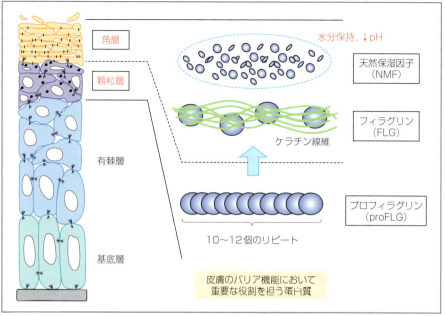

❶ フィラグリン蛋白質の役割
フィラグリン蛋白質はまずプロフィラグリンとして表皮顆粒層で産生され，その後リンカー部分が分解されるとフィラグリンモノマーとなり皮膚のバリア機能を担う．またフィラグリンはさらに分解され天然保湿因子として作用する．
（大塚篤司．アトピー性皮膚炎．熊ノ郷 淳編．免疫ペディア．東京：羊土社；2017. pp.201-2 より）

loss：TEWL) が亢進する[5]．角層の外層部ではFLGはさらに分解され，アミノ酸，ウロカニン酸などの天然保湿因子（natural moisturizing factor：NMF）になる．NMFは親水基を有するアミノ酸に富んでおり，そのため角層における水分保持量を担保する．

- 正常皮膚は，pHを弱酸性に保ち，セリンプロテアーゼの活性を抑え，病原性細菌の集落形成を減少させ[6]，感染から防御し，脂質合成酵素のはたらきを抑え脂質の分泌を抑える．健常人では皮膚を適切なpHに保つためのバッファー機能が備わっている．ウロカニン酸分解物質，遊離脂肪酸，NHE1 (sodium hydrogen exchange) が皮膚のpHを酸性に保つ物質として寄与する．アトピー性皮膚炎（AD）の患者ではNMFが減少し，pHが上昇することが知られている[7]．また，皮膚のpHの高さに比例してADの重症度が相関することが報告された[7]．

- 以上が，皮膚の構造，FLG，そしてNMFの役割である．FLGは，そのものでバリア機能と深く関与し，また分解産物であるNMFが保湿に重要となる．そのため，FLG発現を亢進させることが，保湿の観点において有効かつ最も効果的であると考える．しかしながら，2018年現在，FLGもしくはNMFの発現を直接亢進する外用薬，もしくは内服薬は上市されていない．

- 医薬品として処方できる外用保湿剤を❷にまとめた．保湿剤は，ワセリ

5) Elias PM, Schmuth M. *Curr Opin Allergy Clin Immunol* 2009.

6) Irvine AD, McLean WH. *J Invest Dermatol* 2006.

7) Eberlein-Konig B, et al. *Acta Derm Venereol* 2000.

ンを代表とする軟膏基剤，ヒルドイドをはじめとするヘパリン類似物質製剤，尿素製剤，最後にビタミンA油製剤の4つに分類することができる．また，医薬部外品，化粧品にはセラミド含有の商品があるがここでは割愛する．

● 一般的に，軟膏基剤はそのものに保湿効果はなく，角層表面に油膜を作ることで皮膚からの水分の蒸発を防ぎ保湿効果を発揮する．したがって，保湿効果を発揮するためには，軟膏基剤塗布前に十分な皮膚の潤いが必要となる．ワセリンの不純物を少なくしたものがプロペト®であり，さらに精製したものがサンホワイト®である．

● ヘパリン類似物質はヒアルロン酸と同じムコ多糖類の一種である．保湿効果のほかに，血行促進効果，抗炎症作用がある．ヘパリン類似物質は水分を保持することで保湿効果を発揮することから，軟膏基剤同様，塗布前に皮膚が十分に潤っていることが望ましい．ADの患者にヘパリン類似物質を処方することは多い．Kawakamiらは中程度のAD患者に対して治療効果があったと報告している[8]．Utsunomiyaらは，ダニ抗原によって誘導される表皮角化細胞からのインターロイキン（IL）-1βの産生を，ヘパリン類似物質が抑制することをin vitroで証明し報告している[9]．このように，保湿効果のみならず抗炎症作用が期待されるヘパリン類似物質ではあるが，万能ではない．ヘパリン類似物質に対する接触皮膚炎の報告もわずかにあることを注意しておきたい[10]．

● 尿素はNMFの構成成分であり，尿素を外的に補うことで水分保持量を維持する働きがある．尿素外用薬は皮膚のバリア機能を回復する．また，結果として抗菌ペプチドの活性を高めることやFLGの発現を亢進することが報告されている[11]．しかしながら，Cochraneのレビューでは，尿素含有クリームは他の保湿剤に比べて有害事象が多いことが報告されている（RR〈risk ratio〉：1.65，95％CI：1.16〜2.34）[12]．使用する際は注意が必要である．

● ビタミンAは角化細胞の分化に関与することが知られている．コレステロールスルホトランスフェラーゼを阻害し硫酸コレステロールを減少させる．これにより角層の脱落が促進する．保湿剤として使用されるほか，ビタミンA誘導体であるアダパレンは尋常性痤瘡に対し保険適応になっている．

● 以上のように，保湿剤とひとくくりにまとめても作用機序が異なるため，それぞれの特性を理解したうえで処方することが重要である．しかし一方で，上市されているすべての保湿剤にいえることだが，保湿剤は表皮水分量を維持するため外から覆う，もしくは，表皮に不足する成分を補完することで効果を発揮する．つまり，FLGという特定の蛋白質が皮膚の保湿を担ううえで重要であることがわかった現在も，標的分子のみに作用するような保湿外用薬は開発されていない．

8) Kawakami T, Soma Y. *J Dermatol* 2011.

9) Utsunomiya R, et al. *Exp Dermatol* 2018.

10) Koch P. *Contact Dermatitis* 2003.

11) Grether-Beck S, et al. *J Invest Dermatol* 2012.

12) van Zuuren EJ, et al. *Br J Dermatol* 2017.

3. 新薬は従来の治療に欠けていた点をどのように補完できるのか

❷ 医薬品として処方可能な外用保湿剤

ヘパリン類似物質製剤		
油中水型クリーム	○	ヒルドイド® ソフト軟膏 0.3％（マルホ） ビーソフテン® 油性クリーム 0.3％（日医工＝持田）
水中油型クリーム	○	ヒルドイド® クリーム 0.3％（マルホ） ビーソフテン® クリーム 0.3％（日医工＝持田） ヘパリン類似物質クリーム 0.3％「YD」（陽進堂） ヘパリン類似物質クリーム 0.3％「アメル」0.3％（共和薬品） ラクール® クリーム 0.3％（東光＝ラクール） セレロイズ® 軟膏 0.3％（シオノ）
ローション	○	ヒルドイド® ローション 0.3％（マルホ） ビーソフテン® ローション 0.3％（日医工＝持田） ヘパリン類似物質ローション 0.3％「YD」（陽進堂） エアリート® ローション 0.3％（東光＝ラクール）
スプレー		ビーソフテン® 外用スプレー 0.3％（日医工＝持田） ヘパリン類似物質外用スプレー 0.3％「YD」（陽進堂） ヘパリン類似物質外用スプレー 0.3％「サトウ」（佐藤製薬） ヘパリン類似物質外用スプレー 0.3％「日新」（日新：山形） ヘパリン類似物質外用スプレー 0.3％「ファイザー」（ファイザー） ヘパリン類似物質外用スプレー 0.3％「PP」（イセイ＝ポーラファルマ） ヘパリン類似物質外用スプレー 0.3％「TCK」（辰巳） ヘパリン類似物質外用泡状スプレー 0.3％「PP」（ポーラファルマ） ヘパリン類似物質外用泡状スプレー 0.3％「ニットー」（日本メディック） ヘパリン類似物質外用泡状スプレー 0.3％「日本臓器」（日本臓器）
尿素製剤		
油中水型クリーム	○ ○	パスタロン® ソフト軟膏 10％（佐藤製薬） パスタロン® ソフト軟膏 20％（佐藤製薬）
水中油型クリーム	○ ○ ○ ○	ウレパール® クリーム 10％（大塚工場＝大塚製薬） パスタロン® クリーム 10％（佐藤製薬） アセチロール® 軟膏 10（ポーラファルマ） ベギン® 軟膏 10（藤永＝第一三共） ウリモックス クリーム 10％（池田薬品＝日医工） ケラチナミンコーワクリーム 20％（興和＝興和創薬） パスタロン® クリーム 20％（佐藤製薬） アセチロール® 軟膏 20（ポーラファルマ） ベギン® 軟膏 20（藤永＝第一三共） ケラベンス® 軟膏 20％（シオノ＝マイラン） ワイドコール® クリーム 20％（池田薬品＝日医工）
ローション	○ ○	ウレパール® ローション 10％（大塚工場＝大塚製薬） パスタロン® ローション 10％（佐藤製薬）
ビタミン A 油製剤		
水中油型クリーム	○	ザーネ® 軟膏 0.5％（サンノーバ＝エーザイ）
トコフェロール・ビタミン A 油製剤		
水中油型クリーム	○	ユベラ® 軟膏（サンノーバ＝エーザイ）
軟膏基剤		
黄色ワセリン 白色ワセリン プロペト®		

○先発品

第3章　皮膚バリア障害・経皮感作に対するアプローチ

● さらに，軟膏もしくはクリームで皮膚を覆うこと自体が問題となる可能性も指摘されている．ADのモデルマウスの一つに，卵白アルブミン閉鎖密封法（occlusive dressing technique：ODT）がある[13,14]．このADモデルは，テープストリッピングを行いバリア機能を破綻させた皮膚にアレルゲンとなる卵白アルブミンを貼り付けることで，Th2免疫応答を惹起しアトピー性皮膚炎様症状を誘発する．ADもしくは乾皮症など，バリア機能が低下した患者に保湿剤外用を繰り返す行為は，このADモデルと同様のTh2応答誘導につながる可能性がある．AD患者の皮膚にはブドウ球菌をはじめとした，疾患増悪に関連する細菌や，ダニ抗原などが日常的に付着している可能性がある[15]．保湿剤はこれらアレルゲンを覆うこととなり，より抗原曝露を促進する可能性がある．保湿剤を不潔な皮膚に漠然と塗布することをなくし，清潔な皮膚の上から外用することが患者指導のうえで重要である．

13) Nakajima S, et al. *J Allergy Clin Immunol* 2012.
14) Otsuka A, et al. *Nat Commun* 2013.

15) Kobayashi T, et al. *Immunity* 2015.

2 新薬はその欠点をどのように補完できるか

● これまで，ADの病態として，かゆみ，免疫応答の異常，そしてバリア機能異常の3つが考えられていた[16,17]（❸）．しかし，バリア機能異常に関しては，ドライスキンという漠然とした概念のみで責任因子の同定には至っていなかった．2006年，ヨーロッパにおいて，ADあるいはADと喘息合併例におけるFLG遺伝子の変異に相関関係があることが示された[18]．その後，FLG遺伝子変異とAD有病率との相関はすでに30以上の独立した研究がなされ[19]，メタ解析により，FLG遺伝子変異とAD有病率のオッズ比は3.12〜4.78であると報告されている[20,21]．現在では，わが国において約20〜30％のAD患者にFLG遺伝子の変異があると考えられている．

16) Kabashima K. *J Dermatol Sci* 2013.
17) Otsuka A, et al. *Immunol Rev* 2017.

18) Palmer CN, et al. *Nat Genet* 2006.
19) Brown SJ, McLean WH. *J Invest Dermatol* 2012.
20) van den Oord RA, Sheikh A. *BMJ* 2009.
21) Rodriguez E, et al. *J Allergy Clin Immunol* 2009.

● FLG遺伝子の変異部位は人種差がみられ，約40の変異部位が報告されている（❹）．ヨーロッパではR501Xおよび2282del4の変異がホットスポットであり，これらの変異部位はFLG蛋白の完全な消失をもたらす[21,22]．2010年，日本人におけるFLG遺伝子についてOsawaらは，3321delA，S2554XおよびS2289Xが変異のホットスポットとして報告した[23]．一方興味深いことに，FLG遺伝子の変異の有無にかかわらず中程度から重症のすべてのAD患者では，FLG蛋白の発現が減少している[24]．また，ヒトでは10〜12あるFLGリピート数の多型がADの発症率に影響しているとの報告もある[25]．

22) Baurecht H, et al. *J Allergy Clin Immunol* 2007.

23) Osawa R, et al. *J Invest Dermatol* 2010.

24) Howell MD, et al. *J Allergy Clin Immunol* 2007.
25) Brown SJ, et al. *J Invest Dermatol* 2012.

● マウスでは，1958年にFLG遺伝子変異（5303delA）を有するFlaky tailマウスにおいて，縮小した耳介，尻尾の皮膚の異常が生後5〜14日にみられるという報告がされた[26]．当研究室でもFlaky tailマウスにおいて，AD様症状の自然発症やダニ抗原を用いた接触皮膚炎反応が亢進するこ

26) Fallon PG, et al. *Nat Genet* 2009.

3. 新薬は従来の治療に欠けていた点をどのように補完できるのか

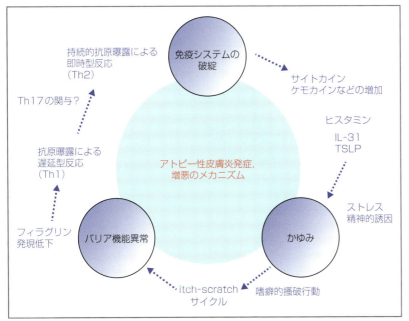

❸ アトピー性皮膚炎における病態の三位一体説
アトピー性皮膚炎の病態には，バリア機能の異常，免疫システムの破綻，かゆみの3つが重要となる．近年，この3つは相互に作用し，アトピー性皮膚炎の病態形成および増悪に関与することが明らかとなってきた．

(Otsuka A, et al. Immunol Rev 2017[17])

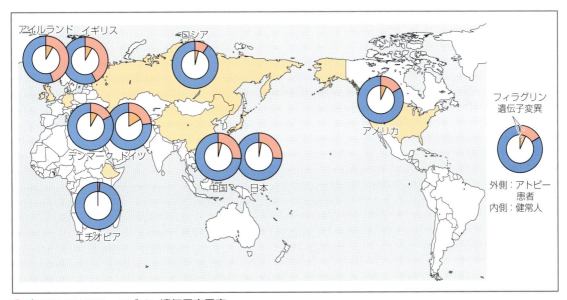

❹ 各国におけるフィラグリン遺伝子変異率
人種によってフィラグリン遺伝子変異率は異なる．わが国では20～40％の幅をもって報告されている．

とを報告している（❺)[27]．しかしながら，Flaky tailマウスはFLG遺伝子のみならず毛の異常（matted）を有することが知られており，Flaky tailマウスの皮膚炎がFLG遺伝子の変異だけによるものか不明

27) Moniaga CS, et al. Am J Pathol 2010.

97

第3章 皮膚バリア障害・経皮感作に対するアプローチ

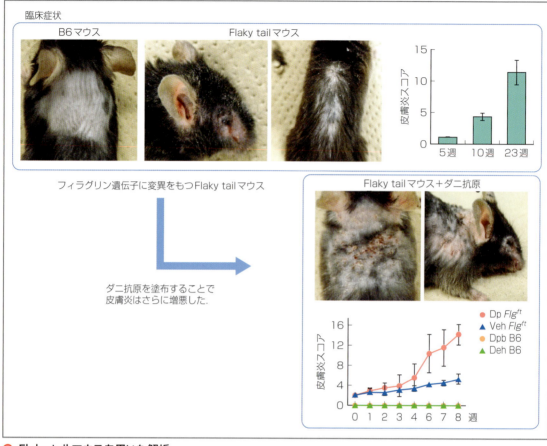

❺ Flaky tail マウスを用いた解析
フィラグリン遺伝子異常をもつ Flaky tail マウスは，アトピー性皮膚炎のモデルマウスとして使われてきた．Flaky tail マウスにダニ抗原を塗布し，皮膚遅延型アレルギーを誘発すると対照マウスに比べ有意に皮膚炎が増強することが明らかとなった．このことから，バリア機能の破綻が皮膚遅延型アレルギーの増悪に関与することが明らかとなった．
Dp Flg[ft]：Flaky tail マウス＋ダニ抗原
Veh Flg[ft]：Flaky tail マウス
Dpb B6：B6 マウス＋ダニ抗原
Deh B6：B6 マウス

(Moniaga CS, et al. Am J Pathol 2010[27])

であった．この問題に関しては，2012年 Kawasaki らによって作製された FLG 遺伝子欠損マウスによって解決する．Kawasaki らが作製したこのマウスは，バリア機能に異常は認めるものの皮膚炎は自然発症しない．完全な FLG 蛋白の欠損がバリア機能低下と抗原感作の亢進を促進し，AD 発症の初期に重要であることを報告している[28]．

- つまり，FLG 遺伝子異常単独では AD が発症しないことがマウスモデルで証明された．実際の多くの研究報告でも，健常人の 10〜20％に FLG 遺伝子変異があることが知られている．このように FLG 遺伝子異常は，AD 発症の必要十分条件とはならず，抗原曝露などの追加因子が必要となってくることが理解できる．

28) Kawasaki H, et al. *J Allergy Clin Immunol* 2012.

● ちなみに，Flaky tail マウスが誘導する皮膚炎が FLG 遺伝子異常ではなく，matted に起因することがその後の研究で証明されている．2013 年，Sasaki らは Flaky tail マウスの毛の異常（matted）は，*Tmem79* 遺伝子変異によるものであることを明らかとした[29]．*Tmem79* 遺伝子単独異常マウスは，FLG 遺伝子単独異常マウスと異なり，AD 様症状を自然発症する．*Tmem79* 遺伝子異常は，表皮に存在する層板顆粒の分泌を減弱させ，結果として角層構造を変化させることで皮膚炎の自然発症を誘導する[29]．

● FLG が，皮膚バリア機能および保湿の観点で重要であることは疑いの余地がない．しかし一方で，FLG 遺伝子異常単独が AD 発症に十分であるかは議論を残す部分である．石垣島で行ったコホート研究では，小児 721 人の FLG 遺伝子異常と AD との関連は認められなかった[30]．ただし，この研究では石垣島という亜熱帯気候での調査であり，湿度の影響によっては FLG 遺伝子異常が AD 発症と関係がない可能性を指摘している．

● FLG 遺伝子以外にも，いくつかの分子が保湿とバリア機能に関与することは知られている．Ming らはサーチュイン 1（*SIRT1*）遺伝子が皮膚のバリア機能に重要な役割を果たしていることを明らかとし，*SIRT1* を標的とした AD 新規治療法の可能性を提唱した[31]．前述のように，皮膚バリア機能には FLG が重要であり，FLG 遺伝子の変異は AD 発症に最も相関する因子である．本論文ではヒストン脱アセチル化酵素である SIRT1 の皮膚バリア機能における役割が検討された．皮膚特異的に SIRT1 を発現できないマウスを作製したところ，AD 症状を発症した．SIRT1 によって FLG の発現が制御されていることが明らかとなった．この SIRT1 が発現できないマウスでは，経皮的な蛋白抗原に対する感作が亢進している．*in vitro* の実験にて，培養表皮細胞の *SIRT1* 遺伝子をノックダウンすると FLG の発現も減少することが明らかとなった．さらに，ヒト AD の病変部，非病変部ともに SIRT1 の発現が減少していることが明らかとなった．以上より本論文では SIRT1 を標的とした AD 新規治療法の可能性を提唱している[31]．

● AD の約 20〜30％の患者に FLG 遺伝子の変異が認められるが，FLG 遺伝子異常単独が AD 発症の十分条件でないことは何度か説明してきた．しかしながら，ほとんどの AD の患者に FLG 蛋白の発現低下が認められる（❻）[32]．このことより，FLG の発現制御は AD の新たな制御戦略の可能性を有することが示唆される．

● そこで筆者らは，培養表皮細胞を用いて約 1,200 種類の市販の化合物ライブラリーから FLG の発現を亢進する化合物のスクリーニングを行った（❼）．この結果，JTC801（ノシセプチン受容体選体的アンタゴニスト）という化合物が培養表皮細胞の FLG（proFLG）の発現を亢進させ

29) Sasaki T, et al. *J Allergy Clin Immunol* 2013.

30) Sasaki T, et al. *J Dermatol Sci* 2014.

31) Ming M, et al. *J Allergy Clin Immunol* 2015.

32) Howell MD, et al. *J Allergy Clin Immunol* 2009.

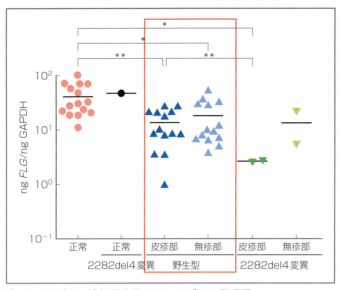

❻ フィラグリン遺伝子変異とフィラグリン発現量
フィラグリン遺伝子変異のないアトピー性皮膚炎患者においても，フィラグリン発現が低下している．
(Howell M, et al. J Allergy Clin Immunol 2009[32])

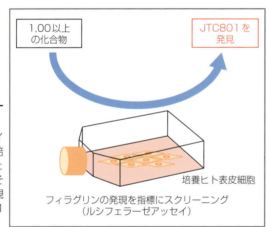

❼ 化合物 JTC のスクリーニング
1,000 以上ある化合物ライブラリーのなかから，ヒト培養表皮細胞を用いてルシフェラーゼアッセイを行った．その結果，フィラグリンの発現を亢進する化合物 JTC801 を発見した．

た[33]．また，JTC801 は，ヒトの皮膚に近い構造をもつ三次元表皮培養においても，FLG の発現を亢進させた．ヒト AD 患者では FLG 遺伝子のヘテロ変異がほとんどである．そこで FLG 遺伝子にヘテロ変異を有するマウスに JTC801 を投与させたところ，FLG の発現が亢進した．また，JTC801 を投与したマウスでは TEWL の低下がみられた．さらに，AD モデルである NC/Nga マウスを用いた実験では，JTC801 を内服させたマウス群で FLG 蛋白の発現が亢進し（❽），AD 様の症状発症を遅らせた（❾）．以上より，皮膚での FLG の発現を上昇させ，バリア機能を亢進させることにより，AD の自然発症を抑制させる可能性があることが示唆された（❿）．

33) Otsuka A, et al. *J Allergy Clin Immunol* 2014.

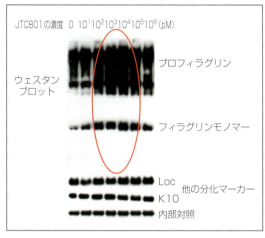

❽ JTC801 がフィラグリン発現に与える影響

ヒト表皮三次元培養を用いた解析では，JTC801 はフィラグリン蛋白の発現を亢進することが明らかとなった．また，フィラグリン以外の分化マーカーであるロリクリン（Loc）やK10 への発現には影響を与えないことを見出した．

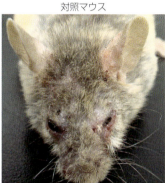
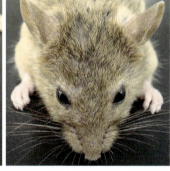

❾ アトピー性皮膚炎モデルマウスNC/Nga マウスを用いた JTC801 の治療効果

フィラグリン発現を亢進させる化合物 JTC801 を投与した NC/Nga マウスと対照マウス．JTC801 を投与したマウスでは皮膚炎発症を遅らせた．

- FLG は，IL-4/IL-13 などの Th2 サイトカイン存在下では発現が低下する．このことから Th2 サイトカインは表皮分化を抑制すると考えられている．一方，IL-4/IL-13 を含む多くのサイトカインは，JAK（Janus kinase）-STAT（signal transducer and activator of transcription）といったシグナル蛋白が産生に関与する．AD の皮膚では JAK-STAT の活性化が報告されているが，これまで皮膚バリア機能における JAK-STAT シグナルの関与は不明であった．
- そこで筆者らは皮膚バリア機能における JAK-STAT シグナルの関与について検討を行った．三次元培養皮膚を用いたマイクロアレイ解析では，IL-4/IL-13 の存在下で表皮分化に関連する遺伝子発現は抑制され，新規 JAK 阻害薬である JTE-052（デルゴシチニブ）を添加するとこれらの発現低下を抑制することができた[34]．また，培養表皮細胞を用いた実験から，IL-4/IL-13 は STAT3 をリン酸化し表皮細胞の分化を抑制する

34) Amano W, et al. *J Allergy Clin Immunol* 2015.

第3章 皮膚バリア障害・経皮感作に対するアプローチ

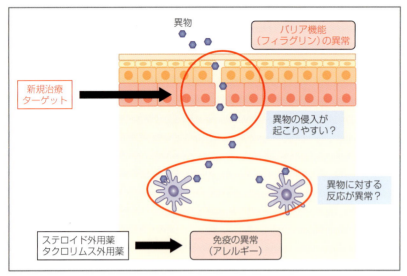

❿ アトピー性皮膚炎新規治療戦略
皮膚でのフィラグリンの発現を亢進させ，バリア機能を亢進させることにより，アトピー性皮膚炎の自然発症を抑制させる．

ことが明らかとなった．マウスADモデルや乾燥皮膚モデルを用いた実験では，新規JAK阻害薬JTE-052を外用することで，FLGの発現とNMFの産生を亢進し，皮膚バリア機能を改善させることがわかった（⓫）[34]．ヒト皮膚をヌードマウスに移植し，その部分にこの新規JAK阻害薬JTE-052を外用することで，ヒトFLGの発現を亢進することを見出した（⓫）[34]．今回の研究より，JAK阻害薬はSTAT6活性化を介したケモカイン産生の亢進，炎症の惹起などを抑制するだけでなく，STAT3活性化を介したFLG発現低下を阻害し，バリア機能を改善させることが明らかとなった（⓬）[34]．このように新規JAK阻害薬JTE-052はADの新規薬剤として今後の開発が期待される．

3. 新薬は従来の治療に欠けていた点をどのように補完できるのか

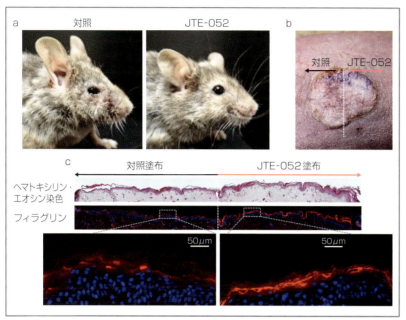

⓫ 新規JAK阻害薬JTE-052の効果検討
a：アトピー性皮膚炎モデルマウスにJTE-052を外用したところ，皮膚炎の改善がみられた．
b，c：ヒト皮膚をヌードマウスに移植し，その部分にこの新規JAK阻害薬JTE-052を外用することで，ヒトフィラグリンの発現を亢進することを見出した．
(Amano W, et al. J Allergy Clin Immunol 2015[34])

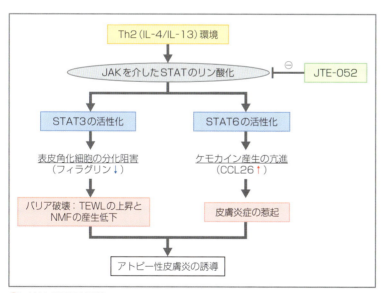

⓬ JAK-STAT経路
JAK阻害薬はSTAT6活性化を介したケモカイン産生の亢進，炎症の惹起などを抑制するだけでなく，STAT3活性化を介したフィラグリン発現低下を阻害し，バリア機能を改善させる．
TEWL：経皮水分喪失量，NMF：天然保湿因子
(Amano W, et al. J Allergy Clin Immunol 2015[34])

103

第3章　皮膚バリア障害・経皮感作に対するアプローチ

3 新薬によってどのような治療のパラダイムシフトが起こるか

● 保湿効果を高める創薬のシーズとして，前項で化合物 JTC801 と JTE-052 を紹介した．JTC801 を用いた新薬の開発は見通しがついていないが，JAK 阻害薬である JTE-052 は創薬が現実味を帯びてきている．2018 年 1 月，日本たばこ産業株式会社と鳥居薬品株式会社は，JTE-052 の皮膚外用製剤について，日本国内での第 III 相臨床試験の速報結果を報告した．AD 患者を対象に，JTE-052 軟膏を 4 週間投与した際の有効性および安全性について，プラセボ群を対照とした二重盲検，無作為試験の結果，mEASI（EASI〈eczema area and severity index〉スコアから頭頸部スコアを除いたもの）でプラセボ群に対して JTE-052 軟膏は変化率を有意に減少させることが確認された．さらに，安全性および忍容性に関しては大きな問題は認められなかった．実際，JTE-052 を含有した外用薬が上市された場合，その薬効から保湿のみならず皮膚アレルギー疾患に広く効果が期待される．たとえば，バリア機能が減弱した状態では，接触皮膚炎が亢進することが知られている[27]．JTE-052 含有の外用薬は，JAK 阻害薬でもあることから接触皮膚炎の治療効果があることが予想される．さらに，バリア機能を高めることで接触皮膚炎の予防効果が高まる可能性がある．

27) Moniaga CS, et al. *Am J Pathol* 2010.

● 接触皮膚炎は，皮膚内に侵入した外来異物（抗原）を捕捉・記憶し（感作相），再び同じ異物の皮膚内侵入に対して炎症を誘導することにより除去する反応（惹起相）である（❸）．感作相では，まず抗原が皮膚バリアを通過する．次に皮膚内に侵入した抗原は，表皮ランゲルハンス細胞（Langerhans cell）や真皮樹状細胞（dermal dendritic cell）をはじめとする皮膚樹状細胞に取り込まれる．その後，抗原提示細胞は所属リンパ節に移動し，T 細胞に抗原を提示する．そこで抗原特異的 T 細胞が増殖，活性化する．最後に，活性化した T 細胞は末梢組織を巡回し，一部は皮膚内に留まり新たな抗原の侵入に備える．上記の感作には約 5〜7 日を要する．続いて起こる惹起相では感作が成立している個体の皮膚内に再び同じ抗原が侵入する．次に，抗原は抗原提示細胞により捕捉され，皮膚内に留まっている，もしくは皮膚に巡回してきた T 細胞に提示される．さらに抗原特異的 T 細胞との結合が生じると，インターフェロン（IFN）-γ をはじめとするサイトカイン，あるいはケモカインが T 細胞や表皮角化細胞などのさまざまな皮膚構成細胞より産生され，炎症細胞が浸潤し，炎症が誘導される．炎症のピークは惹起後約 48 時間であり，ツベルクリン反応やパッチテストがその典型である．

● 接触皮膚炎の原因となる抗原は，実際にはほとんどがハプテンであることが知られる．ハプテンとは，低分子で単独では抗原となりえないが，

104

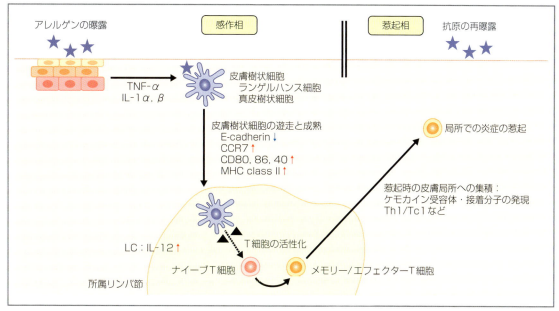

⓭ 接触皮膚炎の模式図
接触皮膚炎は感作相と惹起相に分類され，感作相には5～7日，惹起相には24～48時間を要する．

蛋白などの高分子物質と結合することで抗原性を示す物質のことである．低分子であるため皮膚バリアを通過し，真皮にまで自由拡散で到達しうる．皮膚内に侵入したハプテンはランゲルハンス細胞や真皮樹状細胞をはじめとする抗原提示細胞に捕捉される．

- 皮膚内には抗原提示細胞として，ヒトでは2つの樹状細胞サブセット（表皮ランゲルハンス細胞と真皮樹状細胞），マウスでは少なくとも3つの樹状細胞サブセット（ランゲルハンス細胞，Langerin〈CD207〉陽性真皮樹状細胞，Langerin陰性真皮樹状細胞），およびマクロファージなどが存在する．接触皮膚炎において抗原の取り込み，提示を担う細胞は表皮に存在するランゲルハンス細胞が中心であるとこれまで考えられてきたが，その定説はランゲルハンス細胞を特異的に除去することが可能なマウスを用いた検討により覆されつつある．ランゲルハンス細胞を取り除いても接触皮膚炎の反応には影響がないこと，あるいは，ランゲルハンス細胞を取り除くことで接触皮膚炎反応が増強するとの報告[35]もあり，ランゲルハンス細胞が炎症に抑制的に働いている可能性も示唆されている．しかしながら，ヒトにおける樹状細胞サブセットごとの役割の解明はなされていない．
- 生体に害のある物質を取り込んだと判断した樹状細胞は，MHC class IIの発現を亢進させ，抗原提示能を増強させる一方，CD40, CD80, CD86といった共刺激分子の発現を上昇させる．ナイーブT細胞が活性化するには，T細胞受容体（T cell receptor：TCR）を介したシグナルと同

35) Bennett CL, et al. J Cell Biol 2005.

第3章　皮膚バリア障害・経皮感作に対するアプローチ

時に，共刺激分子からのシグナルを受け取る必要がある．

- JAK-STAT シグナル伝達経路は，IL-6，IL-10，IL-12，IFN-γ とさまざまなサイトカインの顆粒に存在する．接触皮膚炎の成立に必要な免疫細胞において，その活性化に JAK シグナルは重要である．JTE-052 は，バリア機能の改善（もしくは保湿効果）のみではなく，接触皮膚炎の炎症の鎮静化にも働く可能性が十分にある．

- さらに，新薬の登場により AD だけでなく，アレルギーマーチの治療につながる可能性もある．アレルギーマーチ（別名：アトピックマーチ）とは，一つのアレルギー疾患を契機に誘導される一連のアレルギー疾患群を意味する．ファーストステップとして AD が存在し，アレルギー性鼻炎，食物アレルギー，喘息等の他臓器アレルギー疾患を誘導する．一連のアレルギーマーチには Th2 免疫応答の関与が示唆されるが，その詳細なメカニズムは不明である．近年の研究から AD，特に FLG 遺伝子の変異がアレルギーマーチの誘因に重要であると考えられている．アレルゲンの経皮感作マウスでは全身の Th2 免疫応答が誘導され，アレルギー性鼻炎が誘導されやすくなるとの報告がある[36]．さらに，経皮感作によって誘導された AD 様マウスでは，経気管支によるアレルギー反応が誘導されやすくなる[37]．ヒトでは，重症 AD 患者の70%がその後喘息およびアレルギー性鼻炎を併発する[38]．FLG 遺伝子変異をもつ AD 患者は，FLG 遺伝子に変異をもたない AD 患者に比べ喘息に罹患する可能性が高い[39]．また，FLG 遺伝子に変異をもつ喘息患者ほど，治療が難治するとの報告もある[40]．さらに，FLG 遺伝子変異は食物アレルギー発症のリスクを高め，10歳でオッズ比が2.86，18歳ではオッズ比が4.25にのぼる[41]．ピーナッツアレルギーのリスクが FLG 遺伝子の変異に依存するとの報告もある[42]．アレルギーマーチのメカニズムを説明するうえで抗原の交差性も指摘されている．ピーナッツのアレルゲンは，スギ花粉などのアレルゲンとの交差性を認める[43]．

- FLG 遺伝子の変異に始まる一連のアレルギーマーチはそのメカニズムが徐々に解き明かされつつある．しかし一方で，2歳児における卵アレルギーに関しては FLG 遺伝子の変異有無は関係ないとの報告もある[44]．さらに，小児喘息の罹患には FLG 遺伝子変異との相関がみられず，ネザートン症候群の原因遺伝子である SPINK5 や Th2 誘導サイトカインである thymic stromal lymphopoietin（TSLP）との相関が報告されている[45]．バリア機能障害が表皮のプロテアーゼを活性化し，Th2 免疫応答を誘導するサイトカイン TSLP の産生を引き起こす[46]．つまり，FLG 遺伝子異常がドライバーとなり，そこに免疫の変調が加わることでアレルギーマーチが誘導されると考えられている．

- このように，経皮感作がアレルギーマーチのトリガーとなる多くの研究論文が報告されている．二重抗原曝露仮説では，食物アレルゲンの早期

36) Akei HS, et al. *J Allergy Clin Immunol* 2006.

37) Spergel JM, et al. *J Clin Invest* 1998.

38) Zheng T, et al. *Allergy Asthma Immunol Res* 2011.

39) Henderson J, et al. *J Allergy Clin Immunol* 2008.

40) Palmer CN, et al. *J Allergy Clin Immunol* 2007.

41) Venkataraman D, et al. *J Allergy Clin Immunol* 2014.

42) Asai Y, et al. *J Allergy Clin Immunol* 2013.

43) Niggemann B, et al. *Allergy* 2011.

44) Peters RL, et al. *J Allergy Clin Immunol* 2014.

45) Biagini Myers JM, et al. *J Allergy Clin Immunol* 2014.

46) Soumelis V, et al. *Nat Immunol* 2002.

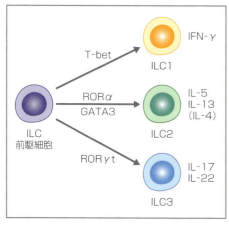

⓮ ILC の分類
ILC はそのサイトカインプロファイルから ILC1，ILC2，ILC3 と分類できる．

摂取による免疫寛容が存在するのに対し，皮膚バリア障害による抗原曝露はアレルギーを誘発することが提唱されている．さらに，経皮感作の原因として，FLG 蛋白の減少があげられる．そのため，FLG そのものの発現を亢進させることができれば，アレルギーマーチそのものを防げる可能性がある．保湿により食物アレルゲンの感作リスクが低下するか，現在進行中の大規模試験の結果が待たれる[47]．

- しかし一方で，FLG 蛋白の発現を亢進させ，バリア機能を高め水分保持量を増加させるのみで皮膚アレルギー疾患すべてを予防できるわけではない．皮膚の免疫応答に，表皮角化細胞が重要であることは間違いないが，皮膚に存在する免疫細胞ももちろん重要である．筆者らは，肥満細胞や好塩基球が皮膚アレルギー疾患では重要な役割を果たしていることを明らかとし報告している[14,48]．AD 病変部における Th2 サイトカイン（IL-4 や IL-5，IL-13 など）の産生は Th2 細胞が担当すると考えられていた．しかし近年，新しい細胞サブセットの発見により AD の新しい病態生理が提唱されつつある．新規リンパ球サブセットである innate lymphoid cell（ILC）はその産生するサイトカインプロファイルから ILC1，ILC2，ILC3 と分類される．ILC は NK 細胞と同様に，T 細胞受容体や B 細胞受容体をもたず，抗原提示細胞に特徴的な表面分子を発現しない血球系の免疫細胞である．ILC はそのサイトカインプロファイルや転写因子から大きく 3 つに分類される（⓮）．分化が T-bet 依存的であり IFN-γ を産生する ILC タイプ 1，GATA-3 依存的であり IL-5 や IL-13 を産生する ILC タイプ 2，ROR-γt 依存的であり IL-17A や IL-22 を産生する ILC タイプ 3 である[49]．
- サイトカインプロファイルから古典的な Th 細胞と混同されがちであるが，ILC は T 細胞，B 細胞，樹状細胞やマクロファージなどの lineage marker を発現していない．一方，CD25，CD90，CD127 を発現する．特に ILC2 は IL-33 受容体（ST2）を発現する．これら ILC はアレルギー，

47) Lowe AJ, et al. *Ann Allergy Asthma Immunol* 2018.

14) Otsuka A, et al. *Nat Commun* 2013.
48) Otsuka A, et al. *PLoS One* 2011.

49) Sonnenberg GF, Artis D. *Nat Med* 2015.

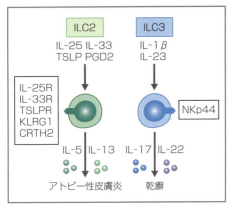

⓯ アトピー性皮膚炎と乾癬における ILC の役割

アトピー性皮膚炎の病態には ILC2，乾癬の病態には ILC3 が関与することが報告されている．

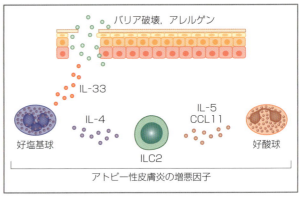

⓰ アトピー性皮膚炎における ILC2 の役割

バリア破壊により上皮細胞が放出した IL-33 が好塩基球を刺激し IL-4 の産生を促す．好塩基球から産生される IL-4 により ILC2 は IL-5 を放出し好酸球を皮膚に呼び寄せることが想定される．これら自然免疫担当細胞が皮膚アレルギー疾患の病態に直接関与することが証明されつつある．

自己免疫疾患，癌，感染，肥満など多くの疾患に関与していることがわかってきた．皮膚アレルギー疾患における ILC の役割は十分に解析されてこなかったが，近年，ILC2 は AD，ILC3 は乾癬の病態に関与していることが報告されている（⓯）．最近，Th2 細胞に加え 2 型自然リンパ球（ILC2）および好塩基球を含むさまざまな自然免疫細胞も，AD における Th2 型サイトカインの産生に関与していることが明らかとなった[50,51]．

- IL-4 受容体抗体であるデュピルマブは，AD に効果的であることが証明され，2018 年にわが国において使用可能となった．IL-4 および IL-13 は，角化細胞からケモカイン産生を誘導し，皮膚への炎症細胞浸潤を促進する．これらサイトカインはまた，FLG の発現を低下させ，その結果，バリア機能を低下させる．このため Th2 サイトカインシグナルを抑制するデュピルマブは，FLG 発現の低下を抑制する可能性が考えられる．実際に，IL-4 受容体阻害薬はバリア機能を改善することが報告された[52]．実臨床において，デュピルマブを使用している AD 患者の自覚症状として，皮膚がしっとりした，と聞くことが多い．IL-4 受容体抗体は，Th2 サイトカインを抑制することで免疫的変調を調整する以外に，バリア機能を増強し保湿を高める効果を発揮する．AD において ILC2 の病態への関与が明らかとなってきており（⓰），Th2 サイトカインを標的としたデュピルマブは，広く Th2 反応を抑えることが期待される．

50) Kim BS, et al. *Sci Transl Med* 2013.
51) Kim BS, et al. *J Immunol* 2014.
52) Simpson EL, et al. *N Engl J Med* 2016.

4 現時点におけるベストな治療は何か

- 前述の通り，現在使用可能な保湿剤は❷の通りである．限られた保湿剤のなかでまず，ワセリンを正しく使えるところから患者指導を行いたい．ワセリンの成分は，いわゆる油である．ワセリンそのものには保湿効果がない．つまり，乾燥した皮膚にワセリンを外用したところで，保湿効果は期待できない．ワセリンを外用する際は，入浴やシャワーなどで水分を吸収した状態で塗布を行う．その結果，水分の蒸発を防ぎ，保湿効果を発揮する．また，入浴後は時間が経過すればするほど，皮膚の水分量が減少していくことから，できるだけ早くワセリンの外用を行うことが推奨される．実際，ワセリンは，乾燥した皮膚に外用する場合，伸びが悪いため使用感に問題が出る．風呂上がりの濡れた皮膚に外用すると伸びも良いため，実臨床では風呂上がりにタオルで軽く水分を拭き取り，すぐにワセリン外用することを患者に説明し，アドヒアランスの向上を狙う．

- ワセリンは不純物をわずかに含んでおり，しばしばワセリンによる刺激性皮膚炎，もしくは接触皮膚炎を発症する患者に遭遇する．また，ワセリン外用後に刺激感を感じる患者もみられることから，そういった患者には白色ワセリン（プロペト®）外用を推奨したい．プロペト®はワセリンから不純物を取り除いたものである．ワセリンそのものの使用を拒否する患者をたまにみかけるが，筆者の経験では，プロペト®の外用であれば受け入れてくれることも多い．さらに，プロペト®から不純物を取り除いたものに高品質な白色ワセリン（サンホワイト®）がある．サンホワイト®の処方が実際に必要な患者はほぼ限られるが，知識として知っていて損はないだろう．

- 現在のところ，保湿剤として最も推奨されるのが，ヘパリン類似物質配合の軟膏・クリームであろう．水分の存在下でヘパリン類似物質は保湿効果を発揮するが，乾燥した皮膚にヘパリン類似物質配合の軟膏・クリームを外用することで保湿効果を実感することも多い．しかし，保湿効果は入浴後など水分量の高い皮膚に外用するほうが有効であるため，可能であれば患者に入浴後の保湿を指導したい．保湿効果は時間とともに減弱する．そのため，バリア機能が破綻している AD 患者などは頻回な保湿が必要となる．この場合，ヘパリン類似物質配合の軟膏・クリームを外出時も携帯することで，外用回数を増やすことが可能となる．また近年，ヘパリン類似物質配合の保湿剤は，軟膏，クリームだけでなく，スプレーや泡といった形状のものが登場しており，利便性は向上している．患者の生活様式にあった形状（外用する時間がない患者へのスプレー剤処方など）を選択する配慮も必要である．

- ヘパリン類似物質を含有した薬剤であるヒルドイド®シリーズには，血

第3章　皮膚バリア障害・経皮感作に対するアプローチ

栓性静脈炎，血行障害に基づく疼痛や炎症性疾患，凍瘡，肥厚性瘢痕・ケロイドの治療と予防，進行性指掌角化症，皮脂欠乏症，外傷後の腫脹・血腫・腱鞘炎・筋肉痛・関節炎，筋性斜頚といった適応症がある．注意すべき点は，ヒルドイド® ゲルの適応症は上記と同様であるが，2019 年 6 月現在，皮脂欠乏症は含まれない．

● ヘパリン類似物質配合の軟膏・クリームは近年，化粧品代わりに使われることが問題となっている．国民皆保険制度を利用して不必要に処方を求める患者と医療機関が存在し，しばしばマスコミで取り上げられる．ヘパリン類似物質配合の軟膏・クリームは，現在の処方可能な保湿剤のうち最も効果の高いものの一つであり，必要とする患者への処方制限となれば，われわれ医療者のみならず患者の大きな損失になる．患者からの要求に安易に答えることなく適切に使用することが求められる．

● 保湿剤の外用方法に関して，患者指導の際は注意を払いたい．まず外用する方法として，軟膏およびクリームを擦り込まないことがポイントとなる．日常診療では，とくに高齢者の患者から擦り込んで外用しているとの声をしばしば聞く．皮膚科医にとっては常識である「擦り込まないで塗布」することも，患者にとっては常識でない場合がある．診療では，優しく丁寧に擦り込まずに外用することを指導したい．

● また，外用するうえで重要となるのが，量の問題である．FTU（finger tip unit）は，ステロイド外用薬や保湿剤を使用するうえで重要な概念となる．一般的な軟膏剤のチューブ（穴の直径が 5 mm 程度）の場合，成人の人差し指のいちばん先端から第一関節に乗る量が約 0.5 g である．これを 1 FTU とよび，成人の手掌 2 枚分に外用する適量となる（❶）．ローションの場合，手掌に 1 円玉大の量を取り，それが両手 2 枚分の面積に塗る量となる．FTU 以外に，筆者が指導の際に用いているのが，軟膏を塗った部位にティッシュを当ててみて皮膚につく量を外用する，という説明である．十分な量の外用薬が塗れていない場合を多く経験する．FTU に関しては，調剤薬局にて薬剤師が説明してくれる場合もあるが，医師も処方する際に指導することが望まれる．

● 外用方法で最後に重要な点は，外用薬の汚染に関してである．Lundov らは，手湿疹患者 20 人が使用したハンドクリームに関して微生物検査を行った[53]．回収した 63% の製品から微生物が検出され，そのうちの 30% が黄色ブドウ球菌であったことを報告している．これら微生物の大半は，チューブの開口部や軟膏壺の縁から検出されている．AD の増悪因子として，黄色ブドウ球菌が関与していることは前述のとおりである．つまり，汚染された保湿剤を外用することで AD の症状を増悪させる可能性がある．保湿剤を使用する際は，微生物の汚染に十分注意するよう患者指導を行うことも必要である．

● 患者から質問がある項目の一つに，入浴剤に関するものがある．2018

53) Lundov MD, et al. *Acta Derm Venereol* 2012.

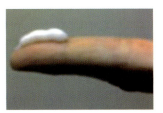

両手掌（＝体表面積の2％）をカバーする量（1FTU：0.5g）を目安に外用

⓱ どのくらいの量を塗布すればよいか

ステロイド外用薬の使用量と塗布面積について「finger-tip unit（FTU）」という概念が提唱されている．1FTUは直径5mmのチューブから押し出される，成人の人指し指の指腹側末梢部（最先端から1番目の関節まで：約25～28mm）に乗る軟膏量で，おおむね0.5gに相当する．

年，小児のAD患者482人に関し，入浴剤の効果を検討したランダム化比較試験（randomized controlled trial：RCT）の結果が報告された[54]．このRCTでは，保湿入浴剤を12か月定期的に使用した患者と使用しない患者に分け，その後16週間にわたるPOEM（patient oriented eczema measure）の数値を比較した．その結果，保湿入浴剤を使用した群と使用していない群でPOEMに統計学的に有意差は認められなかった．このRCTより，ADの皮疹コントロールに関しては，保湿入浴剤が無効であることがいえる．

- AD患者に外用を指導する際，ステロイド外用薬と保湿剤のどちらを先に塗るか聞かれる場合がある．これに関しても臨床研究が報告されている．Ngらは，中等症から重症のAD患児46人を，ステロイド外用薬塗布後15分に保湿剤を外用した群と，保湿剤塗布後にステロイド外用薬を塗布した群に分け，EASIスコア，体表面中の湿疹面積の割合，かゆみスコアについて評価を行った[55]．その結果，両群ですべてのスコアに差がみられなかった．この結果をふまえ，筆者は保湿剤とステロイド外用薬に関して，どちらを先に塗ってもよいと答えるようにしている．

- この項の最後に，保湿が小児AD発症予防に重要であることを強調したい．Kelleherらは，小児AD発症の初期，さらにはAD発症前のバリア機能不全について解析した[56]．この論文の背景として，非侵襲性の検査で新生児のAD発症のリスクがもしわかれば，早い段階での治療介入，さらに予防まで可能となることが想定されている．本論文では生後2日目と2か月目の新生児で非侵襲性に皮膚バリア機能を評価し，生後12か月でのAD発症と相関するか検討した．つまりTEWLの数値とAD発症のリスクの相関を調べた．1,903人の新生児の生後2日と2か月でTEWLを測定した．その後，生後6か月と12か月でのADの有無とADの重症度をSCORADで評価を行った．また1,300人の新生児のFLG遺伝子変異を検索した．生後6か月では18.7％がADを発症

---

54) Santer M, et al. BMJ 2018.

55) Ng SY, et al. *Pediatr Dermatol* 2016.

56) Kelleher M, et al. *J Allergy Clin Immunol* 2015.

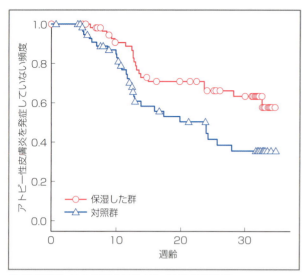

❶⓼ **乳児期からの保湿とアトピー性皮膚炎発症**
乳児期から保湿をしていた群とそうでない群を比較したところ、保湿していた群でアトピー性皮膚炎の罹患率が有意に低下していることが明らかとなった。乳児期からの保湿はアトピー性皮膚炎発症の予防に重要である。
(Horimukai K, et al. J Allergy Clin Immunol 2014[57])

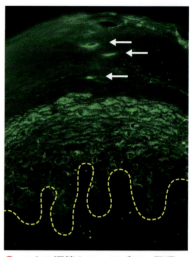

❶⓽ **マウス汗管とフィラグリン発現**
マウスの汗管では、フィラグリンが管壁に多く存在している（←）。

し，生後12か月では15.53%が発症した．生後2日目のTEWLの上昇が，生後12か月でのAD発症と相関していた．また，TEWLが低い新生児はADにはなりにくかった．生後2か月でのTEWL上昇も12か月でのAD発症と相関している．これらの相関は，両親のADの有無，FLG遺伝子の変異，生後2か月での繰り返す紅斑とは無関係であった．このように，生後間もない時期の皮膚バリア機能の障害は，AD発症へ関係していることが明らかとなった．

- 実際にバリア機能を改善させることがAD発症予防につながる可能性がある．2014年，HorimukaiらはOchanomizu新生児期から保湿剤を使用することでADが予防できることを報告した（❶⓼）[57]．ADの既往がある両親もしくは同胞を1人以上もつ生後1週間の乳児118人に対し，毎日保湿乳液を1日1回以上塗布する群と乾燥が目立つ部分のみプロペト®を塗布する群に分け，生後32週までのAD発症率を観察した．この結果，毎日保湿乳液を外用した群では，乾燥が目立つ部分のみプロペト®を塗布した群に比べ，有意にADの累積発症率が低いことが明らかとなった．

- 以上，現時点における保湿剤を用いた治療方法と，その発展について解説した．ドライスキンはADにおいて増悪と発症に寄与する重要な要素である．また，ドライスキンに寄与する因子としてFLGが注目されている．FLGは汗管を構成する重要な要素であり（❶⓽），FLGの発現低下が汗管の閉塞につながり，汗の分泌低下を促すことを筆者らは見出し報告した（❷⓪）[58]．現在，大規模試験での検証が進んでいる最中だが，

57) Horimukai K, et al. *J Allergy Clin Immunol* 2014.

58) Rerknimitr P, et al. *J Invest Dermatol* 2017.

3. 新薬は従来の治療に欠けていた点をどのように補完できるのか

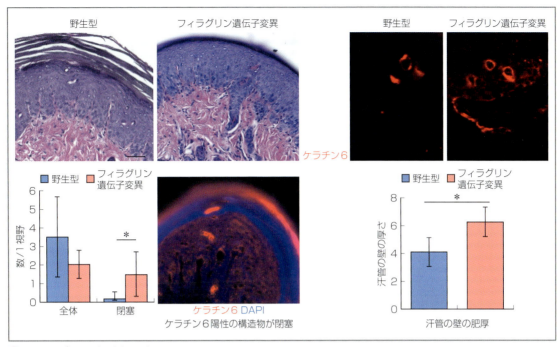

⑳ フィラグリン発現低下と汗
フィラグリン遺伝子変異マウスを用いた解析では，野生型に比べ汗が減弱していることが明らかとなった．また，フィラグリン遺伝子変異マウスの汗管では，ケラチン6陽性の構造物が閉塞している像が確認された．また，フィラグリン遺伝子変異マウスでは汗管の壁の肥厚がみられた．フィラグリン遺伝子異常により，汗管が構造異常となり汗の減弱を引き起こしている可能性がある．

(Rerknimitr P, et al. J Invest Dermatol 2017[58])

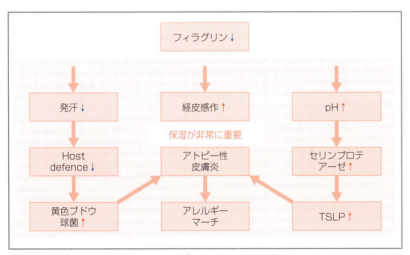

㉑ フィラグリン発現低下とアレルギーマーチ
フィラグリン発現低下により，発汗の減少，経皮感作の亢進，pHの上昇がみられる．発汗低下は皮膚免疫能の低下につながりブドウ球菌の繁殖を引き起こす．またpHの上昇は，セリンプロテアーゼの発現亢進を促し，TSLPの産生が亢進する．これらはアトピー性皮膚炎の発症および増悪に関与し，経皮感作を介してアレルギーマーチが誘導される．保湿をすることで一連のアレルギーマーチが予防される可能性がある．

FLG発現を上げることでアレルギーマーチを予防できる可能性がある（㉑）．今後，FLG発現亢進を狙った新規薬剤の開発が進むことが予想

第3章 皮膚バリア障害・経皮感作に対するアプローチ

されるが，ここしばらくは基本となる外用剤は変わることがないだろう．現在できうるベストをつくすため，既存の保湿剤の作用機序を理解し，外用方法に関して正しく患者指導を行っていく必要がある．

（大塚篤司）

◉ 文 献

1) O'Regan GM, et al. Filaggrin in atopic dermatitis. J Allergy Clin Immunol 2008；122：689-93.

2) O'Regan GM, Irvine AD. The role of filaggrin in the atopic diathesis. Clin Exp Allergy 2010；40：965-72.

3) Irvine AD. Fleshing out filaggrin phenotypes. J Invest Dermatol 2007；127：504-7.

4) List K, et al. Loss of proteolytically processed filaggrin caused by epidermal deletion of Matriptase/MT-SP1. J Cell Biol 2003；163：901-10.

5) Elias PM, Schmuth M. Abnormal skin barrier in the etiopathogenesis of atopic dermatitis. Curr Opin Allergy Clin Immunol 2009；9：437-46.

6) Irvine AD, McLean WH. Breaking the (un) sound barrier：Filaggrin is a major gene for atopic dermatitis. J Invest Dermatol 2006；126：1200-2.

7) Eberlein-Konig B, et al. Skin surface pH, stratum corneum hydration, trans-epidermal water loss and skin roughness related to atopic eczema and skin dryness in a population of primary school children. Acta Derm Venereol 2000；80：188-91.

8) Kawakami T, Soma Y. Questionnaire survey of the efficacy of emollients for adult patients with atopic dermatitis. J Dermatol 2011；38：531-5.

9) Utsunomiya R, et al. Heparinoid suppresses Der p-induced IL-1beta production by inhibiting ERK and p38 MAPK pathways in keratinocytes. Exp Dermatol 2018；27：981-8.

10) Koch P. Delayed-type hypersensitivity skin reactions due to heparins and heparinoids. Tolerance of recombinant hirudins and of the new synthetic anticoagulant fondaparinux. Contact Dermatitis 2003；49：276-80.

11) Grether-Beck S, et al. Urea uptake enhances barrier function and antimicrobial defense in humans by regulating epidermal gene expression. J Invest Dermatol 2012；132：1561-72.

12) van Zuuren EJ, et al. Emollients and moisturizers for eczema：Abridged Cochrane systematic review including GRADE assessments. Br J Dermatol 2017；177：1256-71.

13) Nakajima S, et al. Langerhans cells are critical in epicutaneous sensitization with protein antigen via thymic stromal lymphopoietin receptor signaling. J Allergy Clin Immunol 2012；129：1048-55.

14) Otsuka A, et al. Basophils are required for the induction of Th2 immunity to haptens and peptide antigens. Nat Commun 2013；4：1739.

15) Kobayashi T, et al. Dysbiosis and *Staphylococcus aureus* colonization drives inflammation in atopic dermatitis. Immunity 2015；42：756-66.

16) Kabashima K. New concept of the pathogenesis of atopic dermatitis：Interplay among the barrier, allergy, and pruritus as a trinity. J Dermatol Sci 2013；70：3-11.

17) Otsuka A, et al. The interplay between genetic and environmental factors in the pathogenesis of atopic dermatitis. Immunol Rev 2017；278：246-62.

18) Palmer CN, et al. Common loss-of-function variants of the epidermal barrier protein filaggrin are a major predisposing factor for atopic dermatitis. Nat Genet 2006；38：441-6.

19) Brown SJ, McLean WH. One remarkable molecule：Filaggrin. J Invest Dermatol 2012；132：751-62.

20) van den Oord RA, Sheikh A. Filaggrin gene defects and risk of developing allergic sensitisation and allergic disorders：systematic review and meta-analysis. BMJ 2009；339：b2433.

21) Rodriguez E, et al. Meta-analysis of filaggrin polymorphisms in eczema and asthma：Robust risk factors in atopic disease. J Allergy Clin Immunol 2009；123：1361-70.

22) Baurecht H, et al. Toward a major risk factor for atopic eczema：meta-analysis of filaggrin polymorphism data. J Allergy Clin Immunol 2007；120：1406-12.

23) Osawa R, et al. Japanese-specific filaggrin gene mutations in Japanese patients suffering from atopic eczema and asthma. J Invest Dermatol 2010；130：2834-6.

24) Howell MD, et al. Cytokine modulation of atopic dermatitis filaggrin skin expression. J Allergy Clin Immunol 2007；120：150-5.

25) Brown SJ, et al. Intragenic copy number variation within filaggrin contributes to the risk

of atopic dermatitis with a dose-dependent effect. J Invest Dermatol 2012；132：98-104.

26）Fallon PG, et al. A homozygous frameshift mutation in the mouse Flg gene facilitates enhanced percutaneous allergen priming. Nat Genet 2009；41：602-8.

27）Moniaga CS, et al. Flaky tail mouse denotes human atopic dermatitis in the steady state and by topical application with *Dermatophagoides pteronyssinus* extract. Am J Pathol 2010；176：2385-93.

28）Kawasaki H, et al. Altered stratum corneum barrier and enhanced percutaneous immune responses in filaggrin-null mice. J Allergy Clin Immunol 2012；129：1538-46.

29）Sasaki T, et al. A homozygous nonsense mutation in the gene for Tmem79, a component for the lamellar granule secretory system, produces spontaneous eczema in an experimental model of atopic dermatitis. J Allergy Clin Immunol 2013；132：1111-20.

30）Sasaki T, et al. Filaggrin loss-of-function mutations are not a predisposing factor for atopic dermatitis in an Ishigaki Island under subtropical climate. J Dermatol Sci 2014；76：10-5.

31）Ming M, et al. Loss of sirtuin 1 (SIRT1) disrupts skin barrier integrity and sensitizes mice to epicutaneous allergen challenge. J Allergy Clin Immunol 2015；135：936-45.

32）Howell MD, et al. Cytokine modulation of atopic dermatitis filaggrin skin expression. J Allergy Clin Immunol. 2009；124 (3 Suppl 2)：R7-R12.

33）Otsuka A, et al. Possible new therapeutic strategy to regulate atopic dermatitis through upregulating filaggrin expression. J Allergy Clin Immunol 2014；133：139-46.

34）Amano W, et al. The Janus kinase inhibitor JTE-052 improves skin barrier function through suppressing signal transducer and activator of transcription 3 signaling. J Allergy Clin Immunol 2015；136：667-77.

35）Bennett CL, et al. Inducible ablation of mouse Langerhans cells diminishes but fails to abrogate contact hypersensitivity. J Cell Biol 2005；169：569-76.

36）Akei HS, et al. Epicutaneous aeroallergen exposure induces systemic TH2 immunity that predisposes to allergic nasal responses. J Allergy Clin Immunol 2006；118：62-9.

37）Spergel JM, et al. Epicutaneous sensitization with protein antigen induces localized allergic dermatitis and hyperresponsiveness to methacholine after single exposure to aerosolized antigen in mice. J Clin Invest 1998；101：1614-22.

38）Zheng T, et al. The atopic march：progression from atopic dermatitis to allergic rhinitis and asthma. Allergy Asthma Immunol Res 2011；3：67-73.

39）Henderson J, et al. The burden of disease associated with filaggrin mutations：A population-based, longitudinal birth cohort study. J Allergy Clin Immunol 2008；121：872-77.

40）Palmer CN, et al. Filaggrin null mutations are associated with increased asthma severity in children and young adults. J Allergy Clin Immunol 2007；120：64-8.

41）Venkataraman D, et al. Filaggrin loss-of-function mutations are associated with food allergy in childhood and adolescence. J Allergy Clin Immunol 2014；134：876-82.

42）Asai Y, et al. Filaggrin gene mutation associations with peanut allergy persist despite variations in peanut allergy diagnostic criteria or asthma status. J Allergy Clin Immunol 2013；132：239-42.

43）Niggemann B, et al. The high prevalence of peanut sensitization in childhood is due to cross-reactivity to pollen. Allergy 2011；66：980-981.

44）Peters RL, et al. The natural history and clinical predictors of egg allergy in the first 2 years of life：a prospective, population-based cohort study. J Allergy Clin Immunol 2014；133：485-91.

45）Biagini Myers JM, et al. Epistasis between serine protease inhibitor Kazal-type 5 (SPINK5) and thymic stromal lymphopoietin (TSLP) genes contributes to childhood asthma. J Allergy Clin Immunol 2014；134：891-9.

46）Soumelis V, et al. Human epithelial cells trigger dendritic cell mediated allergic inflammation by producing TSLP. Nat Immunol 2002；3：673-80.

47）Lowe AJ, et al. The skin as a target for prevention of the atopic march. Ann Allergy Asthma Immunol 2018；120：145-51.

48）Otsuka A, et al. Requirement of interaction between mast cells and skin dendritic cells to establish contact hypersensitivity. PLoS One 2011；6：e25538.

49）Sonnenberg GF, Artis D. Innate lymphoid cells in the initiation, regulation and resolution of inflammation. Nat Med 2015；21：698-708.

50）Kim BS, et al. TSLP elicits IL-33-independent innate lymphoid cell responses to promote skin inflammation. Sci Transl Med 2013；5：170ra16.

51）Kim BS, et al. Basophils promote innate lymphoid cell responses in inflamed skin. J Immunol 2014；193：3717-25.

52）Simpson EL, et al. Two Phase 3 Trials of Dupilumab versus Placebo in Atopic Dermatitis. N Engl J Med 2016；375：2335-48.

53) Lundov MD, et al. Creams used by hand eczema patients are often contaminated with *Staphylococcus aureus*. Acta Derm Venereol 2012；92：441-2.

54) Santer M, et al. Emollient bath additives for the treatment of childhood eczema （BATHE）：Multicentre pragmatic parallel group randomised controlled trial of clinical and cost effectiveness. BMJ 361, k1332 2018；

55) Ng SY, et al. Does order of application of emollient and topical corticosteroids make a difference in the severity of atopic eczema in children? Pediatr Dermatol 2016；33：160-4.

56) Kelleher M, et al. Skin barrier dysfunction measured by transepidermal water loss at 2 days and 2 months predates and predicts atopic dermatitis at 1 year. J Allergy Clin Immunol 2015；135：930-5.

57) Horimukai K, et al. Application of moisturizer to neonates prevents development of atopic dermatitis. J Allergy Clin Immunol 2014；134：824-30.

58) Rerknimitr P, et al. Decreased filaggrin level may lead to sweat duct obstruction in filaggrin mutant mice. J Invest Dermatol 2017；137：248-51.

Column　入浴・シャワー浴はアトピー性皮膚炎にとっていいのか？

　入浴は皮膚に潤いを与えるほか，皮膚表面の病原体やアレルゲンを調整する作用が期待できるが，その効果は入浴方法によって異なる可能性がある．最適な入浴方法に関する良質のエビデンスはなく，専門家の提言によるものが多い．アメリカ皮膚科学会アトピー性皮膚炎診療ガイドラインでは，根拠となるエビデンスはないものの，一般的に漿液性痂皮を除去する目的で温かい湯への約5〜10分の入浴が推奨されるとした[1]．さらに治療抵抗性を示す重症皮疹部を水に約20分浸し，その直後にステロイド外用薬を塗るという“soak and smear”療法が有用との見解を示している[1]．ステロイド外用薬による皮膚乾燥を最小限にする効果は期待できそうだ．湯温についてはバリア回復に適した温度として38〜40℃が推奨されている．42℃を超えるとバリア回復が遅延するほか，温熱がかえってかゆみを誘発する原因となる．浴槽入浴とシャワー浴の違いについては，互いの効果に優劣をつけるようなエビデンスはない．

　わが国においてシャワー浴のアトピー性皮膚炎（AD）症状改善の効果に関する検討が行われてきた[2-4]．小児ADを対象とした学校内でのシャワー浴（水道水）が汗の多い季節の皮膚症状を有意に改善した．シャワー浴による有害事象の報告はないた

め，状況に応じて水道水によるシャワー浴を症状管理に取り入れてよい．いずれの報告も石鹸や沐浴剤，特別な水は用いなくとも改善効果が得られたことから，四肢・顔面といった露出部位は蛇口の水道水による流水洗浄でも同様の効果をもたらすと期待できる．たとえば運動後や外出から帰宅後に顔，手洗いの際に手首や肘まで水洗いする．膝窩も流水洗浄できればよい．首や体など手軽に水洗いできない部位はおしぼりで汚れや汗を拭うことも効果的である．

（室田浩之）

◎ 文　献

1) Work group of guidelines of care for the management of atopic dermatitis. Guidelines of care for the management of atopic dermatitis：Section 2. Management and treatment of atopic dermatitis with topical therapies. J Am Acad Dermatol 2014；71 (1)：116-32.

2) Kameyoshi Y, et al. Taking showers at school is beneficial for children with severer atopic dermatitis. Arerugi 2008；57 (2)：130-7.

3) Mochizuki H. Effects of skin care with shower therapy on children with atopic dermatitis in elementary schools. Pediatr Dermatol 2008；26 (2)：223-5.

4) Murota H, et al. Showering reduces atopic dermatitis in elementary school students. Eur J Dermatol 2010；20 (3)：410-1.

Column アトピー性皮膚炎の病理組織

　アトピー性皮膚炎（AD）の病理組織像は、いわゆる湿疹反応を呈するさまざまな疾患に共通する病理組織像を呈する。その基本像は表皮の海綿状浮腫を伴う表皮内および真皮血管周囲の炎症細胞浸潤である。海綿状浮腫とは、表皮角化細胞間の浮腫であり、組織学的には角化細胞間の裂隙の開大と細胞間橋の明瞭化によって認識される。海綿状浮腫の程度は個々の症例でさまざまであるが、一般に急性期の湿疹反応でその程度は強く、慢性期の病変では軽度から中等度のことが多い。浸潤する細胞はリンパ球が主体で、しばしば種々の程度の好酸球浸潤を伴う。

　超急性期病変であれば、角層は正常の籠目状の形態が維持され真皮乳頭層の浮腫を伴うが、一定期間表皮の海綿状浮腫が継続すると表皮突起が延長し、角層は錯角化を伴う過角化を呈する。海綿状浮腫の程度が強ければ、角質に好酸性無構造物質の滲出液が貯留する（これは臨床的に痂皮に相当する）。じゅくっとした湿潤局面を生検した場合、このような組織像が得られることが多い。搔破による二次的な影響により、表皮上層の角化細胞の壊死やびらん・潰瘍形成、周辺表皮直下へのフィブリン析出、表層への細菌塊付着や好中球が観察されることもある。搔破を繰り返し苔癬化局面を呈すると、海綿状浮腫の程度はあまり目立たなくなり、表皮のみならず毛包上皮とともに不規則な肥厚を呈し、緻密な正過角化を示す。また真皮乳頭層を縦方向に走行する膠原線維が太くなる。この特徴的な組織学的変化は慢性単純性苔癬（lichen simplex chronicus：LSC）といわれる。AD患者に結節性痒疹を合併することがあるが、結節性痒疹の組織像もLSCを呈する。一方、漿液性丘疹や紅斑が目立たず、乾燥とやや肥厚したざらざらとした部位を生検した場合、その組織像では海綿状浮腫の程度はごく軽度であり、軽度の過角化・錯角化を伴う肥厚した表皮であることが多い（❶）。

　紅皮症化したADと臨床像が類似する疾患として、皮膚T細胞性リンパ腫であるセザリー症候群がある。生検組織で表皮向性や異型リンパ球の存在が明らかであれば鑑別は可能であるが、それらが目立たず組織像での鑑別が難しいこともある。血中のセザリー細胞の有無やその量、CD4/CD8比、T細胞受容体の遺伝子再構成の有無などを総合して鑑別する。

〈加来　洋〉

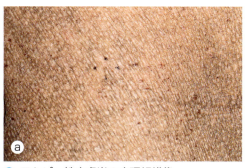 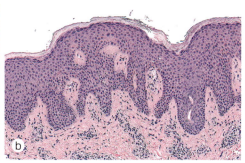

❶ アトピー性皮膚炎の病理組織像
a：生検部位の臨床写真。漿液性丘疹や紅斑が目立たず、皮膚は乾燥し、やや肥厚している。
b：組織像。真皮の血管周囲にリンパ球浸潤を認め、肥厚した表皮はごく軽度の海綿状浮腫を示し、錯角化を伴う軽度の過角化を呈している。

第3章 皮膚バリア障害・経皮感作に対するアプローチ

Column アトピー性皮膚炎と教育入院

■ 教育入院の必要性

アトピー性皮膚炎（AD）は慢性の炎症性皮膚疾患であり，治療のアドヒアランスを高める配慮が大切とされる[1]．症状の安定のためには，疾患，治療の正しい理解，外用を中心とした治療の継続，正しい生活習慣の習得など，患者教育が不可欠であり，また患者-医師関係が重要となる．患者-医師関係について，指導内容が医師により異なることが患者に不信感を抱かせており，医師側の指導内容の統一も求められる．不適切治療を行ってきた患者に対し標準的な治療を導入することは短い外来診療時間中には難しく，入院にて十分な時間をかける必要がある．以上のような理由でさまざまな施設で AD 教育入院が行われている．

■ 教育入院の有用性

阿部ら[2]は検査，講義，治療で構成される2週間の教育入院プログラムを行い，著明改善36％，改善61％とほとんどすべての患者で皮疹が改善し，患者の疾患への理解度，治療の満足度の向上につながり，不適切治療を受けていた患者でも，適切な治療で維持が可能になったとしている．

大島ら[3]は教育入院の退院後，患者自身，主治医ともに40％以上が良くなったと答え，良くなった理由として，外用薬の使い方の改善，定期的な通院があげられ，疾患を正しく理解し治療すれば，症状が改善するとともに患者の不安も軽減させることができるとしている．

山北ら[4]は1週間のセルフケア教育入院を行い，AD の重症度は変化がなかったが，疾患への理解が深まり，抑うつ，不安が改善していたと報告している．

乳幼児患者に対する短期教育入院については，疾患知識，治療，自己管理などの講義，スキンケア指導，グループディスカッションで構成された少人数制の1泊2日の教育プログラムの有効性が示されている[5]．

■ 教育入院の内容

AD の考え方，成因や病態，治療の基本と実際，合併症，抗アレルギー薬の作用と副作用，外用薬の塗り方，食事指導，生活指導，入浴方法，スキンケア，日常生活の注意点，ストレスに対する対処法[1-4]などが講義内容である．

講義以外に行う内容として，実地指導のほか，個別相談[1]，質問コーナー，グループディスカッションがあげられている[4,5]．

■ 外来集団指導

筆者らは，成人患者では入院プログラムは時間的制約が多く，対象者が限られることから，1回の講義で複数の患者を対象とできる外来教育プログラム，アトピー教室を行ってきた．AD の概要，スキンケア，薬の使い方について，日常生活での工夫について，医師，看護師，栄養士がテキストによる講義を進める．受講者の受講前後3回の診察時重症度（severity scoring of atopic dermatitis：SCORAD）の平均値は 36.2 から 24.0 と低下しており，受講を通じて，疾患，治療，生活習慣への意識が向上したことが，皮疹の改善にもつながった可能性が考えられた．

（海老原全）

◎ 文 献
1) 日本皮膚科学会アトピー性皮膚炎診療ガイドライン作成委員会．アトピー性皮膚炎ガイドライン 2016 年版．日皮会誌 2016；126：121-55.
2) 阿部理一郎ほか．アトピー性皮膚炎教育入院プログラム―北大皮膚科入院患者 100 名のアンケート調査解析．日皮会誌 2003；113：1415-21.
3) 大島昭博ほか．浜松医科大学医学部附属病院アトピー性皮膚炎教育入院患者の退院後の状態．臨床皮膚科 2005；59：225-9.
4) 山北高志ほか．アトピー性皮膚炎セルフケア教育入院―その実際と心身医学的側面からの健闘．J Environ Dermatol Cutan Allerol 2009；3：86-93.
5) 二村昌樹ほか．乳幼児アトピー性皮膚炎患者に対する短期教育入院「スキンケアスクール」の効果．アレルギー 2009；58：1610-8.

第4章

免疫異常・アレルギー炎症に対するアプローチ

生物製剤，従来のステロイド・
抗ヒスタミン薬の効用と限界

第4章 免疫異常・アレルギー炎症に対するアプローチ

1

アトピー性皮膚炎の病態論は
どのように変容してきたか

1 アレルギー炎症の最新の情報と解説

1 アトピー性皮膚炎はアレルギー炎症か

● アトピー性皮膚炎（AD）は，アレルギー疾患の代表のように考えられることが多い．実際，日本皮膚科学会「アトピー性皮膚炎診療ガイドライン 2016 年版」では，AD の病態は皮膚バリア，瘙痒，そして，"アレルギー炎症"と定義されている[1]．しかし一方で，「AD はアレルギー疾患か？」という議論も，長年続いているところである．ここでは，"アレルギー"という言葉の本来の定義を復習し，そして AD の病態がそれらの定義にどの程度合致しているか，文献を検証し，AD における"アレルギー炎症"を再考してみたい．

1) 日皮会誌 2016.

2 アレルギーの定義と分類

● 成書では，「元来無害であるはずの花粉，食物，薬剤などの抗原が，宿主にとって有害な免疫反応を起こしてしまう病態」を過敏反応（hypersensitivity reaction）と定義し，その過敏反応のうち IgE を介した即時型過敏反応を「アレルギー」と記載している[2]．Coombs と Gell は，過敏反応をその病態形成メカニズムの違いから I～IV の 4 種類に分類している[2]．

2) 笹月武彦．Janeway's 免疫生物学．原著第 7 版．2010.

● I 型過敏反応は主に肥満細胞が関与し，細胞表面に結合した IgE から抗原刺激をうけた肥満細胞が脱顆粒することで，ヒスタミンを代表としたさまざまな炎症性メディエーターが放出され，即時型の炎症を生じる（アレルギー）．II 型過敏反応は，特異抗原と結合した IgG と，補体系の活性化から生じる．III 型過敏反応は免疫複合体型であり，特異抗原と結合した IgG の抗原抗体複合体が組織へ沈着し，引続く補体系の活性化から炎症を誘発する．IV 型過敏反応は遅延型過敏反応ともよばれ，T 細胞が関与する反応であり，抗原特異的 T 細胞が組織へ浸潤・活性化し，遅発性に炎症を惹起する．

● 一般に，AD 患者は IgE 高値を示すことが多く（"アトピー"とは，普通の環境に存在する多種のアレルゲンに対して IgE が応答する傾向，と

120

1. アトピー性皮膚炎の病態論はどのように変容してきたか

定義されている[2]），また食物アレルギーや喘息，アレルギー性鼻炎などⅠ型過敏反応疾患の合併や家族歴が多いことなどから[3]，AD はⅠ型過敏反応に分類されて議論されることが多い．さらに，T 細胞の関与の観点から，Ⅳ型過敏反応にも含まれている[2]．

3) Gordon BR. *Otolaryngol Clin North Am* 2011.

❸ アトピー性皮膚炎は抗原特異的炎症なのか

● さて，上記の定義・分類から考えると，AD は「特異的抗原によって皮膚炎症が生じている」ということになる．はたして，これはどの程度エビデンスがあるのであろうか．喘息やアレルギー性鼻炎患者では，ダニ，スギなどの特異的抗原に対する IgE が検出され，それら抗原に曝露されると症状が誘発され，逆に除去することで症状は緩和する．また抗原に対する免疫療法（減感作療法）が確立されており，保険にも適用されている．さらに，抗 IgE 抗体であるオマリズマブ（ゾレア®）は喘息や蕁麻疹に有効性を示し，臨床応用されている．すなわち，それら疾患については特異的抗原が病態形成に深く関与していること，IgE が関与した病態であることなどが多角的に証明されており，まさにアレルギーの定義を満たしている．一方，AD はどうであろうか．

● 確かに，小児など一部の AD 患者で食物抗原が皮疹の増悪に関与し，また AD 患者は，しばしばダニ，スギなど複数の抗原に対して IgE 高値を示す．しかし，それら抗原についての免疫療法は，全体としてはほぼ効果がなく，サブグループ解析によっては一部の患者には有効との報告はあるものの，現時点ではその有効性について統一的見解は得られていない[4]．また，オマリズマブについても，AD に対して現時点では明らかな有効性は証明されていない[5]．さらに，IL-4 受容体阻害薬であるデュピルマブ（デュピクセント®）は AD において有効性を示すが，その効果は外因性 AD（IgE 高値）患者と内因性 AD（IgE 基準値範囲）患者において差はないと報告されている[6]．

4) Jutel M, et al. *J Allergy Clin Immunol* 2015.
5) Holm JG, et al. *Int J Dermatol* 2017.

6) Beck LA, et al. *N Engl J Med* 2014.

● このように，病態形成における IgE の関与は現在のところ証明されておらず，AD 患者における IgE の高値は，バリア機能障害，Th2 免疫応答亢進の二次的な結果としての可能性が考えられている[7,8]．すなわち，AD において特異的抗原の関与を明確に示したエビデンスはなく，「AD はアレルギー疾患か？」という議論が行われる所以である（❶）．

7) Brunner PM, et al. *Ann Allergy Asthma Immunol* 2018.
8) Czarnowicki T, et al. *J Allergy Clin Immunol* 2017.

❹ アトピー性皮膚炎病変部でのサイトカイン環境

● AD 病変部において 2 型サイトカインである IL-4，IL-13 などが有意に上昇しているということが明らかとなったのは 1994 年のことである[9]．AD 病変部では多くの T 細胞が浸潤しており，T 細胞機能を抑制するシクロスポリンは AD において有効性を示す．また上述のように IL-4 受容体阻害薬であるデュピルマブは有効な治療法として期待され[6,10]，

9) Hamid Q, et al. *J Clin Invest* 1994.

10) Blauvelt A, et al. *Lancet* 2017.

121

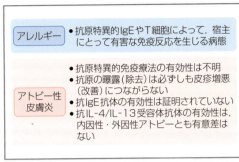
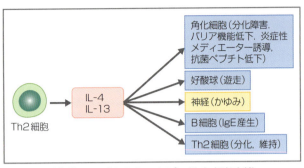

❶ アトピー性皮膚はアレルギー疾患か　　❷ IL-4受容体のシグナルとアトピー性皮膚炎病態

2018年からは日本でもAD治療に保険適用となった．このように，ADはT細胞が関与した病態であるということについては，エビデンスが蓄積している．

- ここで，1つ矛盾が生じる．一般にT細胞の活性化（＝サイトカイン産生）はT細胞受容体を介して誘導され，T細胞受容体は抗原提示細胞から提示された特異抗原によって刺激される．すなわち，AD病変部で多量の2型サイトカインが産生されているという事実からは，T細胞はAD病変部で特異的抗原の刺激を受けとっている，ということになる．これは，ADでは特異的抗原の関与が示されていない，という前述の議論と相反する．しかし近年，Th2細胞の新しい活性化メカニズムや，新規細胞サブセットの発見などにより，これらの疑問点は徐々に解明されてきた．

❺ 2型サイトカインの産生細胞

- 2型サイトカインには一般にIL-4, IL-5, IL-13, IL-31などがあげられる．これら2型サイトカインは，角化細胞に作用してバリア機能障害，細胞分化障害，各種ケモカイン・サイトカイン産生誘導や，近年では神経に作用して瘙痒を誘発するなど，ADの主要病態形成に深く関与していることが明らかとなっている（❷）[11-13]．長年，これら2型サイトカインの産生細胞としてTh2細胞が着目されてきたが，近年，各種自然免疫細胞，とくに自然リンパ球がその産生細胞として同定され，病態形成における役割が注目されている．

- 自然免疫とは，抗原特異的な反応を起こす獲得免疫に対する用語であり，抗原の特異性は必要とせず，外来因子の排除・生体恒常性維持のために迅速に対応するための免疫システムである．代表的な自然免疫細胞としては，肥満細胞，好塩基球，好酸球などがあるが，2010年ごろより自然リンパ球という新規細胞サブセットの発見と解析が急速に進み，アトピー性皮膚炎を含めたさまざまな疾患における機能解析が行われて

11) Oetjen LK, et al. *Cell* 2017.
12) Sonkoly E, et al. *J Allergy Clin Immunol* 2006.
13) Werfel T, et al. *J Allergy Clin Immunol* 2016.

いる.

⑥ 自然リンパ球の活性化誘導因子

- T 細胞の分類に類似して，自然リンパ球は大きく産生サイトカインの種類により分類される．2 型サイトカインである IL-13 を主に産生する自然リンパ球は 2 型自然リンパ球（group 2 innate lymphoid cell：ILC2）とよばれ，AD 病変部では ILC2 が有意に増加していることが報告されている[14]．自然リンパ球の大きな特徴として，抗原非依存性に活性化する，という点があげられる．その活性化誘導因子として，TSLP, IL-33, IL-25 などのサイトカインが同定されている.

14) Kim BS, et al. *Sci Transl Med* 2013.

- このうち，動物モデルでの検討から，とくに TSLP と IL-33 が AD の病態促進因子として注目されてきた[14,15]．TSLP，IL-33 はともに皮膚では角化細胞から主に産生される．IL-33 は通常，細胞核内に蓄えられているが，ハプテン，ダニ抗原など外的刺激により細胞外に放出される[16]．AD 病変部や患者血清で IL-33 は有意に増加しており[15,17]，抗 IL-33 抗体（ANB020）の有効性が治験（Phase2a）で報告されているなど（American Academy of Dermatology Annual Meeting, 2018），IL-33 はヒトにおいても重要な役割を果たしている可能性がある.

15) Imai Y, et al. *Proc Natl Acad Sci USA* 2013.

16) Jin S, et al. *Exp Dermatol* 2014.
17) Tamagawa-Mineoka R, et al. *J Am Acad Dermatol* 2014.

- また，好塩基球が産生する IL-4 が，皮膚での ILC2 の活性に必須であるとの報告もある[18]．このように，自然免疫細胞の AD 病態形成への関与は大きく注目されている.

18) Kim BS, et al. *J Immunol* 2014.

⑦ Th2 細胞は病変部でどのようなメカニズムで活性化するのか

- それでは，AD 病変部で Th2 細胞はどのようなメカニズムで活性化して 2 型サイトカインを産生するのであろうか．これについて近年，興味深い可能性[12] が報告されている．喘息領域からの報告であるが，IL-33 は Th2 細胞を抗原非依存性に活性化すること，Th2 細胞の中でもとくに，生体内で長期間生存する記憶 Th2 細胞に作用して，炎症の慢性化に関与していることが報告された[19,20].

12) Sonkoly E, et al. *J Allergy Clin Immunol* 2006.

19) Endo Y, et al. *Immunity* 2015.
20) Guo L, et al. *Nat Immunol* 2015.

- このような IL-33 依存性の（抗原非依存性の）Th2 細胞活性化現象が AD 病変部でも生じているかどうかは不明であり，今後の検証が必要であるが，AD 病変部では ILC2 に比べ圧倒的に多数の Th2 細胞が存在し[21]，同様の Th2 活性化メカニズムが生じている可能性は高い（❸）．ILC2 は皮膚炎発症初期の活性化に重要で，その後の慢性化・全身のアレルギー症状誘導には Th2 細胞が重要とも報告されており[22]，ILC2 と Th2 の役割は病期によって異なるのかもしれない．なお，TSLP についても，Th2 細胞の活性化を直接誘導している可能性も報告されている[23].

21) Mashiko S, et al. *J Dermatol Sci* 2017.

22) Saunders SP, et al. *J Allergy Clin Immunol* 2016.

23) Tatsuno K, et al. *J Invest Dermatol* 2015.

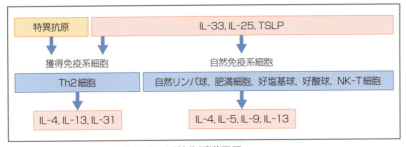

❸ 2型サイトカイン産生細胞と活性化誘導因子

8 アトピー性皮膚炎におけるアレルギー炎症とは

- 以上を総合して考えると，ADのアレルギー炎症とは"抗原非依存性に（一部は抗原依存性に）活性化したTh2細胞あるいは自然リンパ球などの自然免疫細胞からの2型サイトカインが中心となって生じる炎症"ととらえることができるのではないだろうか（❹）．2型サイトカインの中でも，デュピルマブの有効性から考えると[6,10]，とくにIL-4/IL-13が炎症惹起の中心的役割を果たしていると考えられるが，瘙痒については，IL-31も強く関与している[24]．

- 一方で，確かにデュピルマブによるIL-4/IL-13のシグナル阻害により劇的に症状が改善する例が多いものの，炎症が完全に抑制されない症例も一定数存在することがうかがわれる[6,10]．この点は，TNF-α/IL-23/IL-17などの阻害により皮疹が（少なくとも一時的には）ほぼ消失する乾癬と大きく異なる点である．この事実は，ADはIL-4/IL-13などの2型サイトカイン以外にも，多種多様なサイトカインが関与している可能性を示唆する[25]．実際，AD病変部ではIL-17やIL-22など，Th17やTh22型のサイトカインも多く産生されている．病態形成におけるIL-17の役割は不明であるが，抗IL-22抗体（フェザキヌマブ fezakinumab）のPhase2aの治験結果からはその有効性が報告されており[26]，IL-22はADの病態促進，とくに表皮肥厚誘導に関与している可能性がある．

9 今後の展望

- ADの病態は，急性期と慢性期[9]，小児と成人[27,28]，発症時期[29,30]，人種（アジア人と欧米人）[31]などさまざまなパラメーターで，そのサイトカイン環境，バリア機能障害の程度が異なっている可能性が報告されている．またさまざまな外的環境因子や，皮膚常在細菌叢（マイクロバイオーム）がADの病態形成，サイトカイン環境に深く関与している可能性も指摘されている（❺）[32]．それらの情報とともに各種生物学的製剤の治療効果を包括的に見ることで，ADが病態形成メカニズムの違いに

6) Beck LA, et al. *N Engl J Med* 2014.
10) Blauvelt A, et al. *Lancet* 2017.
24) Ruzicka T, et al. *N Engl J Med* 2017.

25) Guttman-Yassky E, Krueger JG. *Curr Opin Immunol* 2017.
26) Guttman-Yassky E, et al. *J Am Acad Dermatol* 2018.
9) Hamid Q, et al. *J Clin Invest* 1994.
27) Esaki H, et al. *J Allergy Clin Immunol* 2016.
28) Brunner PM, et al. *J Allergy Clin Immunol* 2018.
29) Megna M, et al. *Arch Dermatol Res* 2017.
30) Napolitano M, et al. *G Ital Dermatol Venereol* 2016.
31) Noda S, et al. *J Allergy Clin Immunol* 2015.

32) Chng KR, et al. *Nat Microbiol* 2016.

1. アトピー性皮膚炎の病態論はどのように変容してきたか

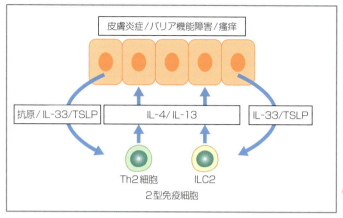

❹ アトピー性皮膚炎におけるアレルギー炎症の概念図

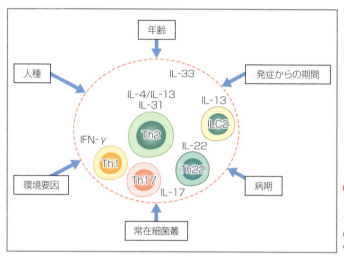

❺ アトピー性皮膚炎病変部のアレルギー炎症病態と多様性
さまざまなファクターにより，各サイトカインの産生量，病態形成への寄与度が変化する可能性がある．

よりどのように分類されるのか，どのような病型に分かれるのか整理され，多様性の大きいADの個別治療に発展していくことが，今後おおいに期待される．

（本田哲也）

● 文 献
1) 日本皮膚科学会アトピー性皮膚炎診療ガイドライン作成委員会．アトピー性皮膚炎診療ガイドライン2016年版．日皮会誌 2016；126：122．
2) 笹月健彦（監訳）．Kenneth M, et al. Janeway's 免疫生物学．原著第7版．東京：南江堂；2010.
3) Gordon BR. The allergic march : can we prevent allergies and asthma? Otolaryngol Clin North Am 2011；44：765-77.
4) Jutel M, et al. International consensus on allergy immunotherapy. J Allergy Clin Immunol 2015；136：556-568.
5) Holm JG, et al. Omalizumab for atopic dermatitis : case series and a systematic review of the literature. Int J Dermatol 2017；56：18-26.
6) Beck LA, et al. Dupilumab treatment in adults with moderate-to-severe atopic dermatitis. N Engl J Med 2014；371：130-139.
7) Brunner PM, et al. Immunologic, microbial, and epithelial interactions in atopic dermatitis.

第4章　免疫異常・アレルギー炎症に対するアプローチ

Ann Allergy Asthma Immunol 2018；120：34-41.

8) Czarnowicki T, et al. Novel concepts of prevention and treatment of atopic dermatitis through barrier and immune manipulations with implications for the atopic march. J Allergy Clin Immunol 2017；139：1723-1734.

9) Hamid Q, et al. Differential in situ cytokine gene expression in acute versus chronic atopic dermatitis. J Clin Invest 1994；94：870-876.

10) Blauvelt A, et al. Long-term management of moderate-to-severe atopic dermatitis with dupilumab and concomitant topical corticosteroids (LIBERTY AD CHRONOS)：a 1-year, randomised, double-blinded, placebo-controlled, phase 3 trial. Lancet 2017；389：2287-2303.

11) Oetjen LK, et al. Sensory Neurons Co-opt Classical Immune Signaling Pathways to Mediate Chronic Itch. Cell 2017；171：217-228 e213.

12) Sonkoly E, et al. IL-31：a new link between T cells and pruritus in atopic skin inflammation. J Allergy Clin Immunol 2006；117：411-417.

13) Werfel T, et al. Cellular and molecular immunologic mechanisms in patients with atopic dermatitis. J Allergy Clin Immunol 2016；138：336-349.

14) Kim BS, et al. TSLP elicits IL-33-independent innate lymphoid cell responses to promote skin inflammation. Sci Transl Med 2013；5：170ra116.

15) Imai Y, et al. Skin-specific expression of IL-33 activates group 2 innate lymphoid cells and elicits atopic dermatitis-like inflammation in mice. Proc Natl Acad Sci U S A 2013；110：13921-13926.

16) Jin S, et al. DAMP molecules S100A9 and S100A8 activated by IL-17A and house-dust mites are increased in atopic dermatitis. Exp Dermatol 2014；23：938-941.

17) Tamagawa-Mineoka R, et al. Increased serum levels of interleukin 33 in patients with atopic dermatitis. J Am Acad Dermatol 2014；70：882-888.

18) Kim BS, et al. Basophils promote innate lymphoid cell responses in inflamed skin. J Immunol 2014；193：3717-3725.

19) Endo Y, et al. The interleukin-33-p38 kinase axis confers memory T helper 2 cell pathogenicity in the airway. Immunity 2015；42：294-308.

20) Guo L, et al. Innate immunological function of TH2 cells in vivo. Nat Immunol 2015；16：1051-1059.

21) Mashiko S, et al. Increased frequencies of basophils, type 2 innate lymphoid cells and Th2 cells in skin of patients with atopic dermatitis but not psoriasis. J Dermatol Sci 88, 167-174 (2017).

22) Saunders, S.P., et al. Spontaneous atopic dermatitis is mediated by innate immunity, with the secondary lung inflammation of the atopic march requiring adaptive immunity. J Allergy Clin Immunol 2016；137：482-491.

23) Tatsuno K, et al. TSLP Directly Interacts with Skin-Homing Th2 Cells Highly Expressing its Receptor to Enhance IL-4 Production in Atopic Dermatitis. J Invest Dermatol 2015；135：3017-3024.

24) Ruzicka T, et al. Anti-Interleukin-31 Receptor A Antibody for Atopic Dermatitis. N Engl J Med 2017；376：826-835.

25) Guttman-Yassky E, Krueger JG. Atopic dermatitis and psoriasis：two different immune diseases or one spectrum? Curr Opin Immunol 2017；48：68-73.

26) Guttman-Yassky E, et al. Efficacy and safety of fezakinumab (an IL-22 monoclonal antibody) in adults with moderate-to-severe atopic dermatitis inadequately controlled by conventional treatments：A randomized, double-blind, phase 2a trial. J Am Acad Dermatol 2018；78：872-881 e876.

27) Esaki H, et al. Early-onset pediatric atopic dermatitis is TH2 but also TH17 polarized in skin. J Allergy Clin Immunol 2016；138：1639-1651.

28) Brunner PM, et al. Early-onset pediatric atopic dermatitis is characterized by TH2/TH17/TH22-centered inflammation and lipid alterations. J Allergy Clin Immunol 2018.

29) Megna M, et al. An Italian multicentre study on adult atopic dermatitis：persistent versus adult-onset disease. Arch Dermatol Res 2017；309：443-452.

30) Napolitano M, et al. Adult atopic dermatitis：a review. G Ital Dermatol Venereol 2016；151：403-411.

31) Noda S, et al. The Asian atopic dermatitis phenotype combines features of atopic dermatitis and psoriasis with increased TH17 polarization. J Allergy Clin Immunol 2015；136：1254-1264.

32) Chng KR, et al. Whole metagenome profiling reveals skin microbiome-dependent susceptibility to atopic dermatitis flare. Nat Microbiol 2016；1：16106.

— 1. アトピー性皮膚炎の病態論はどのように変容してきたか —

2 病態に応じてどのような新薬が開発されているか？　新薬の功罪は？

① アトピー性皮膚炎の病態に根ざした新薬開発

● 前項で述べたように，アトピー性皮膚炎（AD）の病態は多様性があるものの，基本的に2型サイトカインが主体となって皮膚炎症，バリア機能障害，瘙痒を誘発していると考えられる．そのため現在，2型サイトカイン制御を目指した新薬開発が急激に進み，一部はすでに臨床応用され，また臨床応用間近の新薬候補も多く存在している（❶）．本項では，それら新薬・新薬候補の作用機序，特徴について解説する．

承認済新薬

■ デュピルマブ（デュピクセント®）

● AD に対して初めての生物学的製剤である（皮下注製剤）．FDA で 2017 年 3 月 28 日承認，EU で 2017 年 9 月 28 日承認，日本では 2018 年 1 月 19 日に承認された．

● 本薬剤による治療効果から，AD 病態における 2 型サイトカインの重要性が確認されたといっても過言ではない．

①作用機序

● IL-4 受容体（IL-4Rα）をターゲットとした，抗ヒト IL-4Rα モノクローナル抗体（IgG4）である．IL-4 の受容体は type 1 受容体と type 2 受容体の 2 つが存在するが[1,2]，IL-4Rα は type 1 受容体[*1]，type 2[*2] 受容体に共通する構成分子であるため，デュピルマブは両受容体からのシグナル伝達を阻害することができる（❷，❸）[3]．type 1 は IL-4 に結合し，

❶デュピルマブおよび開発中の代表的新薬候補（2019 年 6 月現在）

一般名	ターゲット分子	開発段階
デュピルマブ	IL-4Rα	承認（日本，アメリカ，EU など）
ネモリズマブ	IL-31RA	Phase III
トラロキヌマブ	IL-13	Phase III
レブリキズマブ	IL-13	Phase III
ANB020	IL-33	Phase IIa
フェザキヌマブ	IL-22	Phase IIa
MOR106	IL-17C	Phase II
ウパダシチニブ	JAK1	Phase III
PF-04965842	JAK1	Phase III
バリシチニブ	JAK1/2	Phase III

1) Nelms K, et al. *Annu Rev Immunol* 1999.
2) Luzina IG, et al. *J Leukoc Biol* 2012.

*1 type 1 受容体の構造： IL-4Rα と gamma common chain（γc）のヘテロ二量体．IL-4 が IL-4Rα に結合すると，γc がリクルートされ，細胞内にシグナルが伝達される．IL-4Rα は幅広い細胞に発現しているが，γc は主に造血系細胞に発現しているため，type 1 受容体は T 細胞や B 細胞など，主に造血系細胞に発現している[1,2]．

*2 type 2 受容体の構造： IL-4Rα と IL-13Rα1 により構成される．type 1 受容体が IL-4 のシグナルのみを伝達するのに対し，type 2 受容体は IL-4，IL-13 の両者のシグナルを伝達する．IL-4 が IL-4Rα に結合すると，IL-13Rα1 がリクルートされる．一方 IL-13 が IL-13Rα1 に結合すると，IL-4Rα がリクルートされ，シグナルが伝達される．type 2 受容体は，一部の造血系細胞にも発現しているが，上皮細胞など，非造血系細胞に主に発現しているとされる[1,2]．

3) 本田哲也. *Visual Dermatology* 2018.

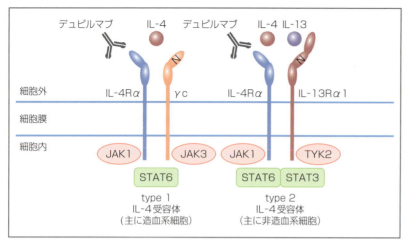

❷ IL-4/IL-13受容体とデュピルマブのターゲット

(Visual Dermatology 2018[3] より)

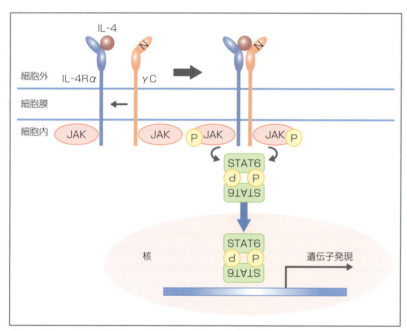

❸ IL-4/IL-13受容体からの細胞内シグナル伝達機構

(Visual Dermatology 2018[3] より)

type 2はIL-4，IL-13両者に結合し，それぞれシグナルを伝達する．Th2細胞あるいは2型自然リンパ球（group 2 innate lymphoid cell：ILC2）などの自然免疫細胞から産生されたIL-4，IL-13からのシグナルは，さまざまな培養実験や動物実験から，ADで生じている臨床症状の多くの部分に関与している可能性が考えられてきた．たとえばAD病変部ではフィラグリン（FLG），抗菌ペプチド産生が低下しているが，IL-4，IL-13は角化細胞のFLGの産生や[4] 抗菌ペプチド産生を障害する[5]．神

4) Howell MD, et al. *J Allergy Clin Immunol* 2007.
5) Nomura I, et al. *J Immunol* 2003.

経に作用すると，単独で，さらには IL-31 など他の起痒因子と相乗的に作用し，瘙痒（とくに慢性の瘙痒）を誘導する[6]．したがって，デュピルマブはそれら IL-4/IL-13 によって引き起こされるさまざまな生理変化をブロックすることで，AD の症状を改善すると考えられる．実際，後述するように，デュピルマブは AD の臨床的皮膚炎スコア，瘙痒スコアなどを大きく改善し，またデュピルマブ投与前後の皮膚の組織や遺伝子発現を比較した臨床研究からも，それら従来想定されてきた IL-4/IL-13 の作用メカニズムがかなりの部分で正しい可能性が示されている．

- なお，IL-13 単独の阻害薬も開発・治験中であるが（IL-13 に対する中和抗体：レブリキズマブ，トラロキヌマブ），レブリキズマブの治験データからは，eczema area and severity index（EASI）スコア 50 の達成率はプラセボ投与群に比べわずかに高かったものの，デュピルマブでみられた程度の治療効果は認めていない[7]．トラロキヌマブの治験においても，投与 12 週の時点でプラセボ群に比べ有意に高い EASI スコア 50，75 を達成しているが，その程度はやはりデュピルマブで認められたほどではないようである[8]．これら IL-13 阻害薬の治験はいずれもステロイド外用薬の併用で施行されており，IL-13 阻害単独の治療効果がどの程度あるか不明であるが，これまでの結果からは，IL-13 阻害単独では臨床的意義があるほどの治療効果は困難であり，IL-4，IL-13 両者からのシグナルを阻害することが AD 治療には重要であると推測される．

②効果

- 中等症から重症の AD 患者（EASI スコア 16 以上，Investigator's Global Assessment〈IGA〉スコア 3 以上，罹患体表面積〈body surface area involvement：BSA〉10％以上）をターゲットとした，デュピルマブの第 III 相治験（SOLO1，SOLO2）では，ステロイド外用を中止した状態で，300 mg のデュピルマブを毎週，あるいは 2 週に一度の投与を 16 週間行い，プラセボ投与群とその効果を比較している[9]．

- 実薬群では，16 週の時点でいずれの投与プロトコールにおいても，38％程度の患者で，IGA スコア 0/1，あるいは IGA スコアの 2 点以上の改善を達成した．EASI スコア 75 は約 50％の患者が，EASI スコア 90 は約 35％の患者が達成した．瘙痒 NRS（numeric rating scale）スコアについては，40％以上の患者が 4 点以上の改善を認めた．血清学的にも，投与 2 週の時点で血清 TARC（thymus and activation-regulated chemokine）値は著明な低下が認められた（平均低下率約 70％）．このように，デュピルマブ単独においても，臨床的，血清学的に AD に対する強い治療効果が示された．

- さらに，ステロイド外用を併用しながらの実薬群，プラセボ群に分けた

6) Oetjen LK, et al. *Cell* 2017.

7) Simpson EL, et al. *J Am Acad Dermatol* 2018.

8) Wollenberg A, et al. *J Allergy Clin Immunol* 2019.

9) Simpson EL, et al. *N Engl J Med* 2016.

開始前	開始1か月後
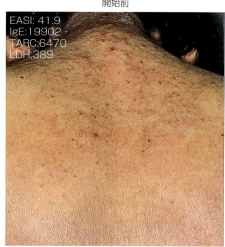	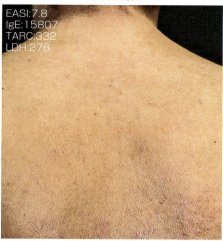

❹ デュピルマブによる治療効果例

治験（CHRONOS）では，52週間の長期における安全性や有効性が評価された[10]．この治験においても，投与52週の時点で実薬群ではIGAスコア0/1達成率は約35％，EASIスコア75は約70％，EASIスコア90は約40％が達成しており，長期においての有効性が示唆された．瘙痒NRSスコア，血清TARC値の低下についても，52週の時点でその有効性はほぼ維持されていた．

- さらに，デュピルマブを用いた臨床研究からは，組織学的レベル，分子レベルでのAD病態改善も示唆されている[11]．この研究では200 mgのデュピルマブを毎週投与（16週間）するという治療プロトコールであり，臨床的な使用量と異なる点に注意する必要があるが，デュピルマブの作用機序を理解するうえで重要なデータが示されている．組織学的には，16週投与の時点で表皮肥厚や真皮炎症細胞浸潤はデュピルマブ投与群で有意に低下していた．FLGの発現についても，デュピルマブ投与群において，病変部・非病変部とも有意に産生量が増加しており，皮膚バリア機能も改善しているものと推測される．さまざまな炎症性サイトカイン発現についても，デュピルマブ投与群において，多くが投与4週の時点ですでに有意に低下が認められた．
- 興味深いことに，デュピルマブ投与によりIL-13，IL-31やCCL17（TARC）などの2型のサイトカイン/ケモカインだけではなく，IL-17A，IL-22，S100A7などのTh17/Th22/Th1型のサイトカイン等も同時に低下していた．すなわち，IL-4/IL-13シグナルを阻害してもサイトカインバランスが他方向にシフトすることなく，恒常性が保たれる可能性が示唆された．
- 以上のように，デュピルマブによるIL-4/IL-13シグナルの阻害により，必ずしも完全ではないものの，ADの病態は臨床的・組織学的・遺伝子

10) Blauvelt A, et al. *Lancet* 2017.

11) Guttman-Yassky E, et al. *J Allergy Clin Immunol* 2019.

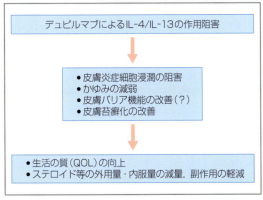

❺デュピルマブによるアトピー性皮膚炎の治療効果

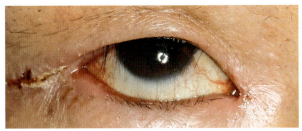

❻デュピルマブによる結膜炎の例

発現レベルのいずれにおいても改善されると考えられる（❹, ❺）．

③投与法，適応の基準

- デュピルマブは初回に 600 mg を皮下注射し，以後 2 週間に 1 回，300 mg を皮下注射する．薬価は，1 本 81,640 円となっている．
- その適応は，日本では最適使用推進ガイドラインが作成されている．適応基準の概要は，既存の治療（外用薬，全身療法）でも効果が乏しい，あるいは副作用等により継続が困難である中等症以上（EASI スコア 16 以上（頭頸部の EASI スコアが 2.4 以上も適応），IGA スコア 3 以上，BSA スコア 10 以上）の成人 AD 患者となる．

④副作用，注意事項

- IL-4/IL-13 を主体とした 2 型免疫の本来の生体恒常性維持の役割として，寄生虫感染防御があげられる．ゆえに，2 型免疫の抑制により懸念されることの一つは寄生虫感染をはじめとする感染症の増加・増悪であるが，これまで施行されたいずれの治験においても，ヘルペスウイルス感染を含め皮膚感染症の有意な上昇は認められておらず，この点においては現時点では過剰な心配は不要と考えられる．
- 一方で，予期せぬ副作用として，結膜炎の発症があげられる（❻）．いずれの治験においても結膜炎の発症頻度の有意な増加が認められている（発症頻度：5～10％程度）．結膜炎の程度は軽症であり，ほとんどの場

合抗ヒスタミン薬，ステロイド，カルシニューリン阻害薬などの点眼により改善する[12]．なぜデュピルマブ投与により結膜炎が誘発されるかについては現時点では不明である．興味深いことに，デュピルマブ治験中の喘息領域では，投与により結膜炎の発症頻度の上昇はこれまで認められていないようであり[13]，AD特異的なメカニズムが関与している可能性がある．

12) Wollenberg A, et al. *J Allergy Clin Immunol Pract* 2018.

13) Castro M, et al. *N Engl J Med* 2018.

●なお，デュピルマブ投与により喘息が改善する可能性があり，逆に投与中止により増悪する可能性があるため，喘息治療中のAD患者にデュピルマブを投与する際は，喘息治療主治医と連携し治療にあたる必要がある．

●その他注意すべき事項として，デュピルマブ投与後，一過性の血中の好酸球上昇があげられる．これは，IL-4/IL-13シグナルの阻害に伴いエオタキシン（eotaxin）などの好酸球の皮膚浸潤にかかわるケモカイン発現が皮膚で低下するため，好酸球が血中にとどまってしまうためと推測されている．

⑤いつまで投与を継続するか

●これについては定まった見解はまだないが，最適使用推進ガイドラインでは，16週投与の時点で効果が得られない場合は中止すること，また外用薬との併用のうえ6か月程度投与時点で皮疹コントロールが良好な場合は中止を検討することが記載されている．患者負担，医療経済全体に対する影響からも，本薬は漫然と投与を継続するのではなく，症状が十分にコントロールできた状態になれば，保湿剤，ステロイド外用薬のプロアクティブ療法などによりコントロールしていくのが望ましいと考えられる．

⑥まとめ

●以上のように，デュピルマブは効果，安全性ともに従来の治療薬とは一線を画す新薬といえる．ADの治療として，増悪因子の同定と除去，生活指導，保湿・ステロイド外用薬，カルシニューリン阻害外用薬などの外用療法が重要であるのはいうまでもないが，これらを十分に検索，指導しても現実的にはコントロールが不良である患者は一定数存在する．ADは皮膚の外観だけではなく強いかゆみを伴うため，患者の精神的・肉体的負担はきわめて大きく，患者の生活の質（QOL）を著しく障害する．

●デュピルマブはすべてのAD患者のすべての臨床症状をゼロにするわけでは決してない．しかし，従来治療でわれわれ皮膚科医が十分な治療が提供できなかったAD患者の症状を著しく改善し，医師・患者ともにAD克服に強い希望を与えたのみならず，複雑なAD病態における2型サイトカインの重要性を実証した意味でも，非常に大きなインパクトを与えた薬剤と考えられる．

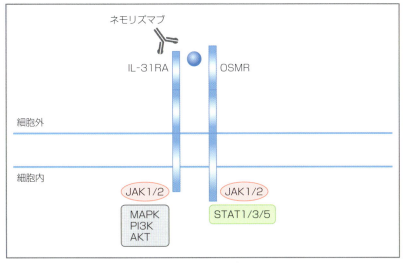

❼ IL-31受容体の構造とネモリズマブのターゲット

開発中の新薬（1）

- ここでは，臨床応用には至っていないものの，第III相の治験中の今後有望と考えられる新薬候補について，IL-31阻害薬（ネモリズマブ），JAK阻害薬を取り上げ，その概要を解説する．

■ネモリズマブ

- IL-31RAに対するヒト化モノクローナル抗体（IgG2サブクラス）である．IL-31はADのかゆみメディエーターとして注目されており，現在第III相の治験が進行中である．

①作用機序

- IL-31は主にTh2細胞から産生されると考えられている[14]．IL-31Rは神経に発現しており，IL-31RAとoncostatin M receptor β-chain（OSMR）のヘテロ二量体から構成される（❼）．IL-31受容体からのシグナルはかゆみの伝達を行うと考えられており，ネモリズマブはIL-31RAをターゲットとしてシグナルを阻害することで，強い止痒効果を発揮すると考えられている．
- 神経以外にも，IL-31受容体は好酸球，好塩基球，肥満細胞などの免疫細胞や角化細胞にも発現が報告されており[15]，IL-31からのシグナルはそれらの炎症性サイトカイン産生能の増強や，角化細胞のバリア機能障害に関与している可能性も報告されている．すなわち，ネモリズマブはかゆみだけではなく，免疫系，皮膚バリア機能にも作用してその治療効果を発揮する可能性がある．

14) Dillon SR, et al. *Nat Immunol* 2004.

15) Nakashima C, et al. *Exp Dermatol* 2018.

②効果

- EASI スコア 10 以上，IGA スコア 3 以上，かゆみの視覚アナログ尺度（visual analogue scale：VAS）50 mm 以上の中等症以上の成人 AD 患者を対象とした第 II 相治験が施行され，結果が報告されている[16]．同治験では，0.1 mg/kg，0.5 mg/kg，2 mg/kg のネモリズマブを 4 週おきに皮下投与し，12 週間でのプラセボ群とのあいだでかゆみ VAS，EASI スコアの変化，BSA（body surface area involvement）について比較検討が行われた．併用外用薬として保湿薬，4 週以降はステロイド外用薬も認められている．

- かゆみ VAS については，いずれの投与量においても，また用量依存的に，プラセボ群と比較して VAS の有意な低下を誘導した（0.1 mg/kg 投与群：−43.7％，0.5 mg/kg 投与群：−59.8％，2 mg/kg 投与群：−63.1％，プラセボ群：−20.9％）．EASI スコア，BSA については，必ずしも用量依存性はこの試験では認められなかったが，0.5 mg/kg 投与群，2 mg/kg 投与群でプラセボ群に比べ高い改善率を示した．そして，睡眠障害など QOL の低下も有意に改善された．

- 同試験の延長としてネモリズマブを 64 週間投与した，長期投与試験の結果も近年報告されている[17]．この試験では，ネモリズマブ 0.1 mg/kg，0.5 mg/kg，2 mg/kg の 4 週おきの皮下投与および，ネモリズマブ 2 mg/kg，8 週おきの皮下投与の 4 群を設定し，保湿剤，ステロイド外用薬の併用とともに 64 週までのかゆみ VAS，EASI スコア，BSA などを評価している．64 週の時点でいずれの群においても，かゆみ VAS はベースラインから比べ 8 割前後の改善が維持されていた．EASI スコアも，いずれの群においてもベースラインから 7 割前後の改善が維持されていた．安全性についても，重大な事象は認められなかった．ネモリズマブ単独での治療効果は不明であるが，外用薬と併用することで，良好な治療選択肢となるかもしれない．

■ JAK 阻害薬

- IL-4，IL-13，IL-31 などの 2 型サイトカインの受容体からのシグナルは，Janus kinase（JAK）とよばれるシグナル伝達分子を介して細胞内に伝えられる（❷，❸，❼）．たとえば，IL-4 の type 1 受容体のシグナル伝達には，JAK1，JAK3 などが関与する．IL-4 が受容体に結合しヘテロ二量体が形成されると，JAK が活性化され，JAK およびその他のアダプター分子のリン酸化が進行する．そして，signal activator and transducer（STAT）6 とよばれるシグナル伝達分子がリン酸化を受けると，それらは二量体になって核内へ移行し，2 型免疫応答に重要なさまざまな転写因子を活性化する（❸）．type 2 受容体のシグナル伝達には，その他チロシンキナーゼ（tyrosine kinase 2：TYK2）とよばれる分子

16) Ruzicka T, et al. *N Engl J Med* 2017.

17) Kabashima K, et al. *J Allergy Clin Immunol* 2018.

や，STAT3 といった分子が関与する[1,2,18]．

- 上述のように 2 型サイトカインは AD 病態形成に深く関与しているため，その細胞内シグナルを阻害する JAK 阻害薬は AD の有効な治療薬となる可能性があり，複数の JAK 阻害薬の外用薬，内服薬の治験が進行中である．

- ここで，JAK は免疫制御にきわめて重要な分子であるため，JAK シグナル全般を阻害すると重篤な免疫抑制作用の副作用が懸念されるため，JAK ファミリーの選択的な，より安全性を高めた薬剤の開発が進んでいる．内服薬として，ウパダシチニブ，PF-04965842（JAK1 阻害薬），バリシチニブ（JAK1/2 阻害薬）が，外用薬として INCB18424（JAK1/2 阻害薬），LEO 124249/JTE-052（Pan-JAK 阻害薬）等が開発中である[19]．

▶ 開発中の新薬（2）

- ここでは，第 II 相の治験中ではあるが，その作用機序から今後有望な可能性の高い新薬候補，AD 病態を考えるうえで興味深い新薬候補について，IL-33 阻害薬，IL-22 阻害薬，IL-17C 阻害薬を取り上げ，解説する．

■ IL-33 阻害薬

- IL-33 はアラーミンの一種であり，AD 病変部では角化細胞から多く産生される．前項で述べたように，IL-33 は ILC2 の（さらには Th2 の可能性もある）活性化誘導因子であり，その阻害は AD 病変部における 2 型サイトカインの産生抑制効果につながると考えられる．また，IL-33 は角化細胞の FLG 産生を阻害することも報告されているなど[20]，AD の免疫学的側面，皮膚バリア機能の両側面において病態促進的に作用している可能性があり，その阻害は AD の治療効果が期待される．

- IL-33 の中和抗体である ANB020 の AD に対する治療効果は，まだ論文化はされていないものの，Phase IIa の治験で有効性が報告されており（American Academy of Dermatology Annual Meeting, 2018），今後のさらなる解析が待たれる．

■ IL-22 阻害薬

- IL-22 は Th17 細胞や Th22 細胞から産生され，AD 病変部で有意にその遺伝子発現が上昇する．IL-22 は細胞培養系において角化細胞の増殖を誘導する作用が知られている．

- IL-22 の中和抗体（フェザキヌマブ）を用いた Phase IIa の治験結果が報告されている[21]．この治験では投与 20 週までの経過が解析されており，severity scoring of atopic dermatitis（SCORAD）50 以下の比較的重症

1) Nelms K, et al. *Annu Rev Immunol* 1999.
2) Luzina IG, et al. *J Leukoc Biol* 2012.
18) Chang HY, Nadeau KC. *Cell* 2017.

19) Paller AS, et al. *J Allergy Clin Immunol* 2017.

20) Seltmann J, et al. *J Allergy Clin Immunol* 2015.

21) Guttman-Yassky E, et al. *J Am Acad Dermatol* 2018.

第4章　免疫異常・アレルギー炎症に対するアプローチ

度の低い群においては，フェザキヌマブ投与による有意な改善効果は認めなかったが，SCORAD 50 以上の比較的重症度の高い患者群において，プラセボ投与群と比べてフェザキヌマブ投与群に有意に臨床スコアの改善が認められたと報告された．この治験は被験者数も少なく（数十程度），その改善の程度が既存の薬剤と比べてどの程度の意義があるか，さらなる検証がおおいに必要ではあるが，尋常性乾癬では有意な効果が見出せなかった本薬剤が AD の少なくとも一部の患者では効果がみられた点は，AD 病態を理解するうえで興味深い．

■ IL-17C 阻害薬

- IL-17C は IL-17 ファミリーの一つであり，AD 病変部，乾癬病変部ともに角化細胞から多く産生されている．IL-17C の受容体のサブユニット IL-17RA,IL-17RE は角化細胞，T 細胞など多くの細胞に発現している．IL-17C の角化細胞への作用は IL-17A と類似しており，S100A7-A9 発現誘導，各種抗菌ペプチド，サイトカイン，ケモカイン（CXCL1，IL-1，IL-8，CCL20，IL-36 など）の産生誘導を行う．IL-17C が Th17 細胞に作用すると，IL-17A/F や IL-22 の産生誘導を行うことが知られている．ここで，IL-17A は IL-17C の産生誘導を行うため，IL-17A，IL-17C はその産生においてポジティブフィードバックの関係にある．そのため，乾癬における役割がこれまで主に注目されてきた．

- しかし近年，IL-17C の中和抗体（MOR106）を用いた，中等症以上の AD 患者を対象とした治験が施行され，約 80％の患者で EASI スコア 50 が達成されたと報告された[22,23]．この治験も被験者数が 25 と小規模であり，その効果，安全性などについて今後さらなる検証が必要であるが，今後の治療薬候補，AD 病態を理解するうえで重要な薬剤である．

❷ 新薬・新薬候補のまとめ

- 以上のように，AD の治療薬は免疫学的側面からも多彩な薬剤開発が進んでいる．さらに，それら新薬，新薬候補の効果を検証することで，従来培養系やモデル動物からの推測が主体であった AD の病態形成メカニズムは，理解が急激に進歩している．

- これまで述べてきたように AD の病態は多種多様な要因により異なっている可能性があり，それら多様な病態の制御と理解のためにも，新薬の果たす役割は大きいものと考えられる．

（本田哲也）

22) American Academy of Dermatology（AAD）Annual Meeting. 2018.
23) Guttman-Yassky E, Krueger JG. *J Invest Dermatol* 2018.

● 文　献

1) Nelms K, et al. The IL-4 receptor：Signaling mechanisms and biologic functions. Annu Rev Immunol 1999；17：701-38.
2) Luzina IG, et al. Regulation of inflammation by interleukin-4：A review of "alternatives".

J Leukoc Biol 2012；92：753-64.

3）本田哲也．IL-4 受容体阻害薬．Visual Dermatology 2018；17：63-4.

4）Howell MD, et al. Cytokine modulation of atopic dermatitis filaggrin skin expression. J Allergy Clin Immunol 2007；120：150-55.

5）Nomura I, et al. Cytokine milieu of atopic dermatitis, as compared to psoriasis, skin prevents induction of innate immune response genes. J Immunol 2003；171：3262-9.

6）Oetjen LK, et al. Sensory Neurons Co-opt Classical Immune Signaling Pathways to Mediate Chronic Itch. Cell 2017；171：217-28.

7）Simpson EL, et al. Efficacy and safety of lebrikizumab（an anti-IL-13 monoclonal antibody）in adults with moderate-to-severe atopic dermatitis inadequately controlled by topical corticosteroids：A randomized, placebo-controlled phase II trial（TREBLE）. J Am Acad Dermatol 2018；78：863-71.

8）Wollenberg A, et al. Treatment of atopic dermatitis with tralokinumab, an anti-IL-13 mAb. J Allergy Clin Immunol 2019；143：135-41.

9）Simpson EL, et al. Two Phase 3 Trials of Dupilumab versus Placebo in Atopic Dermatitis. N Engl J Med 2016；375：2335-48.

10）Blauvelt A, et al. Long-term management of moderate-to-severe atopic dermatitis with dupilumab and concomitant topical corticosteroids（LIBERTY AD CHRONOS）：A 1-year, randomised, double-blinded, placebo-controlled, phase 3 trial. Lancet 2017；389：2287-303.

11）Guttman-Yassky E, et al. Dupilumab progressively improves systemic and cutaneous abnormalities in patients with atopic dermatitis. J Allergy Clin Immunol 2019；143：155-72.

12）Wollenberg, A., et al. Conjunctivitis occurring in atopic dermatitis patients treated with dupilumab-clinical characteristics and treatment. J Allergy Clin Immunol Pract 2018；6：1778-80.

13）Castro M, et al. Dupilumab Efficacy and Safety in Moderate-to-Severe Uncontrolled Asthma. N Engl J Med 2018；378：2486-96.

14）Dillon SR, et al. Interleukin 31, a cytokine produced by activated T cells, induces dermatitis in mice. Nat Immunol 2004；5：752-60.

15）Nakashima C, et al. Interleukin-31 and interleukin-31 receptor：New therapeutic targets for atopic dermatitis. Exp Dermatol 2018；27：327-31.

16）Ruzicka T, et al. Anti-Interleukin-31 Receptor A Antibody for Atopic Dermatitis. N Engl J Med 2017；376：826-35.

17）Kabashima K, et al. Nemolizumab in patients with moderate-to-severe atopic dermatitis：Randomized, phase II, long-term extension study. J Allergy Clin Immunol 2018；142：1121-30.

18）Chang HY, Nadeau KC. IL-4Ralpha Inhibitor for Atopic Disease. Cell 2017；170：222.

19）Paller AS, et al. Therapeutic pipeline for atopic dermatitis：End of the drought? J Allergy Clin Immunol 2017；140：633-43.

20）Seltmann J, et al. IL-33 impacts on the skin barrier by downregulating the expression of filaggrin. J Allergy Clin Immunol 2015；135：1659-61.

21）Guttman-Yassky E, et al. Efficacy and safety of fezakinumab（an IL-22 monoclonal antibody）in adults with moderate-to-severe atopic dermatitis inadequately controlled by conventional treatments：A randomized, double-blind, phase 2a trial. J Am Acad Dermatol 2018；78：872-81.

22）D. T. Late-breaking research：clinical trials. Paper presented at：American Academy of Dermatology（AAD）Annual Meeting. 16e20 February. San Diego, CA. 2018.

23）Guttman-Yassky E, Krueger JG. IL-17C：A Unique Epithelial Cytokine with Potential for Targeting across the Spectrum of Atopic Dermatitis and Psoriasis. J Invest Dermatol 2018；138：1467-9.

2 新薬は従来の治療に欠けていた点をどのように補完できるのか

1 従来の治療には何が欠けていたか

- アトピー性皮膚炎（AD）では，皮膚バリア機能低下，アレルギー炎症，かゆみ（による掻破）が互いに関与して悪循環を起こし，病態を形成している（❶）．ADに対しては，従来，ステロイド外用薬，タクロリムス軟膏，シクロスポリン（内服），保湿外用薬，抗ヒスタミン薬（内服）を中心とした薬物治療が行われてきた．抗炎症外用薬（ステロイド外用薬およびタクロリムス軟膏）およびシクロスポリン内服はアレルギー炎症の抑制，保湿外用薬は皮膚バリアの改善，抗ヒスタミン薬内服はかゆみの抑制を介してADの病態を制御すると考えられる．皮疹の重症度，患者のアドヒアランス，各薬剤の副作用などを考慮して，これらの治療を適切に組み合わせていくことが従来のスタンダードな治療法である（第2章1-2 ❷ p.33参照）[1]．
- こうした治療を適切に行えば「症状がないか，あっても軽微で，日常生

1) 加藤則人ほか．日皮会誌 2018.

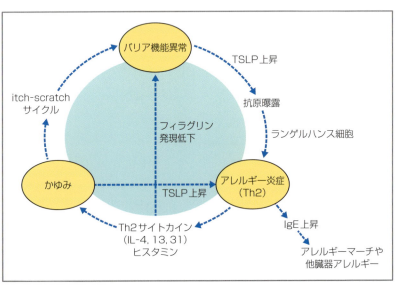

❶ アトピー性皮膚炎の病態
皮膚バリア機能低下，アレルギー炎症，かゆみ（による掻破）が互いに関与して悪循環を起こしている．

(Kabashima K. J Permatol Sci 2013)

---
2. 新薬は従来の治療に欠けていた点をどのように補完できるのか
---

❷ 従来の治療法における問題点

1. 一部の重症例, 難治例の存在

従来の治療を組み合わせても十分に症状をコントロールできない症例が存在する. また, 副作用などの問題から十分な抗炎症治療を行えない場合もある

2. 抗炎症治療が病態に非特異的

抗炎症治療の中心であるステロイドおよびタクロリムスの外用治療, および重症例に行われるシクロスポリン内服治療は, アトピー性皮膚炎の病態を担う細胞やメディエーター, シグナルに選択的に作用する治療ではない. そのため, 皮膚萎縮, 酒酒様皮膚炎, 易感染性などさまざまな副作用が問題となる

3. 治療アドヒアランスの低下

軽症例から重症例まで抗炎症外用薬や保湿外用薬の外用が治療の中心であり, また, 慢性に経過する疾患であるため, とくに塗布範囲が広範囲に及ぶ患者では日々の治療の負担が大きい. その結果, 治療アドヒアランスが低下することで, 十分な症状コントロールが得られないことがまれでない

4. かゆみの十分な制御が困難

かゆみによる掻破はアトピー性皮膚炎における炎症や皮膚バリア低下を悪化させる重要な因子である. しかし, アトピー性皮膚炎におけるかゆみは従来行われてきた抗ヒスタミン薬内服治療で制御することが困難である. そのため, ある程度皮膚炎のコントロールができてもかゆみによる QOL の低下が問題となる症例がある. また, 強力な抗炎症治療を行っても掻破により症状が改善しない, あるいは, 急性増悪を繰り返す症例も少なくない

5. 寛解後の再燃予防方法が未確立

アトピー性皮膚炎は増悪と軽快を繰り返す疾患である. 寛解導入後の寛解維持のためには, 抗炎症外用薬によるプロアクティブ療法*や, 症状再燃の徴候が現れたら早期に抗炎症外用薬を使用することが推奨されている. しかし, これらの寛解維持治療はいずれも, 潜在的な, あるいはすでに再燃した炎症を抑制する対症療法であり, 寛解後の炎症再燃自体を予防する方法は確立していない

＊プロアクティブ療法：再燃を繰り返す皮疹に対して, 急性期の治療により寛解導入した後に, ステロイド外用薬やタクロリムス軟膏を間歇的に (週 2 回など) 塗布することで寛解状態を維持する治療法.

活に支障がなく, 薬物療法もあまり必要としない状態に到達し, それを維持すること. また, このレベルに到達しない場合でも, 症状が軽微ないし軽度で, 日常生活に支障をきたすような急な悪化が起こらない状態を維持すること」という治療目標を達成できる場合が多い. しかしながら, 従来の治療法では❷のような問題点があった.

2 新薬はその欠点をどのように補完できるか

- 近年, AD の病態を特異的に阻害することを目指した分子標的薬が次々に開発され, 一部についてはすでに臨床応用されたり, 臨床試験で良好な成績が報告されたりしている (❸〈新薬の詳細については本章 1-2 を参照〉). これらの新薬それぞれの最適な使用法については今後検討していかなければばならない課題であるが, 従来の治療の欠点を補完できることが期待されている (❹).
- まず, 既存の治療薬とまったく異なるメカニズムで, AD の病態をより特異的に阻害することから, 従来の治療で十分に症状をコントロールできていなかった患者にも治療効果が期待できる. また, 副作用などの問

第4章　免疫異常・アレルギー炎症に対するアプローチ

❸ アトピー性皮膚炎に対する主な新規治療薬剤

薬剤	標的となる病態	主な作用機序	備考
デュピルマブ（注射）	アレルギー炎症	IL-4/IL-13 受容体阻害	保険適用済み. 商品名デュピクセント®
フェザキヌマブ（注射）	アレルギー炎症	IL-22 阻害	臨床試験中
ウパダシチニブ（内服）	アレルギー炎症	JAK1 阻害	臨床試験中
ネモリズマブ（注射）	かゆみ	IL-31 阻害	臨床試験中

❹ 新薬の利点と欠点

利点	欠点
• 特定の病態を強力に阻害できる 　→従来の治療で難治だった症例に効果が期待できる	• 標的分子に依存した病態以外には無効 　→ 一部の症例でしか顕著な効果がみられない
• 外用薬治療より患者の手間がかからない 　→治療アドヒアランスが低下しにくい	• 基本である外用薬治療がおろそかになる可能性がある
	• 長期使用した場合の効果と安全性が不明
	• 高価

題から従来の治療の継続が困難な患者の治療にも使用可能である. さらに, これらの分子標的薬はいずれも注射薬あるいは内服薬であるため, 外用薬に依存した従来の治療と比較して治療アドヒアランスの低下を起こしにくいと考えられる.

● 一方で, 新規開発されたこれらの分子標的薬の欠点もある（❹）. まず効果の点では, 尋常性乾癬における IL-17 を標的とした生物学的製剤ほど高い割合で劇的な効果は得られていない. 分子標的薬は標的分子に依存した病態を強力かつ選択的に抑制できるが, 裏を返せば標的分子への依存度が低い病態に対してはほとんど効果が期待できないということを意味する. AD では, 急性期か慢性期か, 小児か成人か, あるいは人種などによって主たる病態が異なっている可能性が示されていることから, 分子標的薬が一部の患者にしか十分な効果を発揮しないのは, 病態に多様性があるためと考えられる. そのほか, 長期使用した場合の効果や安全性が不明であることや, 既存薬と比較して非常に高価であるといった問題もある.

3 新薬によってどのような治療のパラダイムシフトが起こるか

● 上記の通り, 新薬は従来の治療を補完する有力な治療選択肢にはなるものの, 現状では AD に対する第一選択の治療にはなりえない. 今後は, 各分子標的薬による治療効果と患者のさまざまなパラメーター（臨床症状, 血清蛋白, 遺伝的素因, 皮膚常在細菌叢など）の関連について研究

が進むと考えられる．そうした研究の結果により，将来的には AD が病態に基づいて病型分類され，各病型の特徴やバイオマーカーが明らかになるであろう．症例ごとに，病態に応じた治療を選択することで，より効果的に治療を行えるようになることが期待される．

4 現時点におけるベストな治療は何か

● 本項では薬物による抗炎症治療について述べるが，アトピー性皮膚炎の治療はその病態に基づいて，① 炎症の制御，② かゆみの制御，③ 皮膚バリア障害の改善，の3点いずれもが重要である．また，悪化因子の検索・除去や，心身医学的アプローチも考慮する．個々の患者ごとに症状の程度や背景などを勘案して，これらの治療を適切に組み合わせる必要があることを忘れてはならない[1]．

● 前述の新薬のうち，2019 年 6 月現在，AD に対してわが国で保険適用になっているのはデュピルマブ（製品名デュピクセント®）のみである．したがって，現時点でのベストな治療とは従来の治療にデュピルマブの適切な使用を追加した治療ということになる．現時点で，デュピルマブは既存治療で効果不十分な症例に対する治療と位置づけられており，「ステロイド外用剤やタクロリムス外用剤等の抗炎症外用剤による適切な治療を一定期間施行しても，十分な効果が得られず，強い炎症を伴う皮疹が広範囲に及ぶ患者」（デュピクセント®の添付文書）に限定して使用することが求められている．したがって，

① ステロイド外用薬やタクロリムス軟膏を用いて，早期に寛解させる（寛解導入療法）

② 寛解導入後，最小限の薬剤で寛解を維持する（寛解維持療法）

③ 重症や難治性状態に対しては，ランクの高いステロイド外用薬を基本に，併用療法（シクロスポリン内服，デュピルマブ注射，紫外線療法など）も考慮する

というのが，デュピルマブを治療選択肢に加えた基本的な治療方針となる．

1) 加藤則人ほか．日皮会誌 2018.

1 寛解導入療法

● AD が存在する場合，炎症をすみやかに軽減する寛解導入療法を行う．現時点で，AD の炎症を十分に鎮静するための薬剤として，有効性と安全性が多くの臨床研究で検討されている薬剤は，ステロイド外用薬とタクロリムス軟膏である．基本的にはステロイド外用薬を第一選択薬として使用し，副作用の懸念などからステロイド外用薬では治療が困難な場合などにタクロリムス軟膏を第二選択薬として使用する．

● また，多忙な外来診療のなかでつい省略されがちであるが，適切な外用

第4章　免疫異常・アレルギー炎症に対するアプローチ

薬の使用法を患者に説明することは，外用治療の効果を十分にあげるためにかなり重要である．少なくとも，十分な量（皮膚がしっとりする程度）の外用が必要であることと，強く擦り込まずにやさしく伸ばすように塗布すること，の二点は必ず説明しておきたい．

ステロイド外用薬

- ステロイド外用薬は AD 治療の基本となる薬剤である．各ステロイド外用薬の強さ（ランク）を把握し，個々の皮疹の重症度や部位に応じて適切なステロイド外用薬を選択することが，炎症を十分に抑制し，かつ，副作用のリスクを最小限に抑えるために重要である．

- わが国では一般に，ステロイド外用薬のランクはストロンゲスト（I群），ベリーストロング（II群），ストロング（III群），ミディアム（IV群），ウィーク（V群）の5段階に分類される（❺）[1]．個々の皮疹の重症度にみあったランクの薬剤を適切に選択し，必要な量を必要な期間，的確に使用することが重要である（第2章1-2 ❸ p.35 参照）[1]．

- 重症の皮疹にはベリーストロング（II群）ないしストロングクラス（III群）のステロイド外用薬を第一選択とする．重症の皮疹とは，急性，進行性の高度の炎症病変がある場合や苔癬化，紅斑，丘疹の多発，多数の掻破痕，痒疹結節など難治性病変が主体の場合である．中等症の皮疹にはストロング（III群）ないしミディアムクラス（IV群）のステロイド外用薬を第一選択とする．中等症の皮疹とは，中等度までの紅斑，鱗屑，少数の丘疹などの炎症所見，掻破痕などを主体とする場合である．軽症の皮疹にはミディアムクラス（IV群）以下のステロイド外用薬を第一選択とする．軽症の皮疹とは，乾燥および軽度の紅斑，鱗屑などを主体とする場合である．

- 使用するステロイド外用薬のランクはあくまでも個々の皮疹の重症度によって選択すべきであり，患者全体としての重症度や皮疹の範囲に惑わされないよう留意する．すなわち，重症の AD 患者であっても軽度の紅斑にとどまっている部位にはミディアムクラス（IV群）以下のステロイド外用薬を使用すべきであるし，逆に，ごく一部にのみ皮疹が残存している場合であっても，その皮疹が痒疹結節であればベリーストロング（II群）かストロングクラス（III群）のステロイド外用薬を使用すべきである．

- また，頭部，頬，頸部，陰嚢など薬剤吸収率の高い部位では，ステロイド外用薬による局所副作用の発生には特に注意が必要なため，長期間連用は避ける．顔については，原則としてミディアムクラス（IV群）以下のステロイド外用薬を使用するが，重症の皮膚炎に対しては，重症度に応じたランクの薬剤を用いてすみやかに寛解に導入した後，漸減あるいは間歇投与へ移行するようにし，さらにタクロリムス軟膏外用への移行

1) 加藤則人ほか. 日皮会誌 2018.

❺ ステロイド外用薬のランク

ストロンゲスト (I 群)

| 0.05% | クロベタゾールプロピオン酸エステル (デルモベート®) |
| 0.05% | ジフロラゾン酢酸エステル (ジフラール®, ダイアコート®) |

ベリーストロング (II 群)

0.1%	モメタゾンフランカルボン酸エステル (フルメタ®)
0.05%	酪酸プロピオン酸ベタメタゾン (アンテベート®)
0.05%	フルオシノニド (トプシム®)
0.064%	ベタメタゾンジプロピオン酸エステル (リンデロン®DP)
0.05%	ジフルプレドナート (マイザー®)
0.1%	アムシノニド (ビスダーム®)
0.1%	吉草酸ジフルコルトロン (テクスメテン®, ネリゾナ®)
0.1%	酪酸プロピオン酸ヒドロコルチゾン (パンデル®)

ストロング (III 群)

0.3%	デプロドンプロピオン酸エステル (エクラー®)
0.1%	プロピオン酸デキサメタゾン (メサデルム®)
0.12%	デキサメタゾン吉草酸エステル (ボアラ®)
0.1%	ハルシノニド (アドコルチン®)
0.12%	ベタメタゾン吉草酸エステル (ベトネベート®, リンデロン®V)
0.025%	フルオシノロンアセトニド (フルコート®)

ミディアム (IV 群)

0.3%	吉草酸酢酸プレドニゾロン (リドメックス®)
0.1%	トリアムシノロンアセトニド (レダコート®)
0.1%	アルクロメタゾンプロピオン酸エステル (アルメタ®)
0.05%	クロベタゾン酪酸エステル (キンダベート®)
0.1%	ヒドロコルチゾン酪酸エステル (ロコイド®)
0.1%	デキサメタゾン (グリメサゾン®, オイラゾン®)

ウィーク (V 群)

| 0.5% | プレドニゾロン (プレドニゾロン®) |

(加藤則人ほか. 日皮会誌 2018[1])

に向けて努力する.

タクロリムス軟膏

● タクロリムス軟膏の使用は, 公表されている「アトピー性皮膚炎におけるタクロリムス軟膏の使用ガイダンス」[2] に忠実に従うことが必要である. タクロリムス軟膏には, 16 歳以上に使用可能な 0.1% 軟膏と 2〜15 歳の小児用の 0.03% 軟膏があり, 2 歳未満の小児には安全性が確立して

2) FK506 軟膏研究会. 臨床皮膚科 2003.

いないため使用できない．また授乳中の女性にも使用しない．

● タクロリムスは細胞内のカルシニューリンを阻害する薬剤であり，ステロイドとはまったく異なった作用機序で炎症を抑制する．そのため，タクロリムス軟膏では，細胞増殖を広汎に抑制するステロイド特有の長期連用による皮膚萎縮や毛細血管拡張が生じない．したがって，ステロイド外用薬では効果が不十分，または副作用によりステロイド外用薬の使用が躊躇される場合には高い適応を有する．一方，タクロリムス軟膏では，しばしば塗布部位に一過性の灼熱感，ほてり感，瘙痒，紅斑等などの刺激症状が現れる．これらの症状は使用開始時に現れ，皮疹の改善に伴って軽減，消失することが多いので，あらかじめそのことを患者に説明しておくことが望ましい．

● 有効成分のタクロリムス水和物の分子量は約822と大きく，正常皮膚角層からの吸収の目安である500を超えている．そのため，タクロリムス軟膏外用治療の効果は，塗布部位およびそのバリアの状態に大きく影響を受ける．顔面や頸部は，角層が薄く経皮吸収のよいことに加え，ステロイド外用薬による副作用が生じやすいことから，特に顔面・頸部の皮疹に対してタクロリムス軟膏は高い適応がある．一方，本薬の血中への移行が高まり，また刺激性が強まる可能性が考えられる部位や皮疹，すなわち粘膜，外陰部，びらん・潰瘍面には使用しない．びらん・潰瘍面が顕著な場合には，他の治療により皮疹を改善させた後に使用を開始する．

● ステロイド外用薬では薬効の強さにストロンゲストからウィークまでの5段階のランクが存在するが，タクロリムス軟膏はプロトピック®軟膏0.1％とプロトピック®軟膏0.03％小児用の2種類のみである．体幹，四肢を対象としたプロトピック軟膏0.1％の有効性はストロングクラスのステロイド外用薬とほぼ同等であるとされている[3]．したがって，重症の皮疹に使用する場合には，原則としてまずベリーストロングクラス（II群）以上のステロイド外用薬により皮疹の改善を図ったのちにタクロリムス軟膏に移行するとよい．

● 成人での長期観察試験の結果を考え，血中濃度の上昇を回避し，安全性を確保するために，わが国では成人での0.1％軟膏1回使用量の上限は5gとなっている．小児では体格に応じた設定をし，体重をもとに，0.03％軟膏の使用量は2〜5歳（20kg未満）で1回1gまで，6〜12歳（20〜50kg）では2〜4g，13歳以上（50kg以上）は5gまでとされている．密封法および重層法は本薬の血中への移行が高まる可能性があるので行わない．

❷ 寛解維持療法

● ADでは，ステロイド外用薬やタクロリムス軟膏によって臨床的に炎症症状が消失し一見正常に見える皮膚も組織学的には炎症細胞が残存して

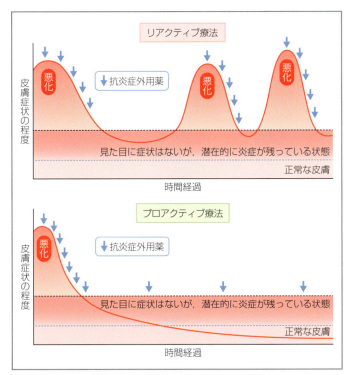

❻ リアクティブ療法とプロアクティブ療法
(加藤則人ほか. 日皮会誌 2018[1])

おり，再び炎症を引き起こしやすい状態にある．そのため，炎症が鎮静化したあとも外用治療を急激に中止することなく，寛解を維持しながら漸減あるいは間歇投与を行っていく必要がある．可能な患者については外用を終了していくが，再燃を繰り返す皮疹に対しては，保湿外用薬によるスキンケアに加え，ステロイド外用薬やタクロリムス軟膏を定期的に（週2回など）塗布し，寛解状態を維持することを考慮する（プロアクティブ療法〈❻[1]〉）．ただし，抗炎症外用薬の連日塗布からプロアクティブ療法への移行は，皮膚炎が十分に改善した状態で行われることが重要である．したがって，塗布範囲，連日投与から間歇塗布への移行時期，終了時期等については，個々の症例において皮膚症状，経過，検査値などから総合的に判断する必要がある．

❸ 重症・難治性状態に対する治療

- ランクの高いステロイド外用薬を基本に，以下の併用療法を考慮する．

シクロスポリン

- わが国では2008年10月からADに対する適応が追加されたが，その適応となるのは16歳以上で，既存治療で十分な効果が得られない最重症（強い炎症所見を伴う皮疹が体表面積の30%以上にみられる）の患者

1) 加藤則人ほか. 日皮会誌 2018.

第4章　免疫異常・アレルギー炎症に対するアプローチ

❼ デュピルマブ投与の施設要件

本剤が適応となる患者の選択および投与継続の判断は，適切に行われることが求められる．また，本剤の投与により重篤な副作用を発現した際に対応することが必要なため，以下の①〜③のすべてを満たす施設において使用すべきである

① 施設について
- アトピー性皮膚炎の病態，経過と予後，診断，治療（参考：アトピー性皮膚炎診療ガイドライン）を熟知し，本剤についての十分な知識を有し，アトピー性皮膚炎の診断および治療に精通する医師（下表のいずれかに該当する医師）が当該診療科の本剤に関する治療の責任者として配置されていること

> ・医師免許取得後 2 年の初期研修を終了した後に，5 年以上の皮膚科診療の臨床研修を行っていること
>
> ・医師免許取得後 2 年の初期研修を終了した後に 6 年以上の臨床経験を有していること．うち，3 年以上は，アトピー性皮膚炎を含むアレルギー診療の臨床研修を行っていること

- 本剤の製造販売後の安全性と有効性を評価するための製造販売後調査等が課せられていることから，当該調査を適切に実施できる施設であること

② 院内の医薬品情報管理の体制について
- 製薬企業等からの有効性・安全性等の薬学的情報の管理や，有害事象が発生した場合に適切な対応と報告業務等をすみやかに行うこと等の医薬品情報管理，活用の体制が整っていること

③ 合併症および副作用への対応について
- 喘息等の合併する他のアレルギー性疾患を有する患者に本剤を投与する場合に，当該アレルギー性疾患を担当する医師と連携し，その疾患管理に関して指導および支援を受ける体制が整っていること
- アナフィラキシー等の使用上の注意に記載された副作用に対して，当該施設または近隣医療機関の専門性を有する医師と連携し，副作用の診断や対応に関して指導および支援を受け，直ちに適切な処置ができる体制が整っていること

（厚生労働省. 薬生薬審発 0417 第 5 号[4]）

である[3]．顔面の難治性紅斑や紅皮症などにも有効である．また，投与後すみやかにかゆみが軽快する場合が多いことから，痒疹結節が多発し搔破の著しい患者も良い適応である．

- 3 mg/kg/ 日を開始用量とし，症状により 5 mg/kg/ 日を超えないよう適宜増減し，8〜12 週間で終了する．使用中は腎障害や高血圧，感染症などに注意し定期的に薬剤血中濃度（トラフ値）を測定する．長期使用での安全性が確立していないことから，症状が軽快した後はすみやかに一般的な外用治療に切り替えることが重要である．長期投与が必要な場合は 2 週間以上の休薬期間をはさむ間歇投与とする．

デュピルマブ

- ヒト型抗ヒト IL-4 受容体αサブユニットモノクローナル抗体であり，IL-4 および IL-13 のシグナル伝達を阻害する．使用にあたっては，添付文書に加え，製造販売業者が提供する資料，「デュピルマブ（遺伝子組換え）製剤の最適使用推進ガイドライン（アトピー性皮膚炎）について」[4] および「IL-4 受容体αサブユニット抗体製剤に係る最適使用推進ガイドラインの策定に伴う留意事項について」[5] を確認のうえ，本薬の特性および適正使用のために必要な情報を十分理解してから使用する必要がある．以下にその一部を述べる．

- まず，施設要件があり，❼[4] に示す要件をすべて満たす施設のみで使用が認められる．保険診療で用いる場合には，このうち①の「医師要件」

3) ネオーラルによるアトピー性皮膚炎治療研究会. 臨床皮膚科 2009.

4) 厚生労働省. 薬生薬審発 0417 第 5 号. 平成 30 年 4 月 17 日.
5) 厚生労働省. 保医発 0417 第 5 号. 平成 30 年 4 月 17 日.

146

❽ デュピルマブ投与の患者要件

【患者選択について】
投与の要否の判断にあたっては，以下に該当する患者であることを確認する

1. アトピー性皮膚炎診療ガイドラインを参考にアトピー性皮膚炎の確定診断がなされている患者であること
2. 抗炎症外用薬による治療[a]では十分な効果が得られず，一定以上の疾患活動性[b]を有する成人アトピー性皮膚炎患者，またはステロイド外用薬やカルシニューリン阻害外用薬に対する過敏症，顕著な局所性副作用もしくは全身性副作用により，これらの抗炎症外用薬のみによる治療の継続が困難で，一定以上の疾患活動性[b]を有する成人アトピー性皮膚炎患者であること
    a. アトピー性皮膚炎診療ガイドラインで重症度に応じて推奨されるステロイド外用薬（ストロングクラス以上）やカルシニューリン阻害外用薬による適切な治療を直近の6か月以上行っている
    b. 以下のいずれにも該当する状態
        ・IGAスコア3以上
        ・EASIスコア16以上または顔面の広範囲に強い炎症を伴う皮疹を有する場合（目安として頭頸部のEASIスコアが2.4以上）
        ・体表面積に占めるアトピー性皮膚炎病変の割合10%以上

（厚生労働省．薬生薬審発0417第5号[4]）

❾ 皮膚病変の Investigator's Global Assessment (IGA) スコア

スコア	所見
0＝消失	アトピー性皮膚炎による炎症の徴候なし
1＝ほぼ消失	かろうじて認識できる紅斑またはごく軽度の病変の隆起（丘疹形成／浸潤）
2＝軽症	目で検知可能，薄いピンク色の紅斑，およびごく軽度の隆起（丘疹形成／浸潤）
3＝中等症	くすんだ赤色，明らかに識別可能な紅斑，明らかに認識できる隆起（丘疹形成／浸潤），ただし広範ではない
4＝重症	深紅／暗赤色の紅斑，著明かつ広範な隆起（丘疹形成／浸潤）

（独立行政法人医薬品医療機器総合機構．デュピクセント皮下注300 mgシリンジ審査報告書[6]）

について，レセプトの摘要欄に，治療責任者が「医師免許取得後2年の初期研修を終了した後に，5年以上の皮膚科診療の臨床研修を行っている」のか，あるいは「医師免許取得後2年の初期研修を終了した後に6年以上の臨床経験を有し，うち3年以上アトピー性皮膚炎を含むアレルギー診療の臨床研修を行っている」のかを記載することが求められる．

● さらに，患者要件（❽）[4]があり，一定の要件を満たす患者にのみ使用が認められる．保険診療で用いる場合には，本剤投与前の抗炎症外用薬による治療の状況とともに，疾患活動性の状況としてIGAスコア（❾）[6]，全身または頭頸部のEASIスコア（❿）[1]，体表面積に占めるアトピー性皮膚炎病変の割合（％）の3項目すべてをレセプトの摘要欄に記載することが必要である．また，本薬の投与継続の基準についてもガイドラインで規定されており，本薬投与中は定期的に効果の確認を行い，投与開始から16週後までに治療反応が得られない場合は投与を中止することが求められている．

4) 厚生労働省．薬生薬審発0417第5号．平成30年4月17日．

6) 独立行政法人医薬品医療機器総合機構．平成29年10月26日．

1) 加藤則人ほか．日皮会誌2018.

第4章　免疫異常・アレルギー炎症に対するアプローチ

⓾ Eczema Area and Severity Index（EASI）による重症度評価法

皮疹の面積：
それぞれの体の部位全体に皮疹がある場合を100％として，下表のように0から6点で採点する．

皮疹面積（％）	0	1〜9	10〜29	30〜49	50〜69	70〜89	90〜100
面積スコア	0	1	2	3	4	5	6

皮疹の重症度：それぞれの徴候の程度を0から3点で評価

0	なし
1	軽度
2	中等度
3	重度

・それぞれの病変部の平均的重症度とする
・中間の値（1.5と2.5は使用可能であるが，0.5は用いない）

スコア表：

体の部位	紅斑（0〜3）	浸潤/丘疹（0〜3）	掻破痕（0〜3）	苔癬化（0〜3）	面積スコア（0〜6）	係数*	部位スコア
頭部／頸	（ +	+	+	） ×		×0.1	
（7歳以下）	（ +	+	+	） ×		×0.2	
体幹	（ +	+	+	） ×		×0.3	
上肢	（ +	+	+	） ×		×0.2	
下肢	（ +	+	+	） ×		×0.4	
（7歳以下）	（ +	+	+	） ×		×0.3	
最終のEASIスコアは4つの部位スコアの合計：							——（0〜72）

＊：頭部／頸部および下肢は7歳以下で係数が異なる．8歳以上は上段，7歳以下は下段の係数を用いる．

（加藤則人ほか．日皮会誌 2018[1]）

● さらに最適使用推進ガイドラインでは，本薬使用にあたって以下のような点に留意しなければならないことを強調している．

① ステロイド外用薬等に不耐容の患者を除き，治療開始時には「ステロイド外用薬等の抗炎症外用薬および外用保湿薬と併用」して用いる．

② 喘息等の合併する他のアレルギー性疾患の症状が変化する可能性があり，当該アレルギー性疾患に対する適切な治療を怠った場合，喘息等の増悪で死亡に至るおそれもあるため，本薬投与中止後の疾患管理も含めて，投与中から「合併するアレルギー性疾患を担当する医師」と適切に連携する．また患者に対して，医師の指示なく，それらの疾患に対する治療内容を変更しないよう指導する．

③ 寄生虫感染患者に対しては，本薬投与前に寄生虫感染の治療を行う．本薬投与中に寄生虫感染を起こし，抗寄生虫薬による治療が無効な場合には，寄生虫感染治癒まで本薬の投与を一時中止する．

④ 本薬投与中の「生ワクチンの接種」は，安全性が確認されていないので避ける．

紫外線療法

紫外線療法は，抗炎症外用薬や抗ヒスタミン薬，保湿外用薬などによる治療で症状をコントロールできない例，従来の治療で副作用を生じている例に考慮される治療法であるが，今のところ AD 患者を対象にした紫外線療法のプロトコールの確立やガイドラインはない．現時点では，紫外線療法を行う場合には，まずその適応を十分に考慮したうえで，作用機序や照射量，急性皮膚障害や合併する感染症の悪化，皮膚癌を含む長期の副作用など，さまざまな副作用や対処法を十分に理解している，紫外線療法に習熟した医師により慎重に行われる必要がある．

ステロイド内服

重症・最重症の AD に対する寛解導入に用いられることがある．しかし，長期間のステロイド内服には種々の重篤な全身性副作用があることから，ステロイド内服薬は投与するとしても短期間にとどめるべきである．

（鬼頭昭彦）

文　献

1) 加藤則人ほか. アトピー性皮膚炎診療ガイドライン 2018. 日皮会誌 2018；128：2431-502.
2) FK506 軟膏研究会. アトピー性皮膚炎におけるタクロリムス軟膏 0.1％および 0.03％の使用ガイダンス. 臨床皮膚科 2003；57：1217-34.
3) ネオーラルによるアトピー性皮膚炎治療研究会. 成人の重症アトピー性皮膚炎患者に対するシクロスポリン MEPC 間歇投与法の安全性および有効性評価—多施設共同，オープン，長期間観察試験. 臨床皮膚科 2009；63：163-71.
4) 厚生労働省. デュピルマブ（遺伝子組換え）製剤の最適使用推進ガイドライン（アトピー性皮膚炎）について. 薬生薬審発 0417 第 5 号. 平成 30 年 4 月 17 日.
5) 厚生労働省. IL-4 受容体αサブユニット抗体製剤に係る最適使用推進ガイドラインの策定に伴う留意事項について. 保医発 0417 第 5 号. 平成 30 年 4 月 17 日.
6) 独立行政法人医薬品医療機器総合機構. デュピクセント皮下注 300 mg シリンジ審査報告書. 平成 29 年 10 月 26 日.

第4章　免疫異常・アレルギー炎症に対するアプローチ

Column　アトピー性皮膚炎とコモビリティ（合併疾患）

■ はじめに

アトピー性皮膚炎（AD）を対象としたコホート研究は数多く存在する．その結果，さまざまな疾患がADと合併していることが明らかになった．このコラムではADの合併疾患について紹介する．

■ アトピー性皮膚炎と免疫疾患

ADと合併する疾患で有名なのは，同じアレルギー性疾患である食物アレルギーや喘息である．これらの疾患はADを契機として発症し，アレルギーマーチとよばれる．システマティックレビューによるとAD患者では健常者と比べて食物アレルギー，喘息の発症率はそれぞれ8.53倍[1]，2.14倍[2]と増加していた．ADでは，皮膚バリア機能の低下が認められるため，経皮的な抗原の侵入が容易になり，食物等の抗原に感作されやすくなる．そのため，アレルギー性疾患を発症しやすくなると考えられている[3]．

アレルギー性疾患以外の免疫疾患もADとの関連が報告されている．ドイツのコホート研究によるとADではリウマチ性関節炎，炎症性腸疾患の発症率が健常者と比べて高いという報告がある（それぞれ1.72倍と1.34倍）[4]．また，AD患者は全身性エリテマトーデスや脱毛症の発症率も高い（オッズ比1.94倍と1.7倍）[5,6]．これらの自己免疫性疾患はTh1/17型炎症によって形成されるため，代表的なTh2炎症であるADとは一見関連がなさそうに思える．しかしながら，ADではTh2サイトカインだけでなくTh1/17サイトカインも上昇しているため，自己免疫疾患の発症が促進される可能性がある[7,8]．

■ アトピー性皮膚炎と感染症

ADには種々の病原微生物による皮膚感染症が合併しやすいことが知られている．ADにおける皮膚感染症発症の背景として，皮膚炎あるいは乾燥状態の存在による表皮バリア機能不全や，全身および局所の免疫不全状態の存在が考えられている[9]．ADに合併しやすいとされる，伝染性膿痂疹（とびひ），伝染性軟属腫（みずいぼ），単純ヘルペスウイルス感染，についてADの有無による発症頻度を調べ

た研究がある[10]．それらの結果によると，ADの小児では伝染性膿痂疹の発症頻度が1.8倍であり合併しやすい．一方で，伝染性軟属腫，単純ヘルペスウイルス感染はADの有無と関連がなかった．

■ おわりに

このように，ADには多様な合併疾患が存在する．上述した以外にも，心血管疾患，皮膚悪性腫瘍，精神疾患などの合併も報告されているが，これらについては直接的な関連性については議論の分かれるところである[3]．ADは近年増加傾向にあり，今後もさまざまな合併疾患が報告されることが予想される．

（中溝　聡）

◎ 文　献

1) Tsakok T, et al. Does atopic dermatitis cause food allergy? : A systematic review. J Allergy Clin Immunol 2016 ; 137 : 1071-8.

2) van der Hulst AE, et al. Risk of developing asthma in young children with atopic eczema : A systematic review. J Allergy Clin Immunol 2007 ; 120 : 565-9.

3) Brunner PM, et al. Increasing Comorbidities Suggest that Atopic Dermatitis is a Systemic Disorder. J Invest Dermatol 2017 ; 137 : 18-25.

4) Schmitt J, et al. Atopic dermatitis is associated with an increased risk for rheumatoid arthritis and inflammatory bowel disease, and a decreased risk for type 1 diabetes. J Allergy Clin Immunol 2016 ; 137 : 130-6.

5) Wu LC, et al. Autoimmune disease comorbidities in patients with atopic dermatitis : A nationwide case-control study in Taiwan. Pediatr Allergy Immunol 2014 ; 25 : 586-92.

6) Barahmani N, et al. National Alopecia Areata Registry. History of atopy or autoimmunity increases risk of alopecia areata. J Am Acad Dermatol 2009 ; 61 : 581-91.

7) Noda S, et al. The Asian atopic dermatitis phenotype combines features of atopic dermatitis and psoriasis with increased TH17 polarization. J Allergy Clin Immunol 2015 ; 136 : 1254-64.

8) Gittler JK, et al. Progressive activation of T(H)2/T(H)22 cytokines and selective epidermal proteins characterizes acute and chronic atopic dermatitis. J Allergy Clin Immunol 2012 ; 130 : 1344-54.

9) Kabashima K. New concept of the pathogenesis of atopic dermatitis : Interplay among the barrier, allergy, and pruritus as a trinity. J Dermatol Sci 2013 ; 70 : 3-11.

10) Hayashida S, et al. Are lifetime prevalence of impetigo, molluscum and herpes infection really increased in children having atopic dermatitis? J Dermatol Sci 2010 ; 60 : 173-8.

第5章

かゆみに対するアプローチ

抗ヒスタミン薬から IL-31 まで

第5章　かゆみに対するアプローチ

1

かゆみの病態論はどのように変容してきたか

1 かゆみの機序・神経生理学の進歩

● かゆみとは，「掻きたいという衝動を引き起こす不快な感覚」として定
義されている[1]．かゆみを生じる発端として，湿疹や虫刺されなど皮膚
病変がかゆいのはもちろん，病変を伴わない正常皮膚もかゆみを生じる
ことを臨床的にしばしば経験する．このことからかゆみを生じる原因は
多岐にわたることが推察される．

1) Rothman S. *Physiol Rev* 1941.

● 皮膚の炎症や乾燥に伴い，皮膚からはさまざまなかゆみを生じる物質
（起痒物質）が放出される[2,3]（❶[2]）．代表的な起痒物質としては，肥満
細胞などが脱顆粒することで放出されるヒスタミン，サブスタンスP
（SP）などがあげられる．また近年，表皮角化細胞が産生する thymic
stromal lymphopoietin（TSLP）や皮膚に浸潤した Th2 細胞が主に産生
する Th2 型サイトカイン，インターロイキン（IL）-4，13，31 が神経に
直接作用してかゆみを誘発することが報告されている．主な起痒物質に
ついて，以下にまとめる．

2) Liu T, Ji RR. *Pflügers Arch* 2013.
3) Akiyama T, Carstens E. *Neuro-science* 2013.

❶ 起痒物質

● ヒスタミン

● ヒスタミンは最も古くから知られている起痒物質であり，肥満細胞や好
塩基球の顆粒内に含まれる[4]．アレルゲン，補体（特に C5a），SP，血管
作動性腸管ポリペプチド（vasoactive intestinal polypeptide：VIP），ソ
マトスタチン，エンドセリン1といった内因性の刺激としてさまざまな
刺激により脱顆粒され放出される[5-7]．ヒスタミンはヒスタミン受容体
に作用し，下流の transient receptor potential vanilloid 1（TRPV1）を
活性化する[8]．ヒスタミン受容体と TRPV1 陽性のニューロンの集団が
興奮すると，ヒスタミン依存性の瘙痒が誘発される[8,9]（❷[9]）．

4) Thangam EB, et al. *Front Immunol* 2018.

5) Lowman MA, et al. *Br J Pharmacol* 1988.
6) Ehrenreich H, et al. *New Biol* 1992.
7) Louis RE, Radermecker MF. *Int Arch Allergy Immunol* 1990.
8) Xiao B, Patapoutian A. *Nat Neurosci* 2011.
9) Bautista DM, et al. *Nat Neurosci* 2014.

● ヒスタミンの受容体は G 蛋白質共役受容体で，histamine-1 receptor
（H1R）～H4R まで同定されている．H1R は神経，気道，平滑筋，上皮
細胞，内皮細胞，T 細胞，樹状細胞，肥満細胞，好酸球，好塩基球と
いった免疫細胞など広くさまざまな臓器で発現している[4]．ヒトにおい

1. かゆみの病態論はどのように変容してきたか

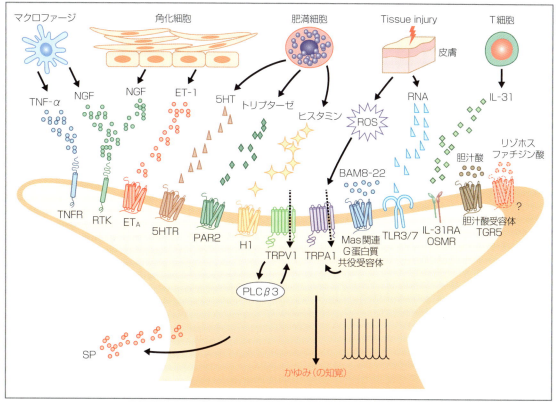

❶ 起痒物質

起痒物質は，機械的刺激や表皮角化細胞，T細胞，肥満細胞，マクロファージなどの免疫細胞からさまざまに分泌され，末梢神経を刺激する．

(Liu T, Ji RR. Pflügers Arch 2013[2])

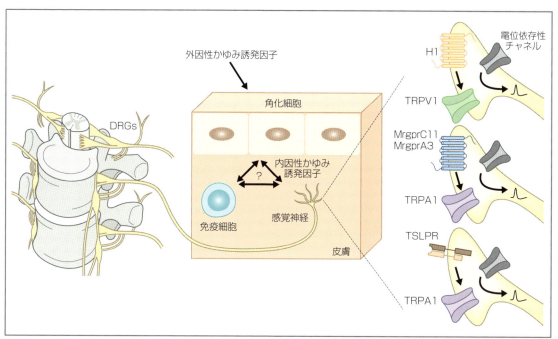

❷ 主な起痒物質の伝達経路

ヒスタミン依存性のシグナルはTRPV1陽性神経を興奮させる．

(Bautista DM, et al. Nat Neurosci 2014[9])

153

第5章　かゆみに対するアプローチ

ては，ヒスタミンのかゆみや軸索反射性紅斑が H1R 拮抗薬にて抑制されることから，H1R のかゆみへの関与はよく知られている．

しかしながら，アトピー性皮膚炎（AD）の皮疹部および無疹部の皮膚に高レベルのヒスタミン産生が認められるものの[10]，H1R 拮抗薬が著効しないことは臨床上しばしば経験する．このことから AD のかゆみにはヒスタミン以外の関与が示唆されていた．

近年 H4R が同定され，ヒスタミンに対しほかのヒスタミン受容体よりも高い親和性を示すことから，H4R のかゆみへの関与が報告され注目されている[11]．H4R ノックアウトマウスでは，AD モデルの炎症が減弱することや，H4R アンタゴニストを投与することで Th2 型サイトカインの産生が低下し，掻破行動も抑制されることが報告されている[11-14]．以上より H4R も重要な治療ターゲットとなりうると考えられる．

サブスタンス P

サブスタンス P（SP）はタキキニン系ニューロペプチドの一つであり，ヒトやマウスへの皮内投与によりかゆみを誘発することが明らかになっている[15]．SP は神経だけでなく，肥満細胞・好酸球・好塩基球といった免疫細胞や表皮角化細胞にも発現している[16-18]．SP の受容体としてニューロキニン-1〜3 受容体（NK-1R〜3R）が有名である．なかでも NK-1R は広く発現しており，末梢神経のみならず，平滑筋，線維芽細胞，表皮角化細胞，肥満細胞などの免疫細胞に発現している．

SP は末梢神経に分布する NK-1R を介して直接かゆみを引き起こし，さらに軸索反射により神経原性炎症（neurogenic inflammation）を惹起することでかゆみを増悪させる．SP は肥満細胞・好酸球・好塩基球といった免疫細胞や表皮角化細胞の NK-1R に作用して，ヒスタミン，トリプターゼ，ロイコトリエン B4 などのメディエーターや IL-1，-4，-5，-6，-13，TNF-α，IFN-γ，といった炎症性サイトカインを遊離させ，かゆみや神経原性炎症を引き起こす[19-21]．

蛋白質分解酵素

トリプシン，トリプターゼ，カテプシン，カリクレインといった蛋白質分解酵素も AD では起痒物質としてはたらくことが知られている．かゆみを生じる植物として知られているハッショウマメの刺毛（cowhage）はシステインプロテアーゼを含有しており，この受容体としてプロテアーゼ活性化受容体（protease-activated receptor：PAR）を活性化する．cowhage を皮膚に接触させると，かゆみは生じても紅斑は生じず，ヒスタミン非依存的なシグナル伝達と考えられた[22]．

PAR は特定のプロテアーゼによって特異的に活性化される G 蛋白質共役 7 回膜貫通型受容体であり，現在までに PAR-1〜PAR-4 の 4 つのサ

10) Johnson Jr HH, DeOreo GA. *Age* 1960.

11) Cowden JM, et al. *J Invest Dermatol* 2010.

12) Dunford PJ, et al. *J Allergy Clin Immunol* 2007.
13) Rossbach K, et al. *Allergy* 2016.
14) Suwa E, et al. *Eur J Pharmacol* 2011.

15) Hägermark Ö, et al. *J Invest Dermatol* 1978.
16) Rothenberg ME, Hogan SP. *Annu Rev Immunol* 2006.
17) Steinhoff M, et al. *Immunol Rev* 2018.
18) Mashaghi A, et al. *Cell Mol Life Sci* 2016.

19) van der Kleij HP, et al. *J Immunol* 2003.
20) Raap M, et al. *Exp Dermatol* 2015.
21) Zheng W, et al. *Cell Biol Toxicol* 2016.

22) Davidson S, et al. *J Neurosci* 2007.

ブタイプが特定されている．とくにPAR-2は生体内に広く分布しており，肥満細胞や末梢神経に発現している[23]．そしてPAR-1～PAR-4の各受容体のアゴニストをマウスの皮膚に投与した場合，PAR-2アゴニスト（SLIGRL）[24,25]とPAR-4アゴニスト[26]が用量依存的に掻破行動を誘発することから，PAR-2やPAR-4がかゆみ誘発において重要な役割を果たすと考えられている．また，PAR-2は脊髄後根神経節において，後述する温度感受性チャネルのうちTRPV1，TRPV4，TRPA1（transient receptor potential ankyrin 1）と共発現しているが，とくにPAR-2アゴニストによる掻破行動はTRPV1ノックアウトマウスで認めないことから，PAR-2依存性のかゆみはTRPV1陽性神経が関与していると考えられている[27,28]．

- さらに近年，PAR-2アゴニスト（SLIGRL）はPAR-2ではなく，Mrgpr（Mas関連G蛋白質共役受容体：Mas-related G protein-coupled receptors），とくにMrgprC11を介して，かゆみを伝達することが報告された．SLIGRLより短いペプチドであるSLIGRはマウスにおいて，PAR-2特異的に活性化し，MrgprC11は活性化しない．またSLIGRはマウスにおいて温熱性疼痛過敏を誘発するが，掻破行動は誘発しなかった．以上よりMrgprとPAR-2はともに脊髄後根神経節に存在するSLIGRL応答性のG蛋白質共役受容体であるが，かゆみと痛みの伝達にそれぞれ特定の役割を果たすことが示唆された[29]．

Th2サイトカイン（IL-4，IL-13，IL-31）

■IL-4およびIL-13

- これまでの研究では，AD病変部におけるTh2サイトカイン（IL-4やIL-5，IL-13など）の産生はTh2細胞が担当すると考えられていた．しかし，近年の研究より，Th2細胞に加え2型自然リンパ球（ILC2）および好塩基球を含むさまざまな自然免疫細胞も，ADにおける2型サイトカインの産生に関与していることが明らかとなった[30,31]．ADの病態形成におけるIL-4およびIL-13の役割は主に角化細胞への作用が最も大きいと考えられていた．その作用は主に，①角化細胞の分化障害，②フィラグリン（FLG）発現の阻害（バリア機能低下），③抗菌ペプチド産生低下，④海綿状浮腫誘導，⑤角化細胞からのケモカイン・サイトカイン産生を誘導し，皮膚への炎症細胞浸潤を促進，などがあげられる．
- IL-4の受容体はタイプ1受容体とタイプ2受容体の2つが存在する（❸）．タイプ1受容体はIL-4Rαとγc（gamma common chain）のヘテロ二量体を形成する．IL-4がIL-4Rαに結合すると，γcがリクルートされ，細胞内にシグナルが伝達される．また，タイプ2受容体はIL-4RαとIL-13Rα1により構成される．IL-13がIL-13Rα1に結合するとIL-4Rαがリクルートされ，シグナルが伝達される．

23) Steinhoff M, et al. *J Neurosci* 2003.

24) Tsujii K, et al. *J Pharmacol Sci* 2008.
25) Ui H, et al. *Eur J Pharmacol* 2006.
26) Klein A, et al. *J Neurophysiol* 2011.

27) Akiyama T, et al. *Pain* 2010.
28) Costa R, et al. *Br J Pharmacol* 2008.

29) Liu Q, et al. *Sci Signal* 2011.

30) Kim BS, et al. *Sci Transl Med* 2013.
31) Kim BS, et al. *J Immunol* 2014.

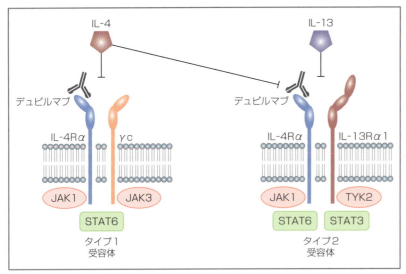

❸ IL-4 受容体と IL-13 受容体

- 近年このIL-4Rαがマウスとヒトの感覚神経に発現していることが証明され，注目を集めている．このなかで，神経特異的IL-4Rα欠損マウスでADモデルを実施すると，皮膚局所の炎症および掻破行動ともに抑制された．またIL-4Rαの下流のJAK1を神経特異的に欠損したマウスでも同様の結果が得られ，JAK阻害薬をヒトに投与した場合でも，かゆみの抑制が認められた[32]．以上より，Th2サイトカインであるIL-4とIL-13は，末梢神経に発現するIL-4Rαに作用しJAK1シグナルを介して慢性のかゆみを伝達することが示唆された．

■ IL-31

- IL-31は，2004年にDillonらによってクローニングされたサイトカインであり，主に活性化T細胞（Th2：Tヘルパー2細胞）から分泌される[33]．ADはTh2細胞が皮膚へと浸潤しており，その重症度（scoring atopic dermatitis：SCORAD）と血清中のIL-31の濃度は正の相関を示すことが報告されている．

- IL-31はADのかゆみを引き起こす主な原因と考えられている．その理由として，末梢神経にIL-31受容体（IL-31R）が発現していることがあげられる．ヒト，マウスともに脊髄後根神経節には，IL-31Rを発現した末梢神経が含まれる．運動神経などの大径の末梢神経は，IL-31Rを発現していないのに対し，かゆみ伝達に重要なC線維などの小径の末梢神経は，約半数がIL-31Rを発現している．さらに，IL-31投与によって掻破行動を誘発したマウスモデルが報告されており，IL-31はかゆみを誘発する重要なサイトカインといえる[34]．

- IL-31の受容体は，IL-31受容体α鎖（IL-31RA）とオンコスタチンM

32) Oetjen LK, et al. *Cell* 2017.

33) Dillon SR, et al. *Nat Immunol* 2004.

34) Cevikbas F, et al. *J Allergy Clin Immunol* 2014.

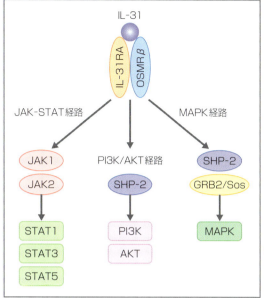

❹ IL-31 受容体のシグナル伝達経路
IL-31 受容体のシグナル伝達には JAK-STAT を介するものと，PI3K/AKT を介するものと MAPK を介するものがある．
(Zhang Q, et al. Cytokine Growth Factor Rev 2008[35] より改変)

受容体β鎖（oncostatin M receptor β chain：OSMRβ）のヘテロ二量体から成る．IL-31 による IL-31R の細胞内シグナル伝達は JAK-STAT，RAS/MAPK，PI3K/AKT 経路によって担われている（❹）[35]．

- IL-31R は，活性化マクロファージや樹状細胞，好酸球・好塩基球などの免疫細胞のほかに，皮膚では表皮角化細胞や末梢神経に発現している[36]．
- IL-31 の刺激により，表皮角化細胞では TARC（thymus and activation-regulated chemokine）などのケモカイン，サイトカイン，さらに抗菌ペプチドの発現が増加する．一方，皮膚のバリア機能の維持に重要な蛋白である FLG は，IL-31 刺激により抑制される．

TSLP（thymic stromal lymphopoietin）

- AD の主症状の一つであるドライスキンは，皮膚バリア機能に重要な FLG の突然変異によるものと考えられている[37]．AD 患者のおよそ 10〜30％に FLG 遺伝子の変異がみられる．このバリア機能障害が表皮のプロテアーゼを活性化し，Th2 免疫応答を誘導するサイトカイン（TSLP）の産生を引き起こす[38]．
- TSLP は，Th2 細胞の誘導や活性化にきわめて重要な分子であることが知られているが，近年，末梢神経に発現する TSLP 受容体に作用し，かゆみのメディエーターとしての機能も報告された．さらに TSLP は後述する温度感受性チャネルのうち，TRPA1 依存的にかゆみを誘発することが明らかとなった（❺）[39]．

35) Zhang Q, et al. *Cytokine Growth Factor Rev* 2008.

36) Furue M, et al. *Allergy* 2018.

37) Palmer CN, et al. *Nat Genet* 2006.

38) Soumelis V, et al. *Nat Immunol* 2002.

39) Wilson SR, et al. *Cell* 2013.

第5章 かゆみに対するアプローチ

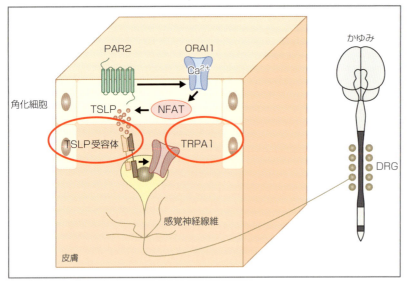

❺ 末梢神経における TSLP 受容体の発現
TSLP は末梢神経に直接作用してかゆみを誘導する．TSLP 受容体を発現する末梢神経は TRPA1 陽性である．

(Wilson SR, et al. Cell 2013[39])

❷ 温度感受性 TRP (transient receptor potential) チャネル

- かゆみの受容に TRP チャネルが重要となる．一般的に TRP チャネルは，カルシウムイオン透過性を示す非選択的なカチオニンチャネルであり，生体内のほぼすべての細胞に発現している[40]．また TRP チャネルは温度や浸透圧といった物理的刺激のみならず，カプサイシンやメントールなどの外来化学物質，細胞内メッセンジャー分子などの内在性化学物質によってイオン透過性が制御される[41-43]（❻）．なかでもかゆみの受容に重要とされている TRPV1 と TRPA1 を中心に述べる．

- TRPV1 はトウガラシの主成分であるカプサイシンの受容体として有名である（❼）[43]．トウガラシを食べると口の中が灼けつくような熱さを自覚するが，TRPV1 はカプサイシンが存在しなくても 43℃ 以上の高い温度を感じる受容体である．TRPV1 は感覚神経だけでなく，表皮角化細胞，肥満細胞，ランゲルハンス細胞などで発現を認める[44]．また，AD モデルマウスを用いた研究では，皮膚の炎症と掻破行動が TRPV1 拮抗薬により，抑制されることが示された[45,46]．ヒスタミンはヒスタミン受容体に作用し，下流の TRPV1 を活性化する[8]．ヒスタミン受容体と TRPV1 陽性のニューロンの集団が興奮すると，ヒスタミン依存性の瘙痒が誘発される[8]．

- 一方でメントールの受容体である TRP melastatin 8 (TRPM8) は 28℃ 以下の温度を感じる受容体である．TRPM8 はノックアウトマウスを用いた解析より，不快な冷刺激を避けるための忌避行動の惹起に関与する

40) Nilius B, Owsianik G. *Genome Biol* 2011.

41) Clapham DE. *Nature* 2003.
42) Venkatachalam K, Montell C. *Annu Rev Biochem* 2007.
43) Benarroch EE. *Neurology* 2008.

44) Tóth BI, et al. *Br J Pharmacol* 2014.

45) Yun JW, et al. *J Dermatol Sci* 2011.
46) Amagai Y, et al. *Biol Pharm Bull* 2013.
8) Xiao B, Patapoutian A. *Nat Neurosci* 2011.

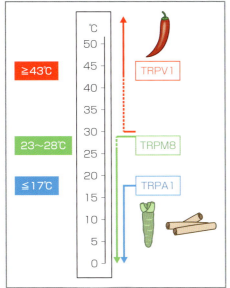

❻ TRPチャネル
さまざまな温度に感受性のあるTRPチャネルが存在する.

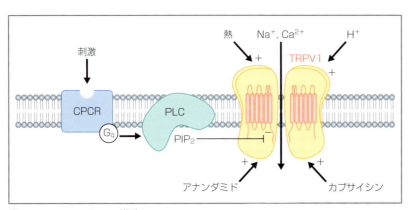

❼ TRPV1チャネルの構造
TRPV1は43℃以上の熱刺激，カプサイシン刺激，浸透圧変化などを感知し，カルシウムイオンとナトリウムイオンの流入を促し，神経細胞を興奮させる.
(Benarroch EE. Neurology 2008[43])

という報告があり，環境の寒冷性を認知するために重要であると考えられている[47].
- そして，さらに低い約17℃以下の温度を感知する受容体としてTRPA1がある．TRPA1はワサビの成分やニンニク，シナモンの主成分によって活性化される．TRPA1は，ヒスタミン非依存性瘙痒症の受容体チャネルとして機能する[48]．またAD様の症状や掻破行動をきたすIL-13トランスジェニックマウスを用いた解析では，表皮内神経や肥満細胞のTRPA1の発現が増加していることやTRPA1阻害薬により掻破行動を抑制されることから，TRPA1はIL-13が誘発するADの慢性的なかゆみで重要なはたらきをしていることが示唆された[49].

47) Bautista DM, et al. *Nature* 2007.

48) Wilson SR, et al. *Nat Neurosci* 2011.

49) Oh MH, et al. *J Immunol* 2013.

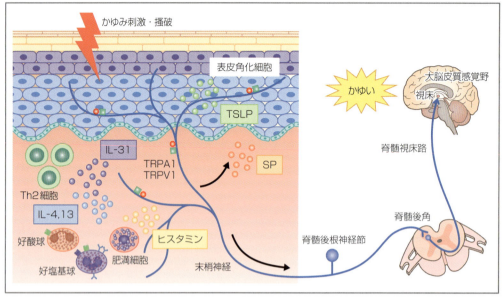

❽ かゆみの伝達経路

かゆみ刺激や搔破行動により，さまざまな起痒物質が放出される．末梢神経（一次求心性神経）を刺激し，求心性興奮として脊髄に伝えられる．脊髄視床路，視床を介して大脳皮質の感覚野に達し，かゆみとして認識される．また神経を下降した興奮は軸索反射により，神経終末からサブスタンス P（SP）の遊離を促す．

❸ かゆみ伝達経路

- 古典的にかゆみは，その伝達経路から，末梢性のかゆみと中枢性のかゆみに分けられる．中枢性のかゆみとは，オピオイド系を介するかゆみで，かゆみに関連するものは μ オピオイド系と κ オピオイド系である．末梢性のかゆみは，上述した起痒物質が皮膚内に張り巡らされている末梢神経（一次求心性神経）を刺激し，求心性興奮として脊髄に伝えられる．脊髄視床路，視床を介して大脳皮質の感覚野に達し，かゆみとして認識される．また神経を下降した興奮は軸索反射により，神経終末から SP の遊離を促す．遊離した SP は NK1R を有する神経終末，角化細胞，肥満細胞などに結合し，神経原性炎症を引き起こしかゆみを誘発する[3]（❽）．

- さらに，2007 年にかゆみ特異的な経路としてガストリン放出ペプチド（gastrin-releasing peptide：GRP）とその受容体（GRP receptor：GRPR）が脊髄後角でかゆみ情報を選択的に伝達することが示された[50,51]．かゆみ刺激に応答した一次求心性神経の脊髄後角終末から GRP や Nppb（natriuretic polypeptide b）が分泌される[52]．Nppb は Nppb 受容体を介して GRP を放出する．放出された GRP は受容体である GRPR を介して，かゆみ情報が伝達される．さらに，脊髄後角内には，かゆみシグナルを特異的に抑制する抑制性介在神経として Bhlhb5（basic helix-loop-helix 5）神経があることが報告された[53]（❾[3]）．

3) Akiyama T, Carstens E. *Neuroscience* 2013.

50) Sun YG, Chen ZF. *Nature* 2007.
51) Sun YG, et al. *Science* 2009.
52) Mishra SK, Hoon MA. *Science* 2013.

53) Ross SE, et al. *Neuron* 2010.

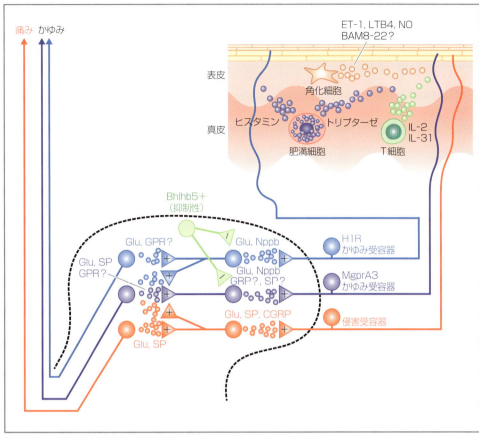

❾ 新しいかゆみ特異的な伝達経路
かゆみ特異的な経路としてガストリン放出ペプチド (gastrin-releasing peptide：GRP) とその受容体 (GRP receptor：GRPR) が脊髄後角でかゆみ情報を選択的に伝達する．かゆみ刺激に応答した一次求心性神経の脊髄後角終末から GRP や Nppb (natriuretic polypeptide b) が分泌される．さらに，脊髄後角内には，かゆみシグナルを特異的に抑制する抑制性介在神経として Bhlhb5 (basic helix-loop-helix 5) 神経がある．

(Akiyama T, Carstens E. Neuroscience 2013[3] より改変)

2 かゆみがアトピー性皮膚炎の病態にもたらす影響

- アトピー性皮膚炎 (AD) の病態として，免疫応答の破綻，バリア機能の異常，かゆみの3つが重要である[54]（❿）．かゆみは，AD を特徴づける重要で難治な症状の一つであり，生活の質を著しく損なう[55]．AD のかゆみの特徴として，かゆみ過敏状態であり，抗ヒスタミン薬に抵抗性であることがあげられる．

- かゆみ過敏状態には，通常はかゆみを感じないような軽微な刺激に容易に反応してかゆみを誘発するもの（アロネーシス）と，通常のかゆみ刺激で過剰に強いかゆみを生じるもの（ハイパーネーシス）とがある[56]．アロネーシスには，真皮線維芽細胞から放出されるアルテミンが重要なはたらきをしているという報告がある．アルテミンは AD 病変部の線

54) Kabashima K. *J Dermatol Sci* 2013.
55) Kido-Nakahara M, et al. *Immunol Allergy Clin North Am* 2017.

56) Mollanazar NK, et al. *Clin Rev Allergy Immunol* 2016.

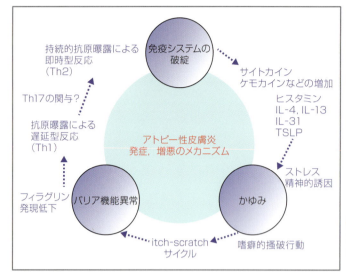

⑩ **アトピー性皮膚炎の病態**
アトピー性皮膚炎の病態として，免疫システムの破綻，バリア機能異常，かゆみが重要である．
(Otsuka A, et al. Immunol Rev 2017)

維芽細胞において増加し，また，マウスにおけるアルテミンの皮内注射は，かゆみ過敏と併せて表皮内の末梢神経の数を増加させることが報告された[57]．

- しかしながら，ADにおけるかゆみは，複雑な相互作用の結果であり，ADのかゆみメカニズムは十分にわかっているとはいえない．近年の研究で特に注目されているのは，① TSLP，IL-4，IL-13，および IL-31 などのいくつかのTh2サイトカインがかゆみメディエーターとしてはたらくこと[32,33,39]，② 表皮内末梢神経の分布変化，③ 脊髄内グリア細胞の関与などがあげられる．①については，すでに「① 起痒物質」の項目（p.152）で記載した．

- 続いて，②の表皮内末梢神経の分布変化について考察してみたい．神経の伸長は神経成長因子とセマフォリン3A（Sema3A）などの神経退縮因子のバランスが崩れた結果起きると考えられている[58,59]．AD患者の病変部ではSema3Aが減少していることが知られている[60]．その結果，ADでは多数の神経線維が表皮内に侵入していると報告された．しかしながら一方で，AD患者の瘙痒部位を用いた3Dイメージングで，健常者と比べて皮膚内末梢神経の増加を認めないという報告もあり[61]，いまだ結論づけられていない．

- さらに③の脊髄内グリア細胞の関与であるが，かゆみ伝達経路のなかで，脊髄のグリア細胞であるアストロサイトがADの慢性的なかゆみに関連しているという報告がある．ADモデルマウスであるNc/Ngaマウスでは，脊髄後角でアストロサイトの活性化が認められた．アストロサイトの活性化は転写因子であるSTAT3依存的に起こることが見出された．以上より，活性化したアストロサイトは脊髄後角でGRP-GRPRかゆみ伝達経路を増強し，慢性瘙痒を増強させていると考えられた[62]．

57) Hidaka T, et al. *Nat Immunol* 2017.

32) Oetjen LK, et al. *Cell* 2017.
33) Dillon SR, et al. *Nat Immunol* 2004.
39) Wilson SR, et al. *Cell* 2013.

58) Urashima R, Mihara M. *Virchows Arch* 1998.
59) Tominaga M, et al. *J Dermatol Sci* 2009.
60) Kamo A, et al. *J Dermatol Sci* 2011.
61) Tan Y, et al. *J Invest Dermatol* 2018.

62) Shiratori-Hayashi M, et al. *Nat Med* 2015.

以上のように，ADの病態に対するかゆみの関与は不明な点が依然多い．一方，ヒスタミンなどの起痒物質を産生する免疫細胞（主に顆粒球）がADの病態に及ぼす影響に関しては解析が進んでいる．筆者らは主に，肥満細胞と好塩基球に関して皮膚アレルギー疾患における研究を進めており，その一部を紹介する．

肥満細胞は1878年，好塩基球は1879年にいずれもPaul Erlichにより発見された顆粒球である[63]．近年，両者はともにTh2免疫反応の中心的なサイトカインであるIL-4を産生するとともに，慢性アレルギーやアレルギー炎症の病態を形成する細胞である．両者は類似点も多く，長らく混同されてきた背景がある．まずは，その類似点・相違点についてまとめる．

肥満細胞，好塩基球はともに造血幹細胞由来の白血球細胞で，IgEに高親和性をもつFc受容体FcεRIを細胞表面にもつことを特徴とする顆粒球である．細胞表面にあるFcεRIが，アレルゲンによって2個以上架橋されると，受容体が凝集して細胞が活性化し，脱顆粒を起こす．両者はともに，細胞内にヒスタミン，プロテアーゼ，種々のサイトカイン，アラキドン酸代謝産物を有している点が共通している．

肥満細胞は，骨髄由来の造血幹細胞から分化してくるが，前駆細胞が末梢血中から末梢組織に侵入し，末梢組織内で成熟する．一度成熟した肥満細胞は再度血中を循環することはなく，粘膜や皮膚など広く末梢組織に分布する．一方で，好塩基球は骨髄で成熟し，炎症のない状態では末梢組織には存在せず，末梢血中に循環する．好塩基球は短命であるのに対し，肥満細胞の寿命は月単位と長い[64]．

これまでに筆者らは，肥満細胞が樹状細胞の機能に影響を与えることで，接触皮膚炎の病態に関与することを見出した[65]．肥満細胞のみ除去された状態で接触皮膚炎を誘導したところ，野生型に比べ接触皮膚炎反応が減弱していた．さらに，肥満細胞は抗原を取り込んだ樹状細胞が所属リンパ節に遊走するのを抑制することがわかった．以上より，肥満細胞は樹状細胞の遊走を制御することで，アレルギー性接触皮膚炎の病態形成に関与していることが明らかとなった[65]．

さらに近年，接触皮膚炎感作相の初期に肥満細胞と樹状細胞が皮膚局所で近接して存在することが二光子励起顕微鏡を用い観察された．抗原提示を受けた樹状細胞は，所属リンパ節へと遊走する前に，皮膚局所に存在する肥満細胞と近接して存在するようになり，シナプスのような構造を形成する．その際，樹状細胞は主要組織適合遺伝子複合体クラスII（major histocompatibility complex class II：MHC class II）を肥満細胞へと受け渡し（肥満細胞のtrogocytosis），肥満細胞の抗原提示能を上げていることがわかった．このように，肥満細胞は樹状細胞の機能を調整し，皮膚炎の初期における生体防御に重要な役割を果たしていることが

63) Ehrlich P. Leipzig Univ 1878.

64) Stone KD, et al. *J Allergy Clin Immunol* 2010.

65) Otsuka A, et al. *PLoS One* 2011.

判明した[66].

● 好塩基球は末梢血白血球分画で最も少ない（1%以下）細胞集団である。"肥満細胞に類似した細胞"として長らく無視されてきた存在であった。近年，好塩基球特異的なモノクローナル抗体が樹立され，その機能解析が積極的に行われた。蕁麻疹，接触皮膚炎，AD，水疱性類天疱瘡，好酸球性膿疱性毛包炎，疥癬といった多くのヒト皮膚疾患で好塩基球の浸潤がみられる[67].

● 好塩基球の新たな役割として，Karasuyama らは，IgE 依存性の超遅延型アレルギー皮膚炎（IgE-CAI）において，3〜4 日目をピークとする遅延型反応で好塩基球はイニシエーター細胞としてはたらくことを報告した[68]。筆者らもマウスの刺激性接触皮膚炎において，炎症の早期に好塩基球が浸潤し，線維芽細胞と協調して好酸球の病変部への浸潤を促進することを見出した[69].

● 2009 年に相次いで，好塩基球には抗原提示能があり，Th2 反応を誘導するとした論文が発表された（後述のパターン ② に該当）[70-72]。好塩基球がアレルギー炎症の初期に大量の IL-4 を産生するだけではなく，MHC class II，CD40，CD80，CD86 などの共刺激分子を発現しており，ナイーブ T 細胞を Th2 細胞に抗原特異的に分化誘導することが，異なるマウスの実験系で証明された。その後，知見が蓄積され，好塩基球の Th2 誘導には，次の 3 つのパターンがあることが明らかとなった。

① 好塩基球が超早期の IL-4 産生細胞であり，樹状細胞の抗原提示と協調して働くパターン

② 好塩基球自体が，IL-4 産生細胞として，かつ抗原提示細胞として働くパターン

③ 好塩基球は，樹状細胞表面の MHC class II および抗原ペプチド複合体を奪い取り（trogocytosis），好塩基球が抗原提示細胞として働くパターン

● 筆者らは，Th2 型炎症の代表例である AD における好塩基球の役割を検討するため，ハプテン反復塗布モデルと，OVA アルブミン蛋白-ODT モデルを実施した。好塩基球特異的除去したマウスにおいて，ハプテン反復塗布モデルでは，Th2 反応の低下を認めたが，OVA-ODT モデルでは皮膚の炎症，OVA 特異的 IgE ともに野生型と同レベルであった。このことは，抗原の種類によって，好塩基球が免疫応答の役割を担うかどうか区別されることを意味し，Th2 誘導における樹状細胞との役割の分担があることを示唆した[73].

● これらの事象をふまえ，近年さらに好塩基球の trogocytosis という現象が報告された。好塩基球は MHC class II を発現しているが，*in vitro* で樹状細胞と共培養することで，好塩基球と樹状細胞の直接接触により MHC class II および抗原ペプチド複合体が樹状細胞側から好塩基球に

66）Dudeck J, et al. *J Exp Med* 2017.

67）Ito Y, et al. *Allergy* 2011.

68）Karasuyama H, et al. *Nat Rev Immunol* 2009.

69）Nakashima C, et al. *Eur J Dermatol* 2017.

70）Yoshimoto T, et al. *Nat Immunol* 2009.

71）Sokol CL, et al. *Nat Immunol* 2009.

72）Perrigoue JG, et al. *Nat Immunol* 2009.

73）Otsuka A, et al. *Nat Commun* 2013.

渡される（trogocytosis）．その後，好塩基球自身が，抗原提示細胞としてはたらき，Th2分化を促進するというものである．ビタミンD3アナログを連日塗布するというADマウスモデルでは，所属リンパ節において，好塩基球と樹状細胞が近接して存在していること，通常，好塩基球はある程度のMHC class IIを発現しているが，CD11c（樹状細胞のマーカーの一つ）陽性細胞におけるMHC class IIの発現を阻害したマウスでは，好塩基球のMHC class IIの発現が低下していた．このことより，*in vivo* においても好塩基球のtrogocytosisの可能性が示唆され，Th2誘導に関与していると考えられた[74]

- 肥満細胞，好塩基球ともによく似た特徴を有している部分と，独自の特徴を有している部分があるが，ともにさまざまな機能を有し，アトピー性皮膚炎をはじめとするアレルギー疾患の病態形成に寄与している．

74) Miyake K, et al. *Proc Natl Acad Sci USA* 2017.

3 かゆみの制御はアトピー性皮膚炎のアウトカムにどのように影響するか

- アトピー性皮膚炎（AD）の外用薬として，ステロイド外用とタクロリムス外用が主に使用される．これまで，タクロリムス軟膏が誘発するかゆみや刺激感に関していくつかの報告がある．ヒスタミンのような肥満細胞のメディエーターは，感覚神経線維上の対応する受容体に結合することによってタクロリムス関連皮膚瘙痒の病態に関与することが示唆されている[75]．筆者らがADモデルマウスを用いて検証したタクロリムス軟膏が誘発するかゆみに関する結果を供覧したい[76]

- また近年，ADの新規治療戦略として，抗体医薬等の発展が目覚ましい．すでに臨床で使用されている抗IL-4Rαモノクローナル抗体（デュピルマブ）と抗IL-31Rモノクローナル抗体（ネモリズマブ）の効果を検討し，かゆみの制御におけるADのアウトカムの変化を考えてみたい．

75) Stander S, et al. *Br J Dermatol* 2007.
76) Wong LS, et al. *J Dermatol Sci* 2018.

1 タクロリムス軟膏によるかゆみ

- 炎症を起こした皮膚にタクロリムス軟膏を塗布すると，ブラジキニン受容体とヒスタミン反応性かゆみニューロンであるTRPV1のカプサイシン感受性熱変換器を有する侵害受容性C線維が活性化されることが示されている．これが，後根神経節（DRG）の脱分極およびSPまたはCGRPなどの神経ペプチドの放出を促し，タクロリムス誘発性のかゆみの原因となる可能性がある[77]．しかし，タクロリムスが誘発するかゆみの正確なメカニズムは，未知のままである．

77) Senba E, et al. *Neurosci Res* 2004.

2 タクロリムス軟膏誘発性瘙痒モデルマウスの樹立

- マウスADモデルの一つに，ハプテンを皮膚に感作後に連続して惹起

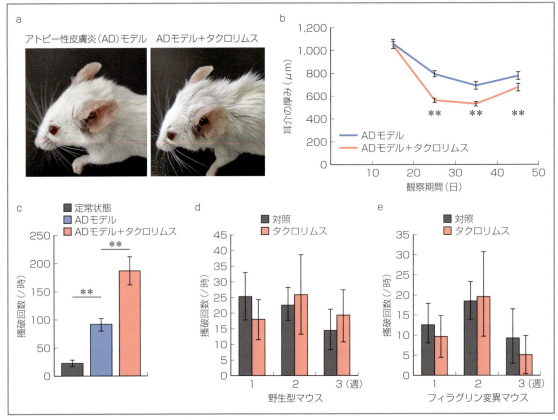

⓫ タクロリムス誘発性のかゆみモデルの作製
タクロリムス誘発性のかゆみモデルを作製した．

するハプテン反復塗布モデルがある．このハプテン反復塗布モデルは，ADと同様の皮膚炎症状を誘発し，バリア機能の異常や皮膚局所でのTh2反応亢進が知られている．筆者らはまず，タクロリムス軟膏の瘙痒への影響を評価するためにハプテンであるオキサゾロンを使用したオキサゾロン反復塗布皮膚炎モデル（repeated CHS〈contact hypersensitivity〉）マウスモデルを使用した[78]．マウスの腹部にオキサゾロンを感作後，オキサゾロンを6回耳介に連続して塗布しAD様症状を誘導した．その後，25日間連続して20 mgのタクロリムス（0.1％）軟膏を塗布した．その結果，耳の炎症および耳の腫脹は，タクロリムス投与群で有意に減少した（⓫aおよびb）．これは，ヒトのADでの治療効果と同じ結果である．たいへん興味深いことに，タクロリムス投与群では対照群と比較して搔破回数が有意に増加した（⓫c）．

78) Man MQ, et al. J Invest Dermatol 2008.

❸ モデルマウスの解析

● タクロリムス軟膏そのものがかゆみを誘発するかどうかを確認するために，野生型マウスの耳に20 mgのタクロリムス（0.1％）軟膏を1～3週

間連続して塗布した．予想どおり，タクロリムス軟膏そのものでは野生型マウスにかゆみを誘発しなかった（⓫d）．次に，バリア機能障害状態で掻破行動が誘発される可能性を評価するために，皮膚バリア機能障害を代表する動物モデルであるフィラグリン（FLG）遺伝子変異マウスを用いた．しかし，掻破行動への影響はみられなかった（⓫e）．これらの結果は，タクロリムス誘発性のかゆみは，タクロリムス軟膏の刺激効果および皮膚バリア機能異常とは無関係であることを示唆している．

- 以上の知見は，AD患者のタクロリムス軟膏に関連した副作用と適合しているため，筆者らはさらなる研究のためにこのタクロリムス処置ハプテン反復塗布モデルを使用した．筆者らはまず，TRPA1とTRPV1に注目し，タクロリムス軟膏によって誘発されるかゆみにどちらの受容体が関与しているかを調べた．ハプテン反復塗布モデルからのDRGを分析した．これまでの報告とは反対に，TRPA1のmRNAレベルがタクロリムス処置群において有意に増加したことを見出した（⓬a）．対照的に，TRPV1 mRNAレベルは，非処置群と比較してタクロリムス処置群において有意な減少を示した（⓬b）．

- 筆者らはさらに，タクロリムス誘発性のかゆみに対するTRPA1の寄与を検討するため，0.1％タクロリムス軟膏の外用30分前に30 mg/kgの濃度で局所にTRPA1アンタゴニスト（A-967079）を投与した．この結果，ハプテン反復塗布モデルにおけるタクロリムス軟膏外用による掻破行動を有意に阻害した（⓬c）．また，TRPV1アンタゴニスト（AMG-9810）を局所的に投与したが，掻破行動に有意な阻害効果はなかった（⓬d）．さらに，ハプテン反復塗布モデルにおいてTRPA1アンタゴニストを連続的に投与した．その結果，TRPA1アンタゴニストは耳の腫れを減少させないことがわかった．この結果は，TRPA1アンタゴニストがタクロリムスによって引き起こされる一時的な瘙痒感は減少させるが，皮膚炎症の抑制には影響しないことを示す．慢性アレルギー性接触性皮膚炎では，TRPA1がSPの下流で作用して掻破行動を誘導することが報告されている[79]．したがって，筆者らは次にSPアンタゴニスト（アプレピタント）を0.1％タクロリムス軟膏の適用の30分前に腹腔内に3 mg/kg投与した．アプレピタント投与群では掻破数が減少する傾向があったが有意差はなかった（⓬e）．これらの結果は，TRPA1がタクロリムス誘発瘙痒症において必須の役割を果たすが，完全にはSP経路を介してではないことを示唆している．

79) Liu B, et al. *FASEB J* 2013.

- 以上より筆者らは，タクロリムス軟膏外用によるかゆみがオキサゾロン誘発慢性CHSモデルにおいてTRPA1を介して媒介されること，およびTRPA1チャネルが連続タクロリムス外用後に有意に発現増加されることを見出した．

- 筆者らの結果とは対照的に，TRPV1がタクロリムス関連皮膚瘙痒症の

第5章 かゆみに対するアプローチ

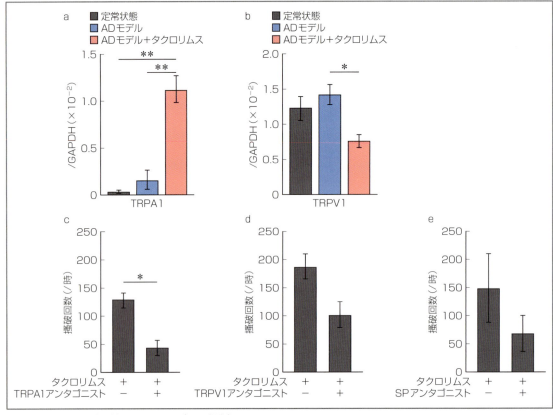

⓬ タクロリムス誘発性のかゆみモデルの解析
タクロリムス誘発性のかゆみモデルでは，TRPA1が重要であることが示唆された．

病態に関与している可能性があることが報告されている[80]．この研究では，タクロリムスを処理した培養DRGの*in vitro*モデル，または野生型マウスでの局所タクロリムス投与後の皮膚の末梢神経終末を評価することによって，タクロリムスのかゆみへの影響を検討している[80]．しかしながら，われわれの研究は，代表的なADモデルにおける対応するDRGに対するタクロリムスの影響を直接評価する最初の報告であり，研究デザインがより臨床的に近い評価であると考えている．

- また慢性アレルギー性接触皮膚炎では，TRPA1が皮膚SPの下流で作用して掻破行動を誘導することが示唆されている[79]．しかしながら，筆者らはSPアンタゴニストによって掻破行動が完全に軽減されなかったことを本研究で示した．これは，慢性のアレルギー性接触性皮膚炎[79]における瘙痒とは異なり，SPはタクロリムス誘発性瘙痒症において重要な役割を演じない可能性があることを示唆している．タクロリムス関連のかゆみ反応がTRPA1チャネルに直接的に関連するか，またはセロトニンなどの下流の神経伝達物質の放出を介して関連するかどうかは依然として不明である[79]．筆者らは現在，これについて詳細に評価中である．

80) Pereira U, et al. *Br J Dermatol* 2010.

79) Liu B, et al. *FASEB J* 2013.

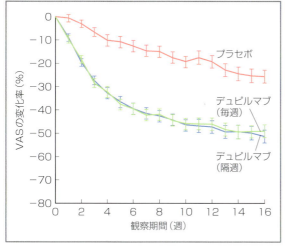

❸ かゆみに対するデュピルマブの治療効果

デュピルマブの第Ⅲ相治験では，ステロイドの外用を中止した状態で，300 mg のデュピルマブを隔週で投与した．プラセボ群と比較して，実薬群ではかゆみを表す指標である VAS (visual analogue scale) 変化率が著明に低下している．IL-4 受容体抗体はアトピー性皮膚炎のかゆみを改善するといえる．

(Simpson EL, et al. N Engl J Med 2016[81])

4 IL-4 受容体阻害抗体

- IL-4Rα サブユニットに対する完全ヒト型モノクローナル抗体であるデュピルマブが AD に認可され，その効果は画期的である．
- 前述したとおり，IL-4Rα は IL-4 および IL-13 のシグナル伝達を担うため，デュピルマブは IL-4，IL-13 の両方のシグナルを阻害する．中等症から重症の AD 患者をターゲットとしたデュピルマブの第Ⅲ相治験では，ステロイドの外用を中止した状態で，300 mg のデュピルマブを毎週もしくは隔週で投与しており，16 週間継続しプラセボとの効果を比較している[81]．実薬群ではいずれの投与方法でも，かゆみを表す指標である VAS (visual analogue scale) スコアの変化率が著明に低下していることと，投与 2 週間後の早期に VAS スコアが改善していることがわかる (❸)[81]．またかゆみだけでなく，生活の質（QOL）に関連する睡眠や不安・抑うつといった症状も改善することが報告されていることから，かゆみを改善することは QOL を改善することにつながると実感できる[81]．

5 IL-31 受容体阻害抗体

- 抗 IL-31 受容体ヒト化モノクローナル抗体であるネモリズマブも期待されている抗体医薬の一つである．ネモリズマブは IL-31 と結合する受容体 IL-31RA のみを標的とするヒト化モノクローナル抗体で，IL-31 と IL-31RA との結合を阻害することにより薬効を発揮する．
- 中等症から重症の AD 患者を中心に，ネモリズマブの最適投与量と安全性，有効性を検討するため，当施設も含めた国際共同第Ⅱ相臨床治験を実施した．その結果，抗 IL-31 抗体が，AD の臨床症状・かゆみの改善に有効であることが示された[82]．

81) Simpson EL, et al. *N Engl J Med* 2016.

82) Ruzicka T, et al. *N Engl J Med* 2017.

第5章 かゆみに対するアプローチ

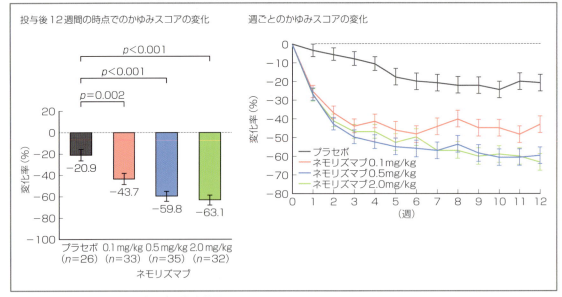

⓮ かゆみに対するネモリズマブの治療効果
かゆみの評価を VAS (visual analogue scale) を用いて実施した．12週間投与後の時点での VAS 変化率は，ネモリズマブ投与群（0.1，0.5，および 2.0 mg/kg，4週間ごと投与）は，−43.7％，−59.8％，−63.1％の改善を認めた．これらは，プラセボ群の−20.9％に対し有意な改善効果であった．

(Ruzicka T, et al. N Engl J Med 2017[82])

- この治験では，ステロイドなどの外用薬で十分な治療効果が得られない中等症から重症の AD 患者 264 人を対象とした．4つのネモリズマブ群（0.1，0.5，2.0 mg/kg を 4 週間ごとに投与，2.0 mg/kg を 8 週間ごとに投与）とプラセボ群（4週間ごと）に約50人ずつランダムに割り付けた．どのグループも薬剤・プラセボを12週間にわたり皮下投与した．
- 主要評価項目として，VAS スコア変化率を用いてかゆみの評価を実施した．12週間投与後の時点での VAS 変化率は，ネモリズマブ投与群（0.1，0.5，および 2.0 mg/kg，4週間ごと投与）は，−43.7％，−59.8％，−63.1％の改善を認めた．これらは，プラセボ群の−20.9％に対し有意な改善効果であった（⓮）[82]．
- また，AD の重症度を表す EASI (eczema area and severity index) スコアの変化率も，−23.0％，−42.3％，−40.9％と，いずれもプラセボ群の−26.6％と比較して，改善が認められた．
- AD 患者は，就寝してから入眠するまでの所要時間である入眠潜時が長く，夜中にかゆくて目が覚めるため総睡眠時間が短くなることが知られている．そこで，この治験では患者の睡眠の質についても検証している．
- ネモリズマブ投与群では，投与1週間後には，入眠潜時がプラセボに比べて15分ほど早くなり，総睡眠時間も約20分増加，3週間後には総睡眠時間がプラセボに比べて40〜50分長くなることも確認された．この

結果は，ネモリズマブがAD患者の睡眠の質を向上させ，QOL改善にも有益である可能性を示唆するものである．

● かゆみを改善することはQOL改善に有益であることは明らかである．今後も続々と出現する新規治療薬により，さらなるかゆみの改善，QOLの改善が期待される．

（中嶋千紗/大塚篤司）

● 文 献

1) Rothman S. Physiology of itching. Physiol Rev 1941；21：357-81.
2) Liu T, Ji RR. New insights into the mechanisms of itch：Are pain and itch controlled by distinct mechanisms? Pflügers Arch 2013；465：1671-85.
3) Akiyama T, Carstens E. Neural processing of itch. Neuroscience 2013；250：697-714.
4) Thangam EB, et al. The role of histamine and histamine receptors in mast cell-mediated allergy and inflammation：The hunt for new therapeutic targets. Front Immunol 2018；9：1873.
5) Lowman MA, et al. Characterization of neuropeptide-induced histamine release from human dispersed skin mast cells. Br J Pharmacol 1988；95：121-30.
6) Ehrenreich H, et al. Endothelins belong to the assortment of mast cell-derived and mast cell-bound cytokines. New Biol 1992；4：147-56.
7) Louis RE, Radermecker MF. Substance P-induced histamine release from human basophils, skin and lung fragments：Effect of nedocromil sodium and theophylline. Int Arch Allergy Immunol 1990；92：329-33.
8) Xiao B, Patapoutian A. Scratching the surface：A role of pain-sensing TRPA1 in itch. Nat Neurosci 2011；14：540-2.
9) Bautista DM, et al. Why we scratch an itch：the molecules, cells and circuits of itch. Nat Neurosci 2014；17：175.
10) Johnson Jr HH, DeOreo GA. SKIN HISTAMINE LEVELS IN CHRONIC ATOPIC IJERMATITIS. Age 1960；25：22.
11) Cowden JM, et al. The histamine H4 receptor mediates inflammation and pruritus in Th2-dependent dermal inflammation. J Invest Dermatol 2010；130：1023-33.
12) Dunford PJ, et al. Histamine H4 receptor antagonists are superior to traditional antihistamines in the attenuation of experimental pruritus. J Allergy Clin Immunol 2007；119：176-83.
13) Rossbach K, et al. Histamine H4 receptor knockout mice display reduced inflammation in a chronic model of atopic dermatitis. Allergy 2016；71：189-97.
14) Suwa E, et al. Histamine H4 receptor antagonist reduces dermal inflammation and pruritus in a hapten-induced experimental model. Eur J Pharmacol 2011；667：383-8.
15) Hägermark Ö, et al. Flare and itch induced by substance P in human skin. J Invest Dermatol 1978；71：233-5.
16) Rothenberg ME, Hogan SP. The eosinophil. Annu Rev Immunol 2006；24：147-74.
17) Steinhoff M, et al. Role of mast cells and basophils in pruritus. Immunol Rev 2018；282：248-64.
18) Mashaghi A, et al. Neuropeptide substance P and the immune response. Cell Mol Life Sci 2016；73：4249-64.
19) van der Kleij HP, et al. Functional expression of neurokinin 1 receptors on mast cells induced by IL-4 and stem cell factor. J Immunol 2003；171：2074-9.
20) Raap M, et al. Substance P activates human eosinophils. Exp Dermatol 2015；24：557-9.
21) Zheng W, et al. Upregulated expression of substance P in basophils of the patients with chronic spontaneous urticaria：Induction of histamine release and basophil accumulation by substance P. Cell Biol Toxicol 2016；32：217-28.
22) Davidson S, et al. The itch-producing agents histamine and cowhage activate separate populations of primate spinothalamic tract neurons. J Neurosci 2007；27：10007-14.
23) Steinhoff M, et al. Proteinase-activated receptor-2 mediates itch：A novel pathway for pruritus in human skin. J Neurosci 2003；23：6176-80.
24) Tsujii K, et al. Activation of proteinase-activated receptors induces itch-associated response through histamine-dependent and-independent pathways in mice. J Pharmacol Sci 2008；108：385-8.
25) Ui H, et al. Potent pruritogenic action of tryptase mediated by PAR-2 receptor and its

involvement in anti-pruritic effect of nafamostat mesilate in mice. Eur J Pharmacol 2006 ; 530 : 172-8.

26) Klein A, et al. Facial injections of pruritogens or algogens elicit distinct behavior responses in rats and excite overlapping populations of primary sensory and trigeminal subnucleus caudalis neurons. J Neurophysiol 2011 ; 106 : 1078-88.

27) Akiyama T, et al. Enhanced scratching evoked by PAR-2 agonist and 5-HT but not histamine in a mouse model of chronic dry skin itch. PAIN 2010 ; 151 : 378-83.

28) Costa R, et al. Evidence for the role of neurogenic inflammation components in trypsin-elicited scratching behaviour in mice. Br J Pharmacol 2008 ; 154 : 1094-103.

29) Liu Q, et al. The distinct roles of two GPCRs, MrgprC11 and PAR2, in itch and hyperalgesia. Sci Signal 2011 ; 4 : ra45.

30) Kim BS, et al. TSLP elicits IL-33-independent innate lymphoid cell responses to promote skin inflammation. Sci Transl Med 2013 ; 5 : 170ra16.

31) Kim BS, et al. Basophils promote innate lymphoid cell responses in inflamed skin. J Immunol 2014 ; 193 : 3717-25.

32) Oetjen LK, et al. Sensory neurons co-opt classical immune signaling pathways to mediate chronic itch. Cell 2017 ; 171 : 217-28.

33) Dillon SR, et al. Interleukin 31, a cytokine produced by activated T cells, induces dermatitis in mice. Nat Immunol 2004 ; 5 : 752-60.

34) Cevikbas F, et al. A sensory neuron-expressed IL-31 receptor mediates T helper cell-dependent itch : Involvement of TRPV1 and TRPA1. J Allergy Clin Immunol 2014 ; 133 : 448-60.

35) Zhang Q, et al. Structures and biological functions of IL-31 and IL-31 receptors. Cytokine Growth Factor Rev 2008 ; 19 : 347-56.

36) Furue M, et al. Emerging role of interleukin-31 and interleukin-31 receptor in pruritus in atopic dermatitis. Allergy 2018 ; 73 : 29-36.

37) Palmer CN, et al. Common loss-of-function variants of the epidermal barrier protein filaggrin are a major predisposing factor for atopic dermatitis. Nat Genet 2006 ; 38 : 441-6.

38) Soumelis V, et al. Human epithelial cells trigger dendritic cell mediated allergic inflammation by producing TSLP. Nat Immunol 2002 ; 3 : 673-80.

39) Wilson SR, et al. The epithelial cell-derived atopic dermatitis cytokine TSLP activates neurons to induce itch. Cell 2013 ; 155 : 285-95.

40) Nilius B, Owsianik G. The transient receptor potential family of ion channels. Genome Biol 2011 ; 12 : 218.

41) Clapham DE. TRP channels as cellular sensors. Nature 2003 ; 426 : 517-24.

42) Venkatachalam K, Montell C. TRP channels. Annu Rev Biochem 2007 ; 76 : 387-417.

43) Benarroch EE. TRP channels Functions and involvement in neurologic disease. Neurology 2008 ; 70 : 648-52.

44) Tóth BI, et al. TRP channels in the skin. Br J Pharmacol 2014 ; 171 : 2568-81.

45) Yun JW, et al. TRPV1 antagonist can suppress the atopic dermatitis-like symptoms by accelerating skin barrier recovery. J Dermatol Sci 2011 ; 62 : 8-15.

46) Amagai Y, et al. Abnormalities in itch sensation and skin barrier function in atopic NC/Tnd mice. Biol Pharm Bull 2013 ; 36 : 1248-52.

47) Bautista DM, et al. The menthol receptor TRPM8 is the principal detector of environmental cold. Nature 2007 ; 448 : 204-8.

48) Wilson SR, et al. TRPA1 is required for histamine-independent, Mas-related G protein-coupled receptor-mediated itch. Nat Neurosci 2011 ; 14 : 595-602.

49) Oh MH, et al. TRPA1-dependent pruritus in IL-13-induced chronic atopic dermatitis. J Immunol 2013 ; 191 : 5371-82.

50) Sun YG, Chen ZF. A gastrin-releasing peptide receptor mediates the itch sensation in the spinal cord. Nature 2007 ; 448 : 700-3.

51) Sun YG, et al. Cellular basis of itch sensation. Science 2009 ; 325 : 1531-4.

52) Mishra SK, Hoon MA. The cells and circuitry for itch responses in mice. Science 2013 ; 340 : 968-71.

53) Ross SE, et al. Loss of inhibitory interneurons in the dorsal spinal cord and elevated itch in Bhlhb5 mutant mice. Neuron 2010 ; 65 : 886-98.

54) Kabashima K. New concept of the pathogenesis of atopic dermatitis : Interplay among the barrier, allergy, and pruritus as a trinity. J Dermatol Sci 2013 ; 70 : 3-11.

55) Kido-Nakahara M, et al. Itch in atopic dermatitis. Immunol Allergy Clin North Am 2017 ; 37 : 113-22.

56) Mollanazar NK, et al. Mediators of chronic pruritus in atopic dermatitis : Getting the itch out? Clin Rev Allergy Immunol 2016 ; 51 : 263-92.

57) Hidaka T, et al. The aryl hydrocarbon receptor AhR links atopic dermatitis and air pollution via induction of the neurotrophic factor artemin. Nat Immunol 2017；18：64-73.

58) Urashima R, Mihara M. Cutaneous nerves in atopic dermatitis. A histological, immunohistochemical and electron microscopic study. Virchows Arch 1998；432：363-70.

59) Tominaga M, et al. Psoralen-ultraviolet A therapy alters epidermal Sema3 A and NGF levels and modulates epidermal innervation in atopic dermatitis. J Dermatol Sci 2009；55：40-6.

60) Kamo A, et al. Inhibitory effects of UV-based therapy on dry skin-inducible nerve growth in acetone-treated mice. J Dermatol Sci 2011；62：91-7.

61) Tan Y, et al. Three-dimensional optical clearing and imaging of pruritic atopic dermatitis and psoriasis skin reveals downregulation of epidermal innervation. J Invest Dermatol 2018；

62) Shiratori-Hayashi M, et al. STAT3-dependent reactive astrogliosis in the spinal dorsal horn underlies chronic itch. Nat Med 2015；21：927-31.

63) Ehrlich P. Beiträge für Theorie und Praxis der histologischen Färbung. Leipzig Univ. 1878.

64) Stone KD, et al. IgE, mast cells, basophils, and eosinophils. J Allergy Clin Immunol 2010；125：S73-80.

65) Otsuka A, et al. Requirement of interaction between mast cells and skin dendritic cells to establish contact hypersensitivity. PLoS One 2011；6：e25538.

66) Dudeck J, et al. Mast cells acquire MHCII from dendritic cells during skin inflammation. J Exp Med 2017；214：3791-811

67) Ito Y, et al. Basophil recruitment and activation in inflammatory skin diseases. Allergy 2011；66：1107-13.

68) Karasuyama H, et al. Newly discovered roles for basophils：A neglected minority gains new respect. Nat Rev Immunol 2009；9：9-13.

69) Nakashima C, et al. Basophil and M2 macrophage infiltration in lesional skin of eosinophilic granulomatosis with polyangiitis. Eur J Dermatol 2017；27：552-3.

70) Yoshimoto T, et al. Basophils contribute to TH2-IgE responses in vivo via IL-4 production and presentation of peptide-MHC class II complexes to CD4＋ T cells. Nat Immunol 2009；10：706-12.

71) Sokol CL, et al. Basophils function as antigen-presenting cells for an allergen-induced T helper type 2 response. Nat Immunol 2009；10：713-20.

72) Perrigoue JG, et al. MHC class II-dependent basophil-CD4＋ T cell interactions promote TH2 cytokine-dependent immunity. Nat Immunol 2009；10：697-705.

73) Otsuka A, et al. Basophils are required for the induction of Th2 immunity to haptens and peptide antigens. Nat Commun 2013；4：1739.

74) Miyake K, et al. Trogocytosis of peptide-MHC class II complexes from dendritic cells confers antigen-presenting ability on basophils. Proc Nat Acad Sci USA 2017；114：1111-6.

75) Stander S, et al. Topical pimecrolimus and tacrolimus transiently induce neuropeptide release and mast cell degranulation in murine skin. Br J Dermatol 2007；156：1020-6.

76) Wong LS, et al. TRPA1 channel participates in tacrolimus-induced pruritus in a chronic contact hypersensitivity murine model. J Dermatol Sci 2018；89：207-9.

77) Senba E, et al. The immunosuppressant FK506 activates capsaicin- and bradykinin-sensitive DRG neurons and cutaneous C-fibers. Neurosci Res 2004；50：257-62.

78) Man MQ, et al. Characterization of a hapten-induced, murine model with multiple features of atopic dermatitis：structural, immunologic, and biochemical changes following single versus multiple oxazolone challenges. J Invest Dermatol 2008；128：79-86.

79) Liu B, et al. TRPA1 controls inflammation and pruritogen responses in allergic contact dermatitis. FASEB J 2013；27：3549-63.

80) Pereira U, et al. Mechanisms of the sensory effects of tacrolimus on the skin. Br J Dermatol 2010；163：70-7.

81) Simpson EL, et al. Two phase 3 trials of dupilumab versus placebo in atopic dermatitis. N Engl J Med 2016；375：2335-48.

82) Ruzicka T, et al. Anti-Interleukin-31 Receptor A Antibody for Atopic Dermatitis. N Engl J Med 2017；376：826-35.

第5章 かゆみに対するアプローチ

2 新薬は従来の治療に欠けていた点をどのように補完できるのか

1 従来の治療の有用性と限界

- アトピー性皮膚炎（AD）はかゆみ，皮膚バリア機能異常，および慢性に繰り返す皮膚炎を特徴とする皮膚アレルギー疾患である．ADの病態は免疫系，皮膚バリア機能，および発症・悪化因子など病因は多彩で，それぞれが互いにかかわりあう[1]．
- ADのかゆみは炎症によって引き起こされるほか，かゆみを生じやすい「素因」の存在も議論されてきた．ADのかゆみは皮膚炎に先行することが多く，温熱，発汗，衣類（起毛など），精神的ストレスなどで誘発・悪化することが知られる（❶）[2]．このようにADのかゆみの病態は多様のため，治療に難渋することが多い[2]．
- アトピー性皮膚炎診療ガイドライン等においてかゆみ改善効果が期待できると紹介されている薬剤はステロイド，タクロリムス軟膏，抗ヒスタミン薬，シクロスポリン，保湿外用薬，紫外線治療である（第2章1-2の❷ p.33参照）[1]．これらの治療がかゆみを改善する既知のメカニズムと，その限界について概説する．

1 従来の治療（外用薬・内服薬）

ステロイド薬

- コルチコステロイドはストレスホルモンであり，全身の臓器に作用することで生体にストレスに対する許容をもたらす．細胞膜を透過したステロイドで活性化したグルココルチコイド受容体は直ちに核内に移行し転写因子として機能し，遺伝子の発現を調節する．その結果もたらされる作用の一つが炎症の改善である．ステロイドは皮膚炎の改善に伴いかゆみを軽減すると考えられる．ADの急性増悪病変はステロイドの局所塗布によってすみやかに消退できるが，かゆみ治療を目的にステロイド外用薬を用いることはない．
- 寛解導入後はステロイド外用を急に中断することなく，症状に応じて外用回数を漸減する必要がある[1]．急にステロイド外用を中断すると中断2～3週間後には浮腫性紅斑や丘疹膿疱などステロイド離脱症状の生じ

---

1) 加藤則人ほか．日皮会誌 2018．

2) Wahlgren CF. *Acta Derm Venereol Suppl* (*Stockh*) 1991．

❶ アトピー性皮膚炎の代表的なかゆみ誘起因子

かゆみの誘起因子	(%)
温熱，発汗	96
衣類	91
精神的ストレス	81
食物	49
飲酒	44
感冒	36

(Wahlgren CF. Acta Derm Venereol Suppl〈Stockh〉1991[2]を参考に作成)

る危険がある[3].

- ステロイドの全身投与は，重症例に限って短期間の投与が検討される．副作用の点から20 mg/日以上を2週間以上使用することは勧められず，漸減中止が望ましい．また使用する際には小児・高齢者・糖尿病など患者背景に留意する必要があり，消化性潰瘍や骨粗鬆症，感染症対策を行う．ステロイドの作用は多面的（非特異的）で，長期使用の安全性が懸念されてきた．

タクロリムス軟膏

- タクロリムスは細胞内に取り込まれると immunophilin FK506 binding protein 12 と複合体を形成する．その複合体がカルシニューリンに結合するとカルシニューリンの脱リン酸化作用が不活化される．リンパ球の活性化には転写因子 NF-AT（nuclear factor for activated T cell）のカルシニューリンによる脱リン酸化がおおいに関与する．タクロリムスはカルシニューリンを阻害することで T 細胞の増殖を抑制し，IL-2，IL-3，IL-4，IL-12，腫瘍壊死因子（tumor necrosis factor：TNF），インターフェロンγ（interferon-γ：IFN-γ）など炎症性サイトカイン産生を抑制する．

- タクロリムスとステロイドはいずれもリンパ球の活性を抑制する．タクロリムスの特徴として正常皮膚の透過性が少なく，バリア機能に影響せず，塗布部の灼熱感，皮膚常在真菌マラセチアに対する制菌作用などがあげられる．以上の特徴からタクロリムス軟膏は外用の長期化が予想される慢性病変で，とくにステロイド外用薬の感受性（経皮吸収率）の高い部位（頭頸部など）に対する治療の第一選択薬の一つとして推奨されてきた．

- タクロリムス軟膏塗布部位の灼熱感はタクロリムスが43℃以上の温度を知覚する TRPV1（transient receptor potential vanilloid 1）を活性化するためと考えられている．TRPV1 はかゆみを伝達する神経に発現しており，かゆみの発生にかかわることが明らかにされてきた．TRPV1 は繰り返し刺激されると脱感作が生じ，不活化する．そのため，タクロリムスによる持続的な TRPV1 への刺激がかゆみを鎮めると考えられている．

- タクロリムス軟膏の有害事象として灼熱感，瘙痒の悪化，細菌による皮膚二次感染，ウイルス感染症（単純ヘルペス，軟属腫，疣贅など）等，皮膚感染症の出現に留意する必要がある．またステロイド外用薬同様，外用の手間は治療アドヒアランス低下の要因となりうる．

抗ヒスタミン薬

- 肥満細胞の脱顆粒で組織中に放出されたヒスタミンは H_1 受容体に作用

3) Hajar T, et al. *J Am Acad Dermatol* 2015.

第5章　かゆみに対するアプローチ

することで血管透過性亢進・血管拡張・かゆみなどの症状を引き起こす．抗ヒスタミン薬はH_1受容体拮抗作用によりこれらの症状を改善するほか，ケミカルメディエーター遊離抑制，サイトカイン分泌抑制などの作用によりアレルギー炎症を抑制し，ADの難治化にかかわる病態を改善する．

●抗ヒスタミン薬はかゆみ抑制効果を目的とした補助療法として用いられる．処方の際には中枢神経でのヒスタミン拮抗による鎮静作用に留意する．古典的な抗ヒスタミン薬では抗コリン作用に伴う発汗低下，皮膚乾燥，消化器症状などに注意が必要である．

シクロスポリン

●シクロスポリンはADの治療に精通した医師による薬物療法でも症状が改善しないAD患者に対して投与が検討される．シクロスポリンはカルシニューリン依存的シグナル伝達を阻害することで，IL-4，IL-5，IL-13，IL-31，IL-2やIFN-γなどの炎症性サイトカイン産生抑制，ランゲルハンス細胞や肥満細胞の活性を抑制し炎症やかゆみを改善させる．高血圧や腎障害などの副作用に注意しながら，2～3mg/kg/日程度の低用量で開始する．

●シクロスポリンの薬物動態は食事の影響を受ける．そのため投与開始後はシクロスポリン血中濃度を定期的に測定し，8週間を原則的な治療期間とし，効果不十分な場合はさらに投与期間を4週間延長する．効果がみられた場合でも1回の治療期間は12週間以内とし，2回目の投与を行う際は最低2週間の休薬期間を設けることが推奨されている．限られた期間内での寛解導入に有用であるが，内服タイミングと薬物動態，長期服用の際の安全性は確立されていないことに留意する必要がある．

保湿外用薬

●皮膚の乾燥はかゆみ過敏を生じる要因の一つである．乾燥は表皮内へ伸長した神経の増加や触覚とかゆみ感覚の不均衡を生じることでかゆみ過敏を生じる．保湿外用薬は乾燥したそのつど外用することが勧められる．他の外用治療同様，煩雑な外用手技による治療アドヒアランスの低下に留意する必要がある．

紫外線治療

●narrow band ultraviolet B（NB-UVB〈311±2nm〉）を照射した表皮内では，ADで異常に伸長した末梢神経の数を減少させる効果が確認されている．エキシマライトもADのかゆみおよびかゆみ過敏を抑制する作用が確認されている．照射量や回数によっては急性皮膚障害や合併する感染症の悪化，皮膚癌を含む長期副作用を生じる可能性があるため，

紫外線治療に習熟した医療従事者による施行が必要である.

その他 (保険適用外)

- γアミノ酪酸 (gamma-aminobutyric acid：GABA) の構造類似体であるガバペンチンは抗てんかん薬であるが, 欧州慢性痒疹症ガイドラインでは痒疹治療の選択肢の一つとして紹介されている. プレガバリンはガバペンチン類似薬剤であり, 同様の効果が期待できる. 詳しい作用機序は不明であるが, 神経電位依存性カルシウムチャネルに結合し, 神経伝達物質の放出を阻害する鎮痛作用機序が, 痒疹への効果としても考えられている[4]. 上述した欧州慢性痒疹症ガイドラインでは, 腎疾患による痒疹や帯状疱疹後など, 神経障害性のかゆみの治療に推奨できると記載されているが, わが国では保険適用がない.

- 交感神経活動に由来するノルアドレナリン, ドーパミン, セロトニンは疼痛を和らげる一方, セロトニンだけはかゆみを増強するとして知られる. 詳細なメカニズムは不明であるが, セロトニン作動薬は不安傾向の強い AD 患者のかゆみ抑制に効果的であったとの報告もある. セロトニン作動薬は抗不安薬であり, AD に対する保険適用はない.

- アザチオプリンは, 6-メルカプトプリンの誘導体であり, 核酸合成阻害により T 細胞と B 細胞の増殖を阻害し, 免疫抑制作用を有する. アザチオプリンの難治性痒疹症に対する有効性の報告がある[5]. 抗炎症作用により鎮痒をもたらすと考えられているが, 保険適用はない. 悪性腫瘍の発生リスクがあることから, その投与は慎重に考慮されなくてはならない.

4) Ehrchen J, Stander S. *J Am Acad Dermatol* 2008.

5) Maley A, Swerlick RA. *J Am Acad Dermatol* 2015.

② 治療効果の評価

- 以上がかゆみ対策を目的に国内外において検討されてきた治療方法である. これらのかゆみ治療は, ① 臓器特異性, ② 効果発現までの時間, ③ 治療の手間, ④ 保険適用のある薬剤の種類に制限, ⑤ 作用機序が未解明, ⑥ 副作用, ⑦ 医療経済的問題などの課題が残される.

- 医療経済的側面には注目が集まっている. quality of life (QOL) の改善は治療到達目標の一つである. QOL 評価の一つが労働生産性である. 労働量 1 単位または労働者 1 人あたりの生産性の指標を示している. 生産性は, 労働力に由来する付加的な利益を表している. 労働者の健康状態は労働生産性に影響を及ぼす[6]. 同様に, 教室での生産性は, 集中力の自己評価および試験等から得られた結果により推定することが可能である. 適切な治療が行わることが患者の業績や労働・勉学能力の回復に貢献する[7-9].

- 職場や教室での生産性の障害は, "absenteeism" と "presenteeism"[10] の 2 つの異なる領域で評価される. absenteeism は, 職場や教室を不在

6) Goetzel RZ, et al. *J Occup Environ Med* 2004.

7) Zuberbier T, et al. *Allergy* 2014.
8) Murota H, et al. *Allergy* 2010.
9) Murota H, et al. *Allergol Int* 2010.
10) Reilly MC, et al. *Clin Drug Invest* 1996.

第5章 かゆみに対するアプローチ

にすることで生じた損失を表し，病院への受診に要した時間や間接費（たとえば，医療費，譲渡所得）の損失を含む[10]．一方で，基礎疾患に伴う症状で，患者の集中力または管理能力が損なわれる presenteeism は，職場や教室にいるにもかかわらず，能力が低下することによって生じる損失を表す[10]．

10) Reilly MC, et al. *Clin Drug Invest* 1996.

● わが国では"Work Productivity and Activity Impairment（WPAI）"とよばれる自己記入式質問様式を用いてかゆみを伴う皮膚疾患の労働生産性が評価され，AD の労働生産性の損失率は約 39％であった[9]．かゆみは皮膚病の主要な症状であり，職場や教室での患者の生産性を損なう．他のかゆみを伴う皮膚疾患に比べ，AD は日常活動の障害率が高い[9]．AD 患者における抗ヒスタミン薬の作業生産性への影響を WPAI によって評価した結果によると，鎮静性抗ヒスタミン薬と非鎮静抗ヒスタミン薬のいずれもかゆみの強さを有意に改善した．ところが，職場や教室での生産性の改善効果は，鎮静性抗ヒスタミン薬よりも非鎮静性抗ヒスタミン薬でより顕著であった[8]．この結果は，治療法の選択いかんによって，労働生産性の改善の程度に大きな違いが生じることを示している．

9) Murota H, et al. *Allergol Int* 2010.

8) Murota H, et al. *Allergy* 2010.

● その他，患者の直接負担となる治療費についても考慮しなければならない．今日の新薬は薬価の高いものも少なくなく，患者の負担も大きくなりがちである．一方で症状よりも安価な治療を優先し，漫然と継続すると延べ医療費が大きくなる．以上を念頭において，日々の診療では労働生産性や直接負担（治療費）を考慮した医療を提供する必要がある．

2 新薬はその欠点をどのように補完できるのか

● 近年の新薬は病態にかかわる分子を標的とした選択的な作用機序を有する薬物が主流となっている．関節リウマチをはじめ，治療期間が長期化する慢性炎症では副作用を勘案しステロイドに代わる治療の臨床応用が急速に進みつつある．その潮流はアトピー性皮膚炎（AD）でも生じている．ここでは標的となる分子を紹介するとともに，開発中の薬剤も取り上げることで新薬の特徴と方向性の理解につなげたい．

① 分子標的薬

デュピルマブ（抗 IL-4 受容体抗体）

● AD では Th2 サイトカインである IL-4 および IL-13 が病態に強く関わっている[1]（❷）．Th2 関連サイトカインは，自然免疫と獲得免疫の双方に対して多面的に影響を与える．IL-4 と IL-13 は TNF-α との相乗効果によって角化細胞から thymic stromal lymphopoietin（TSLP）産生を誘導し，Th2 型免疫反応を増強する[11]．さらに，IL-4 および IL-13 は成熟

1) 加藤則人 ほか．日皮会誌 2018.

11) Bogiatzi SI, et al. *J Immunol* 2007.

2. 新薬は従来の治療に欠けていた点をどのように補完できるのか

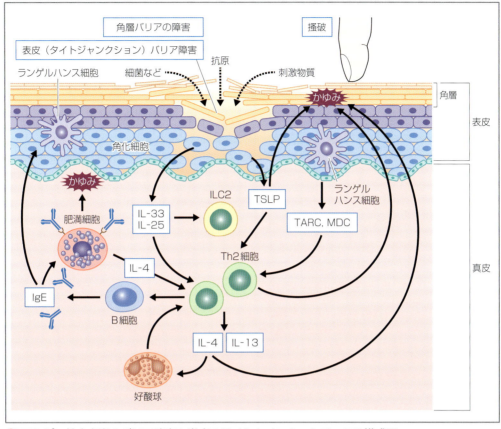

❷ アトピー性皮膚炎のバリア障害と炎症のサイトカインネットワークの模式図
アトピー素因あるいは搔破によるバリアの機能低下は抗原や刺激物質の皮膚内への侵入を許容する．表皮角化細胞は危機を察知しIL-33，IL-25，TSLPを放出し，Th2細胞をリクルートすることでTh2型免疫反応を誘導する．それに応じて生じる好酸球浸潤，IgE抗体産生，肥満細胞活性はTh2型免疫反応を維持する．Th2細胞から産生されるIL-4とIL-31はTh2型反応の維持とかゆみにかかわる．

した角層および表皮バリアの構築にかかわるフィラグリンやインボルクリン，ロリクリンといった蛋白質のmRNA発現を低下させる[11,12]．その結果，皮膚バリア機能が損なわれ，角化細胞を介した免疫の賦活化がAD症状を悪化へ導く．つまり，ADの治療においてTh2関連分子を阻害することはバリア機能異常と炎症の連鎖を止める効率のよい治療戦略といえる[13,14]．さらにIL-4は末梢神経に発現しているIL-4受容体に作用するとJAK1を介して起痒因子に対する神経の反応閾値を下げることで慢性瘙痒の病態形成にかかわることが示された．

● デュピルマブはIL-4受容体のαサブユニットに結合するヒト化モノクローナル抗体である．IL-4受容体のαサブユニットはIL-4およびIL-13受容体複合体双方の構成因子である．よってデュピルマブは，IL-4およびIL-13の両方のシグナル伝達を制御できる．

● デュピルマブの効果検証についてはこれまでにいくつかの進行中の研究がある．デュピルマブの安全性と有効性を評価した3つのプラセボ対照

12) Howell MD, et al. *J Allergy Clin Immunol* 2007.

13) Andrews AL, et al. *J Immunol* 2006.
14) Werfel T, Biedermann T. *Curr Opin Allergy Clin Immunol* 2015.

研究では計2,119人の中等度〜重症の成人例が組み入れられた。デュピルマブは重症度指数（eczema area and severity index：EASI），研究者の全身アセスメント（investigator's global assessment：IGA），ADのスコアリング（severity scoring of atopic dermatitis：SCORAD）において有意な臨床的効果を示した[15,16]。さらに，デュピルマブ治療により瘙痒が有意に減少したとのことであった。トランスクリプトーム解析の結果から，デュピルマブ治療群は，特に樹状細胞活性やTh2型炎症反応にかかわるケモカインの遺伝子発現に有意な変化を認めた[17]。デュピルマブの効果は，ADの表現型（血清IgE，TARC〈thymus and activation-regulated chemokine〉値）の違いに差のないことから，内因性と外因性AD双方に有効と考えられる。つまり，作用点が明解かつ，これまで難治とされた症例も早い段階で効果を実感できる点は，従来の薬剤の効果を補完している。

- デュピルマブの安全性について重大な有害事象がほとんどなく忍容性は良好のようだが，非感染性結膜炎および角膜炎症がプラセボ群と比較して高率にみられることから注意を要する[15,16]。わが国では2018年に製造販売承認が得られたばかりである。今後，患者の直接負担を含む医療経済への影響に関する評価も注目される。

15) Thaci D, et al. *Lancet* 2016.
16) Beck LA, et al. *N Engl J Med* 2014.

17) Hamilton JD, et al. *J Allergy Clin Immunol* 2014.

15) Thaci D, et al. *Lancet* 2016.
16) Beck LA, et al. *N Engl J Med* 2014.

トラロキヌマブ（抗IL-13抗体）：未承認

- 上述したようにIL-13はIL-4とともにADのTh2型免疫応答を増強するサイトカインである。病変部，非病変部ともにIL-13の発現が上昇しており，IL-13の血清中濃度は重症度と相関するほか，治療効果を反映することが知られている。

- トラロキヌマブはIL-13に選択的に結合し，その効果を中和できる抗体である。中等度〜重症のAD（18〜75歳）を対象とした無作為化二重盲検プラセボ対照の第IIb試験において，プラセボまたはトラロキヌマブ（45，150，300 mg）が2週間ごとに12週間投与された[18]。主要評価項目であるEASI（皮疹重症度）スコア変化量は投与開始4週間後に実薬群で有意な改善を示した。かゆみのnumeric rating score（NRS）のベースラインからの変化量は投与開始12週間後に統計学的に有意に改善した。この結果は効果発現までに時間がかかっているとの見方もできる。作用点の特異性の高さでは，既存治療を補完するが，効果発現までに要する時間や効果の強さに課題が残されているようにも感じられる。

18) Wollenberg A, et al. *J Allergy Clin Immunol* 2019.

ネモリズマブ（抗IL-31受容体抗体）：未承認

- IL-31はIL-6ファミリーのメンバーで，ADの病態にかかわることが知られている。主にTh2細胞によって産生され，樹状細胞，肥満細胞，単球からも微量ながら産生される。いくつかの研究においてAD患者

におけるIL-31血清濃度が測定され，結果にばらつきはあるものの主に血清濃度上昇と疾患重症度との正の相関が確認されている[19-21]．さらにIL-31の機能に関する研究から，IL-31は末梢神経に発現する機能的IL-31受容体に作用することでかゆみを誘発するサイトカインであることが明らかにされた[22]．

- 機能性IL-31受容体はIL-31RAとオンコスタチンM受容体で構成され，ネモリズマブはIL-31RAに作用するモノクローナル抗体である．第I相試験のvisual analogue scale（VAS）によるかゆみ評価では，プラセボ治療群が4週間後にかゆみVASが20％改善したのに対しネモリズマブ投与群では50％改善したという統計的に有意な結果が得られた[23]．さらにネモリズマブは睡眠障害の改善とステロイド外用の使用量の減少をもたらした．副作用としてクレアチンホスホキナーゼ濃度の軽微な上昇が処置群においてプラセボ群よりも認められた．第II相試験において局所治療では症状を適切に管理するのが難しい中等症〜重症のADを対象とし，ネモリズマブはプラセボ投与群に比し，かゆみを有意に改善した[24]．この試験でEASIとSCORADの双方の重症度評価スコアも顕著な減少を示したものの，おそらくサンプルサイズの影響で統計的に有意な差を認められていない．しかしADにおいてかゆみは患者のQOL（quality of life）を大きく損なううえ，掻破がさらなる皮膚バリア損傷を引き起こすため，ネモリズマブの止痒効果は有益と考えられる．

② JAK阻害薬

- Janus kinase-signal transducer and activator of transcription（JAK-STAT）経路は，ADの病態形成にかかわるさまざまなサイトカインと成長因子のシグナル伝達にかかわる．とくにTh2型炎症反応の促進，好酸球の活性化，制御性T細胞の抑制などの偏った免疫調節，皮膚のバリア機能低下にかかわっている[12,25-28]（❸）．その他，JAK-STAT経路の活性化は生体防御にかかわる遺伝子の発現を減少させる[29]．その結果，ウイルスおよび細菌による皮膚感染症に対する自然免疫応答が減弱する．

- JAK-STAT経路を阻害することで，ADの病態に特徴的とされるTh2型サイトカインのシグナル伝達を抑制できる．チロシンキナーゼ（TYK2），JAK1，JAK2，JAK3を標的とする薬剤の全身的あるいは局所的な投与がAD患者を対象に試みられ，その効果が評価されつつある．低分子免疫抑制薬であるJAK抑制薬は外用薬としての使用に適しており，アレルギー皮膚炎のマウスモデルに対するJTE-052，トファシチニブとオクラシチニブの外用の評価においてかゆみ抑制と抗炎症効果が確認されている[30,31]．以上よりJAKはかゆみ治療の標的分子と考えられている．

19) Nygaard U, et al. *J Eur Acad Dermatol Venereol* 2016.
20) Raap U, et al. *Pediatr Allergy Immunol* 2012.
21) Raap U, et al. *J Allergy Clin Immunol* 2008.
22) Sonkoly E, et al. *J Allergy Clin Immunol* 2006.

23) Nemoto O, et al. *Br J Dermatol* 2016.

24) Ruzicka T, et al. *N Engl J Med* 2017.

12) Howell MD, et al. *J Allergy Clin Immunol* 2007.
25) Vestergaard C, et al. *Br J Dermatol* 2003.
26) Vestergaard C, et al. *Exp Dermatol* 2004.
27) Nygaard U, et al. *Acta Derm Venereol* 2017.
28) Thyssen JP, Kezic S. *J Allergy Clin Immunol* 2014.
29) Nomura I, et al. *J Immunol* 2003.

30) Amano W, et al. *J Dermatol Sci* 2016.
31) Tanimoto A, et al. *Exp Dermatol* 2018.

第5章 かゆみに対するアプローチ

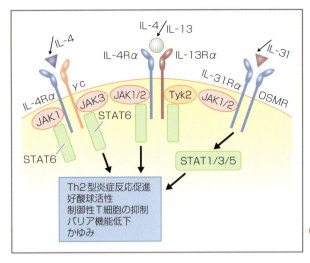

❸ Janus kinase（JAK）を介したシグナル伝達経路によるサイトカイン機能調節機構の模式図

JTE-052：未承認

- 関節炎モデル動物に対するJTE-052全身投与の評価において，JTE-052はトファシチニブよりも強力な抗炎症作用をもつことが示された[32]．JTE-052はATPを競合することですべてのJAKサブタイプ（JAK1, JAK2, JAK3, Tyk2）に対して阻害作用を有する．その結果，さまざまなサイトカイン刺激に伴う細胞内シグナル伝達が抑制される．局所投与したJTE-052は体内に取り込まれると活性型のまま主に尿中排泄され，体内への蓄積はないと考えられている[33]．

- わが国で実施された第Ⅱ相プラセボ対照二重盲検試験では，中等度から重度のAD患者を0.25%，0.5%，1%，3%のJTE-052軟膏と基剤またはタクロリムス軟膏に無作為に割り付け，1日2回，4週間投与した．主要評価項目は，皮膚症状重症度（modified EASI）スコアの変化率，副次評価項目はかゆみNRSスコアのベースラインからの変化量であった．皮膚症状重症度は濃度依存的に変化率の改善を認めた．さらに興味深いことにJTE-052は日中のかゆみのみならず，就寝中のかゆみも濃度依存的な改善を示した．就寝中に無意識に掻破することが多いため，期待の寄せられる有意義な評価結果といえる[33]．

トファシチニブ：未承認

- トファシチニブは関節リウマチ治療薬として承認された薬剤であり，乾癬，円形脱毛症，全身性エリテマトーデス（SLE）などの皮膚科疾患における有効性も検証されてきた．トファシチニブはJAK1とJAK3を阻害することでリンパ球活性とTh2型炎症への偏りを抑制し，理論的にはJAK2（Th1型炎症にかかわる）を標的に含むJAK阻害薬よりも効率

32) Tanimoto A, et al. *Inflamm Res* 2015.

33) Nakagawa H, et al. *J Dermatol* 2018.

よく広範囲に効果を発揮すると考えられる[34].

- さらに，トファシチニブは角化細胞の JAK-STAT 伝達経路を阻害することから，乾癬への適用が検討されてきたが，その効果は試験ごとに異なっていた[35-38]．一方，軽症〜中等症の AD を対象としたトファシチニブの局所投与試験では有意な改善効果が確認されている．投与 4 週間の皮疹重症度（EASI）スコアの変化率は，トファシチニブ群で約 82%，対照群で約 30% と有意な差が確認された（$p < 0.001$）．かゆみは塗布開始 2 日目から有意な改善を認めた．

- トファシチニブ局所塗布による副作用は鼻咽頭炎と塗布部位の刺激感と瘙痒感であった[39]．トファシチニブの全身投与による肝機能異常や感染症発症リスクの増加などが報告されており，留意しておく必要がある．

❸ ホスホジエステラーゼ 4（PDE4）酵素阻害

- 皮膚疾患の病態におけるホスホジエステラーゼ 4（phospohodiesterase 4：PDE4）の関与が解明されるに従い，PDE4 阻害薬は AD の潜在的な治療薬として注目されるようになった[40, 41]．AD 患者の末梢血中白血球は PDE4 活性を有し，PDE4 の活性化は cAMP の加水分解を介して炎症を促進する[42-44]．

- cAMP の低下は炎症にかかわるさまざまな因子やサイトカイン遺伝子の転写亢進を導く[42]．よって PDE4 を標的とした治療で cAMP の減少を防ぐことが抗炎症につながると期待できる．そのため，より低分子にすることで皮膚透過性を改善した PDE4 阻害薬の局所塗布の臨床治験がいくつか実施されている．

▶ クリサボロール：未承認

- クリサボロール（AN2728）は選択的に PDE4 活性を阻害する物質として，このクラスでは初めてアメリカ食品医薬品局（FDA）に認可された薬剤で，外用薬としての臨床応用が検討されている．小児を含む軽症〜中等症の AD を対象とした臨床試験では経皮吸収が高く少ない曝露量でよいようだが，塗布部副反応による脱落例も少なからず存在する．投与開始 5 日目のかゆみスコアと 4 週間目の症候・症状の有意な改善を認めている[40, 45]．

▶ E6005：未承認

- E6005（RVT-501）は選択的な PDE4 抑制薬であり，AD の動物モデルにおいてかゆみ抑制効果が確認されている[46-48]．E6005 は，cAMP 濃度を上昇させることで C 線維の脱分極と脊髄後根神経節の活性を抑制し，止痒効果を発揮する[47]．

- 第 Ⅱ 相試験において投与開始 4 週間後の重症度，症候・症状は統計学

34) O'Shea JJ, Plenge R. *Immunity* 2012.

35) Meyer DM, et al. *J Inflamm （Lond）* 2010.
36) Krueger J, et al. *J Allergy Clin Immunol* 2016.
37) Ports WC, et al. *J Drugs Dermatol* 2015.
38) Papp KA, et al. *BMC Dermatol* 2016.

39) Bissonnette R, et al. *Br J Dermatol* 2016.

40) Dastidar SG, et al. *Curr Opin Investig Drugs* 2007.
41) Hanifin JM, et al. *J Invest Dermatol* 1996.
42) Grewe SR, et al. *J Allergy Clin Immunol* 1982.
43) Furue M, et al. *J Dermatol* 2014.
44) Baumer W, et al. *Inflamm Allergy Drug Targets* 2007.

45) Paller AS, et al. *J Am Acad Dermatol* 2016.

46) Ishii N, et al. *J Dermatol Sci* 2014.
47) Wakita H, et al. *Exp Dermatol* 2015.
48) Ishii N, et al. *J Pharmacol Exp Ther* 2013.

的に有意ではないものの，プラセボに比べ改善傾向を示した[43]．そのほかの軽症〜中等症の AD をもつ日本人男性を対象とした臨床治験では，症例数が少ないため統計的検出力は低いものの，プラセボに比べて一部で重症度の改善を認めた[49]．今後，十分な症例数を対象とした臨床治験の蓄積が望まれる．

OPA-15406：未承認

- OPA-15406 は選択的 PDE4 阻害薬で，AD の外用治療の効果が評価された．すでに公表された治験の結果によると，10〜70 歳の軽症〜中等症の AD 患者を対象とした二重盲検試験の結果が公表されている[50]．医師による主観的評価と皮膚疾患重症度は 1% OPA-15406 塗布群がプラセボ群に比し開始 2 週間後に顕著な改善を示した．かゆみスコアは 1% OPA-15406 塗布群がプラセボ群に比し開始 1 週間後まで有意な改善を示したが，6 週間後には改善効果が減弱した．治験中大きな副作用は確認されておらず，OPA-15406 の忍容性の高さがうかがえる．

④ 非ステロイド系抗炎症薬

ベンビチモド：未承認

- ベンビチモド (2-isopropyl-5-[(E)-2-phenylethenyl]-benzene-1,3-diol) は非ステロイド，低分子抗炎症薬である．ベンビチモドは IFN-γ，IL-2，TNF-α など炎症性サイトカインの発現を減少させ，T 細胞の浸潤を抑制し皮膚の炎症を改善する．ベンビチモドが抗炎症作用を発揮するメカニズムについては明らかにされていない．
- 軽症〜重症の AD 患者を対象としたベンビチモドの外用薬 (0.5%，1%) を実薬とするプラセボ対照二重盲検試験では実薬群においてプラセボ群に比し 6 週目の投与終了時には有意な皮疹とかゆみの改善を認めている[51]．プラセボ群はその後，実薬にスイッチされ，その 2 週間後には顕著な症状の改善を認めている[51]．一部の症例に副作用として毛包炎，接触皮膚炎，頭痛などが認められた．これまで非ステロイド系抗炎症薬については接触皮膚炎，光線過敏など副作用の問題からわが国では使用頻度は減少していた．長期安全性の検証結果に注目したい．

③ 新薬によってどのようなパラダイムシフトが生じるのか

- これまでのアトピー性皮膚炎 (AD) 治療は対症的なものであった．IL-4 や IL-31 は「慢性かゆみ」や「かゆみ過敏」など，患者の素因にかかわることが明らかにされつつある[52,53]．つまり，これらを標的とした新薬は

43) Furue M, et al. *J Dermatol* 2014.

49) Ohba F, et al. *J Dermatolog Treat* 2016.

50) Hanifin JM, et al. *J Am Acad Dermatol* 2016.

51) Bissonnette R, et al. *Br J Dermatol* 2012.

52) Schulz F, et al. *J Allergy Clin Immunol* 2007.
53) Oetjen LK, et al. *Cell* 2017.

ADの背景に潜む素因を制御できる可能性がある．さらに，以下のような好影響をもたらすと想像できる．

① 第一選択薬の選択肢拡大に伴う患者および医師双方における治療意欲の向上

- これまで寛解導入の第一選択に用いられる薬剤はステロイド外用薬とタクロリムス軟膏であった．前者は長期使用による副作用への懸念，後者は塗布部の刺激感で治療継続が困難になる症例もある．JAKやPDE4など選択的な作用点（標的分子）をもち，忍容性の高い新規外用薬が登場すれば，このような患者に新たな治療選択肢がもたらされる．従来の薬剤の使用および継続が困難な症例，あるいは従来の薬剤で効果不十分な症例に対して，強力な代替治療へ移行する前に検討可能な薬剤となりうる．このことは患者だけではなく医師の治療意欲の向上にもつながると期待できる．

② 難治例に対する代替治療法の拡充─臨床経過の短縮への期待

- 慢性的に持続する皮膚炎はホメオスタシスを損なわせるほか，新たな抗原感作の誘因となるため，ADの臨床経過を遷延化させる要因の一つとなる．よって寛解導入までの期間の短縮はADの臨床経過全体の期間短縮に貢献できると考えられる．
- 従来の薬物に対して抵抗性を示す重症・最重症症例に対してはランクの高いステロイド外用薬，シクロスポリン内服併用，紫外線治療が行われてきた．2018年よりデュピルマブが保険収載され，寛解導入困難症例に明るい光明を与えている．デュピルマブ，ネモリズマブをはじめとする分子標的薬はかゆみ・皮膚症状に対する効果発現が早く，より早い段階で寛解維持療法に持ち込めることが臨床経過の短縮につながるものと期待される．

③ 患者の疾病負担軽減

- AD患者ではかゆみや皮膚病変によって社会生活，労働・勉学，睡眠において疾病負担が生じている．社会生活面は日常生活やリビドーの低下，労働・勉学面は進学や職種選択への影響，仕事への支障，睡眠障害は疲労感や昼間の眠気に影響を及ぼすことが報告されている[9,54-57]．新薬の登場がこれら患者の疾病負担の軽減にどの程度貢献できるかに注目が集まっている．

④ 患者数と年齢別構成割合に与える影響

- 厚生労働省健康局によるアレルギー疾患推計患者数の年次推移では，

9) Murota H, et al. *Allergol Int* 2010.
54) Silverberg JI, et al. *J Invest Dermatol* 2015.
55) Whiteley J, et al. *Curr Med Res Opin* 2016.
56) Misery L, et al. *Dermatology* 2007.
57) Holm EA, et al. *J Eur Acad Dermatol Venereol* 2006.

第5章　かゆみに対するアプローチ

2014年度までAD患者は増加傾向にあると試算されている．さらにその年齢別構成割合をみるとADの特徴として20〜44歳の成人症例の割合が最も多いことになっている．わが国における皮膚科受診患者の多施設横断四季別全国調査の結果においても，AD患者は成人症例の多いことが示された[58]．新薬の多くはこの年齢層に適用を有する．新薬の臨床応用が患者数と年齢別構成割合の推計にどのような影響を及ぼすのか注視しておきたい．

⑤　長期寛解維持への期待

● ADの臨床経過の長期化には，患者の背景に潜むアトピー素因やかゆみ素因が大きくかかわっている．従来の薬物療法は，炎症を改善しても，素因をなくすことはできない．よって寛解維持後も悪化因子の影響により再燃し，臨床経過が遷延する．デュピルマブや臨床現場での実用化が期待されているネモリズマブはいずれも患者のかゆみ素因の改善につながる可能性を秘めており，長期寛解維持に貢献できる可能性がある．

④ 現時点におけるベストな治療は何か

● 多種多様なかゆみがあり，その原因も多岐にわたる．さらにかゆみは患者のQOLを著しく損なう．わが国のガイドラインからもうかがえるように，かゆみに適応をもつ薬剤の選択肢は限られており，それらをうまく組み合わせるなどして患者個々のかゆみの特徴に合わせた治療を提供する必要がある．その際，副作用が少なく低侵襲，かつ有効性の高い治療を優先的に選択したい．とくにアトピー性皮膚炎（AD）は慢性の経過をとることが多いため，薬剤の長期間使用における安全性が優先される．

● 日常生活において指導しておくべき項目がいくつかある．まず皮膚の乾燥を防ぐこと．皮膚の乾燥はかゆみの誘因となるため[59,60]，保湿外用薬を積極的に用いるよう指導する．温度についても急激な温度変化や温熱刺激がかゆみを誘導するため[61,62]，空調や入浴時の湯温の過度な温度設定を避ける．入浴に適した湯温は38〜40℃とされる[1]．さらに汗をかいた際にかゆみの悪化する症例も多い．炎症に伴い汗腺機能が低下あるいは汗が汗腺外へ漏出するため[63]，または皮膚表面に付着する抗原が混入した汗がバリア機能の低下した皮膚から侵入することで肥満細胞が脱顆粒する結果と考えられている[64]（④）．よって，患者が普通に汗をかけるよう皮膚炎をコントロールし[65]，また皮表の汗は長時間放置することなくシャワーなどで対策を行うことが重要となる[66,67]．

● ステロイド外用薬は皮疹の重症度に応じて適切な力価のものを選択し，寛解導入にかかる期間を予測して再診日を設定する．必要なステロイド

58) 古江増隆ほか．日皮会誌 2009.

59) Kamo A, et al. *Clin Exp Dermatol* 2013.
60) Feng J, et al. *Science* 2018.
61) Murota H, Katayama I. *Eur J Pain* 2016.
62) Murota H, Katayama I. *Allergol Int* 2017.
1) 加藤則人ほか．日皮会誌 2018.
63) Yamaga K, et al. *J Invest Dermatol* 2018.
64) Hiragun T, et al. *J Allergy Clin Immunol* 2013.
65) Shiohara T, et al. *Curr Probl Dermatol* 2011.
66) Murota H, et al. *Allergol Int* 2018.
67) Murota HKI. *Pediatr Allergy Immunol Pulmonol* 2016.

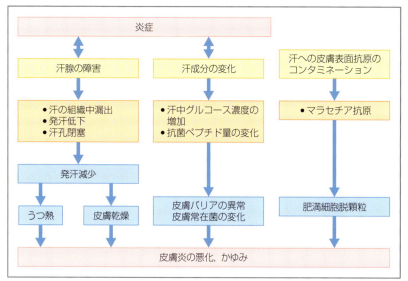

❹ 汗によるアトピー性皮膚炎の悪化メカニズム
皮膚炎に伴う汗腺のダメージと汗成分の異常により皮膚のホメオスタシスが損なわれる．また，皮膚表面抗原が汗にコンタミネーションすることで肥満細胞の脱顆粒も生じうる．

力価と寛解導入までの期間は患者の症状によって異なるため，その判断基準を均霑化することは難しく，個々の医師の経験と技量に委ねられる．タクロリムス軟膏も第一選択薬となりうる．忍容性が良い症例では，とくに高い経皮吸収の部位に積極的に用いる．

- かゆみ対策の補助療法として抗ヒスタミン薬を併用してもよい．抗ヒスタミン薬の治療濃度閾は広い．実際に蕁麻疹診療ガイドラインの特発性蕁麻疹治療手順では第一段階から抗ヒスタミン薬を適宜増量することが記載されているように[68]，用量依存的な効果の発現が期待できる．アトピー性皮膚炎でも通常量で十分な効果の得られない場合は，患者の状態や添付文書に記載された用法用量を参考に適宜増量を検討してよい．ただし，鎮静性抗ヒスタミン薬は患者の社会生活や労働・勉学能率に負の影響を与えるため推奨できない[8]．

- 当初予測した治療期間において思うような治療効果が得られていない場合，診断の正否，悪化因子，薬剤の副作用，治療アドヒアランスを検討する．重症例は入院も検討し，入院中に診断の再検討と悪化因子検索を行いながら治療と外用指導を行うとよい．

- 上述した既存治療に対して治療抵抗性を示すAD症例で，かつ投与基準を満たす症例ではデュピルマブを考慮する．かゆみは投与後早い段階で軽減し，良い状態が維持される．そのため，これまでの外用治療を自己判断で休薬することのないように指導する．デュピルマブをいつまで続け，どのような形で休薬すればよいかについての指針は現時点で存在

68) 秀 道広ほか．日皮会誌 2018．

8) Murota H, et al. *Allergy* 2010．

しない．治療を開始したら，いつ，どのようにやめるかを念頭において臨床経過を見守る必要がある．

● デュピルマブ投与が困難な例では，psoralen-ultraviolet A（PUVA）療法，NB-UVB，エキシマライトなどの紫外線治療を検討する．上記がいずれも困難な場合は，指針に準じたシクロスポリンの投薬を考慮する．

● 以上，現時点における AD 患者のかゆみ治療で推奨される戦略を紹介した．患者の年齢，性別，基礎疾患，血液検査，皮膚病理所見の確認，問診による詳細な情報の聴取，そして臨床症状の観察によりかゆみの原因探索を優先して実施し，治療戦略を構築する必要がある．その際，AD 治療の三本柱は「悪化因子の検索と対策」，「スキンケア」，「薬物療法」であり，どれも欠かすことのできない柱であることを念頭においておきたい．

（室田浩之）

◉ 文 献

1) 加藤則人ほか．アトピー性皮膚炎診療ガイドライン 2018．日皮会誌 2018；128：2431-502.

2) Wahlgren CF. Itch and atopic dermatitis：Clinical and experimental studies. Acta Derm Venereol Suppl (Stockh) 1991；165：1-53.

3) Hajar T, et al. A systematic review of topical corticosteroid withdrawal（"steroid addiction"）in patients with atopic dermatitis and other dermatoses. J Am Acad Dermatol 2015；72（3）：541-9.

4) Ehrchen J, Stander S. Pregabalin in the treatment of chronic pruritus. J Am Acad Dermatol 2008；58（2 Suppl）：S36-7.

5) Maley A, Swerlick RA. Azathioprine treatment of intractable pruritus：A retrospective review. J Am Acad Dermatol 2015；73（3）：439-43.

6) Goetzel RZ, et al. Health, absence, disability, and presenteeism cost estimates of certain physical and mental health conditions affecting U.S. employers. J Occup Environ Med 2004；46（4）：398-412.

7) Zuberbier T, et al. Economic burden of inadequate management of allergic diseases in the European Union：A GA（2）LEN review. Allergy 2014；69（10）：1275-9.

8) Murota H, et al. Effects of nonsedative antihistamines on productivity of patients with pruritic skin diseases. Allergy 2010；65（7）：929-30.

9) Murota H, et al. Impact of sedative and non-sedative antihistamines on the impaired productivity and quality of life in patients with pruritic skin diseases. Allergol Int 2010；59（4）：345-54.

10) Reilly MC, et al. Work, classroom and activity impairment instruments：Validation studies in allergic rhinitis. Clin Drug Invest 1996；11：278-88.

11) Bogiatzi SI, et al. Cutting Edge：Proinflammatory and Th2 cytokines synergize to induce thymic stromal lymphopoietin production by human skin keratinocytes. J Immunol 2007；178（6）：3373-7.

12) Howell MD, et al. Cytokine modulation of atopic dermatitis filaggrin skin expression. J Allergy Clin Immunol 2007；120（1）：150-5.

13) Andrews AL, et al. IL-4 receptor alpha is an important modulator of IL-4 and IL-13 receptor binding：implications for the development of therapeutic targets. J Immunol 2006；176（12）：7456-61.

14) Werfel T, Biedermann T. Current novel approaches in systemic therapy of atopic dermatitis：specific inhibition of cutaneous Th2 polarized inflammation and itch. Curr Opin Allergy Clin Immunol 2015；15（5）：446-52.

15) Thaci D, et al. Efficacy and safety of dupilumab in adults with moderate-to-severe atopic dermatitis inadequately controlled by topical treatments：a randomised, placebo-controlled, dose-ranging phase 2b trial. Lancet 2016；387（10013）：40-52.

16) Beck LA, et al. Dupilumab treatment in adults with moderate-to-severe atopic dermatitis. N Engl J Med 2014；371（2）：130-9.

17) Hamilton JD, et al. Dupilumab improves the molecular signature in skin of patients with

moderate-to-severe atopic dermatitis. J Allergy Clin Immunol 2014 ; 134 (6) : 1293-300.

18) Wollenberg A, et al. Treatment of atopic dermatitis with tralokinumab, an anti-IL-13 mAb. J Allergy Clin Immunol 2019 ; 143 (1) : 135-41.

19) Nygaard U, et al. TSLP, IL-31, IL-33 and sST2 are new biomarkers in endophenotypic profiling of adult and childhood atopic dermatitis. J Eur Acad Dermatol Venereol 2016 ; 30 (11) : 1930-8.

20) Raap U, et al. IL-31 significantly correlates with disease activity and Th2 cytokine levels in children with atopic dermatitis. Pediatr Allergy Immunol 2012 ; 23 (3) : 285-8.

21) Raap U, et al. Correlation of IL-31 serum levels with severity of atopic dermatitis. J Allergy Clin Immunol 2008 ; 122 (2) : 421-3.

22) Sonkoly E, et al. IL-31 : A new link between T cells and pruritus in atopic skin inflammation. J Allergy Clin Immunol 2006 ; 117 (2) : 411-7.

23) Nemoto O, et al. The first trial of CIM331, a humanized antihuman interleukin-31 receptor A antibody, in healthy volunteers and patients with atopic dermatitis to evaluate safety, tolerability and pharmacokinetics of a single dose in a randomized, double-blind, placebo-controlled study. Br J Dermatol 2016 ; 174 (2) : 296-304.

24) Ruzicka T, et al. Anti-Interleukin-31 Receptor A Antibody for Atopic Dermatitis. N Engl J Med 2017 ; 376 (9) : 826-35.

25) Vestergaard C, et al. Expression of the T-helper 2-specific chemokine receptor CCR4 on CCR10-positive lymphocytes in atopic dermatitis skin but not in psoriasis skin. Br J Dermatol 2003 ; 149 (3) : 457-63.

26) Vestergaard C, et al. Thymus- and activation-regulated chemokine (TARC/CCL17) induces a Th2-dominated inflammatory reaction on intradermal injection in mice. Exp Dermatol 2004 ; 13 (4) : 265-71.

27) Nygaard U, et al. The "Alarmins" HMBG1 and IL-33 Downregulate Structural Skin Barrier Proteins and Impair Epidermal Growth. Acta Derm Venereol 2017 ; 97 (3) : 305-12.

28) Thyssen JP, Kezic S. Causes of epidermal filaggrin reduction and their role in the pathogenesis of atopic dermatitis. J Allergy Clin Immunol 2014 ; 134 (4) : 792-9.

29) Nomura I, et al. Cytokine milieu of atopic dermatitis, as compared to psoriasis, skin prevents induction of innate immune response genes. J Immunol 2003 ; 171 (6) : 3262-9.

30) Amano W, et al. JAK inhibitor JTE-052 regulates contact hypersensitivity by downmodulating T cell activation and differentiation. J Dermatol Sci 2016 ; 84 (3) : 258-65.

31) Tanimoto A, et al. A novel JAK inhibitor JTE-052 reduces skin inflammation and ameliorates chronic dermatitis in rodent models : Comparison with conventional therapeutic agents. Exp Dermatol 2018 ; 27 (1) : 22-9.

32) Tanimoto A, et al. Pharmacological properties of JTE-052 : A novel potent JAK inhibitor that suppresses various inflammatory responses in vitro and *in vivo*. Inflamm Res 2015 ; 64 (1) : 41-51.

33) Nakagawa H, et al. Phase 1 studies to assess the safety, tolerability and pharmacokinetics of JTE-052 (a novel Janus kinase inhibitor) ointment in Japanese healthy volunteers and patients with atopic dermatitis. J Dermatol 2018 ; 45 (6) : 701-9.

34) O'Shea JJ, Plenge R. JAK and STAT signaling molecules in immunoregulation and immune-mediated disease. Immunity 2012 ; 36 (4) : 542-50.

35) Meyer DM, et al. Anti-inflammatory activity and neutrophil reductions mediated by the JAK1/JAK3 inhibitor, CP-690, 550, in rat adjuvant-induced arthritis. J Inflamm (Lond) 2010 ; 7 : 41.

36) Krueger J, et al. Tofacitinib attenuates pathologic immune pathways in patients with psoriasis : A randomized phase 2 study. J Allergy Clin Immunol 2016 ; 137 (4) : 1079-90.

37) Ports WC, et al. Randomized Pilot Clinical Trial of Tofacitinib Solution for Plaque Psoriasis : Challenges of the Intra-Subject Study Design. J Drugs Dermatol. 2015 ; 14 (8) : 777-84.

38) Papp KA, et al. Treatment of plaque psoriasis with an ointment formulation of the Janus kinase inhibitor, tofacitinib : A Phase 2b randomized clinical trial. BMC Dermatol 2016 ; 16 (1) : 15.

39) Bissonnette R, et al. Topical tofacitinib for atopic dermatitis : A phase IIa randomized trial. Br J Dermatol 2016 ; 175 (5) : 902-11.

40) Dastidar SG, et al. Therapeutic benefit of PDE4 inhibitors in inflammatory diseases. Curr Opin Investig Drugs 2007 ; 8 (5) : 364-72.

41) Hanifin JM, et al. Type 4 phosphodiesterase inhibitors have clinical and *in vitro* anti-inflammatory effects in atopic dermatitis. J Invest Dermatol 1996 ; 107 (1) : 51-6.

42) Grewe SR, et al. Elevated leukocyte cyclic AMP-phosphodiesterase in atopic disease : A

possible mechanism for cyclic AMP-agonist hyporesponsiveness. J Allergy Clin Immunol 1982；70（6）：452-7.

43) Furue M, et al. Safety and efficacy of topical E6005, a phosphodiesterase 4 inhibitor, in Japanese adult patients with atopic dermatitis：Results of a randomized, vehicle-controlled, multicenter clinical trial. J Dermatol 2014；41（7）：577-85.

44) Baumer W, et al. Highly selective phosphodiesterase 4 inhibitors for the treatment of allergic skin diseases and psoriasis. Inflamm Allergy Drug Targets 2007；6（1）：17-26.

45) Paller AS, et al. Efficacy and safety of crisaborole ointment, a novel, nonsteroidal phosphodiesterase 4（PDE4）inhibitor for the topical treatment of atopic dermatitis（AD）in children and adults. J Am Acad Dermatol 2016；75（3）：494-503.

46) Ishii N, et al. Effect of the phosphodiesterase 4 inhibitor E6005 on nerve growth factor elevation in irritated skin of NC/Nga mice. J Dermatol Sci 2014；76（3）：263-4.

47) Wakita H, et al. A putative antipruritic mechanism of the phosphodiesterase-4 inhibitor E6005 by attenuating capsaicin-induced depolarization of C-fibre nerves. Exp Dermatol 2015；24（3）：215-6.

48) Ishii N, et al. Antipruritic effect of the topical phosphodiesterase 4 inhibitor E6005 ameliorates skin lesions in a mouse atopic dermatitis model. J Pharmacol Exp Ther 2013；346（1）：105-12.

49) Ohba F, et al. Efficacy of a novel phosphodiesterase inhibitor, E6005, in patients with atopic dermatitis：An investigator-blinded, vehicle-controlled study. J Dermatolog Treat 2016；27（5）：467-72.

50) Hanifin JM, et al. OPA-15406, a novel, topical, nonsteroidal, selective phosphodiesterase-4 （PDE4）inhibitor, in the treatment of adult and adolescent patients with mild to moderate atopic dermatitis（AD）：A phase-II randomized, double-blind, placebo-controlled study. J Am Acad Dermatol 2016；75（2）：297-305.

51) Bissonnette R, et al. Efficacy and safety of topical WBI-1001 in patients with mild to severe atopic dermatitis：results from a 12-week, multicentre, randomized, placebo-controlled double-blind trial. Br J Dermatol 2012；166（4）：853-60.

52) Schulz F, et al. A common haplotype of the IL-31 gene influencing gene expression is associated with nonatopic eczema. J Allergy Clin Immunol 2007；120（5）：1097-102.

53) Oetjen LK, et al. Sensory Neurons Co-opt Classical Immune Signaling Pathways to Mediate Chronic Itch. Cell 2017；171（1）：217-28.

54) Silverberg JI, et al. Sleep disturbances in adults with eczema are associated with impaired overall health：A US population-based study. J Invest Dermatol 2015；135（1）：56-66.

55) Whiteley J, et al. The burden of atopic dermatitis in US adults：Results from the 2013 National Health and Wellness Survey. Curr Med Res Opin 2016；1-7.

56) Misery L, et al. Atopic dermatitis：Impact on the quality of life of patients and their partners. Dermatology 2007；215（2）：123-9.

57) Holm EA, et al. The handicap caused by atopic dermatitis--sick leave and job avoidance. J Eur Acad Dermatol Venereol 2006；20（3）：255-9.

58) 古江増隆ほか．本邦における皮膚科受診患者の多施設横断四季別全国調査．日皮会誌 2009；119：1795-809.

59) Kamo A, et al. Neurotropin inhibits the increase in intraepidermal nerve density in the acetone-treated dry-skin mouse model. Clin Exp Dermatol 2013；38（6）：665-8.

60) Feng J, et al. Piezo2 channel-Merkel cell signaling modulates the conversion of touch to itch. Science 2018；360（6388）：530-3.

61) Murota H, Katayama I. Evolving understanding on the aetiology of thermally provoked itch. Eur J Pain 2016；20（1）：47-50.

62) Murota H, Katayama I. Exacerbating factors of itch in atopic dermatitis. Allergol Int 2017；66（1）：8-13.

63) Yamaga K, et al. Claudin-3 Loss Causes Leakage of Sweat from the Sweat Gland to Contribute to the Pathogenesis of Atopic Dermatitis. J Invest Dermatol 2018；138（6）：1279-87.

64) Hiragun T, et al. Fungal protein MGL_1304 in sweat is an allergen for atopic dermatitis patients. J Allergy Clin Immunol 2013；132（3）：608-15.

65) Shiohara T, et al. Defective sweating responses in atopic dermatitis. Curr Probl Dermatol 2011；41：68-79.

66) Murota H, Sweat in the pathogenesis of atopic dermatitis. Allergol Int 2018；67（4）：455-9.

67) Murota H KI. Lifestyle Guidance for Pediatric Patients with Atopic Dermatitis Based on Age-Specific Physiological Function of Skin. Pediatr Allergy Immunol Pulmonol 2016；29.

68) 秀　道広ほか．蕁麻疹診療ガイドライン 2018．日皮会誌 2018；128（12）：2503-624.

第6章

アトピーをめぐる最近のトピックス

第6章 アトピーをめぐる最近のトピックス

皮膚常在菌を標的とした新規治療

1 はじめに

- 皮膚は体内環境と体外環境を隔てるバリア臓器の一つである．その表面には多数の細菌，真菌，ウイルスなどの微生物が共生している．これら微生物は体表部位特異的な皮膚特有の集団を構成しており，皮膚常在微生物叢とよばれる．

- アトピー性皮膚炎（AD）は，激しい瘙痒を伴う皮膚炎の寛解と増悪を繰り返しながら慢性の経過をとる炎症性皮膚疾患である．AD患者の病変部皮膚では健常人と比較して多くの黄色ブドウ球菌が検出されることが古くから知られており，黄色ブドウ球菌をはじめとする皮膚常在微生物の病態への関与が示唆されていた．次世代シークエンサーによる解析技術の進歩により，皮膚常在微生物の網羅的解析が可能となり，実際に小児ADでは，病態の悪化に一致して黄色ブドウ球菌の割合が増加することが明らかになっている．

- 本項では，健常人およびAD患者の皮膚常在微生物叢について概説し，皮膚常在微生物のAD病態メカニズムへの関与について，現在明らかになっている知見とともに紹介する．また，現在アメリカで先行して検討されている皮膚常在細菌をターゲットにした治療法についても紹介し，今後の皮膚常在微生物をターゲットとした新規治療法について論じたい．

2 正常の皮膚常在微生物叢とその特徴

- 皮膚は体内環境と体外環境を隔てるバリア臓器であり，解剖学的に，表皮・真皮・皮下組織の3つに分けられる．その最外層に位置する表皮は，主に角化細胞により構成され，さらにその最外層を構成する角層は，脱核し重層化した角化細胞から成り，物理的バリアとして角層より内側の細胞を乾燥や外力による障害から守る．皮膚表面には多数の細菌，真菌，ウイルスなどの微生物が共生し，皮膚特有の集団を構成しており（❶），これらは皮膚常在微生物叢とよばれる[1]．

- 古くから，皮膚常在微生物は培養法を用いて解析されており，皮膚の表

1) Grice EA, Segre JA. *Nat Rev Microbiol* 2011.

1. 皮膚常在菌を標的とした新規治療

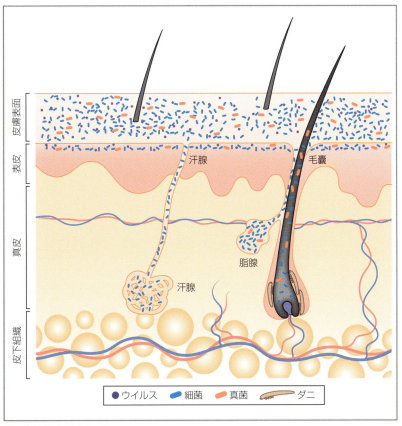

❶ 皮膚常在微生物叢

(Grice EA, Segre JA. Nat Rev Microbiol 2011[1] より改変)

面には細菌・真菌・ウイルスなどの微生物が共生していることが示唆されていた．とくに，皮膚常在細菌叢に関しては，近年の次世代シークエンサーを用いた解析手法，すなわち，細菌由来の16SリボソームRNA遺伝子解析により皮膚常在細菌叢の網羅的解析が行われ，その詳細が明らかになってきている．

- ブドウ球菌属，プロピオニバクテリウム属，コリネバクテリウム属は皮膚に存在する主要な常在細菌であるが，その存在比率は体表の部位やその微小環境によって異なる[1]．たとえば，背部や前胸部などの脂漏部位にはプロピオニバクテリウム属やコリネバクテリウム属などの脂質好性細菌が多勢を占め，一方，肘関節屈側や膝関節屈側などの湿潤部位ではブドウ球菌属が多勢を占める（❷，❸）[1]．

- また，長期間にわたるヒト皮膚常在菌サンプリングの結果より，個人の皮膚細菌叢は恒常性を維持するが，その恒常性は脂漏部位で最も高いことが明らかになってきている．この恒常性は，種レベルのみならず株レベルでも維持されることも示されている[2]．これらの皮膚常在菌は，ただ皮膚表面に存在するだけではなく，宿主の皮膚免疫担当細胞と相互に

2) Oh J, et al. Cell 2016.

193

第6章 アトピーをめぐる最近のトピックス

❷ 環境別体表部位に占める細菌（属）の割合

細菌		環境別体表部位に占める細菌（属）の割合		
門	属	脂漏部位	湿潤部位	乾燥部位
Actinobacteria	*Propionibacterium*	46%	7%	13%
	Corynebacterium	10%	28%	15%
	その他	4%	1%	0%
Firmicutes	*Staphylococcus*	16%	22%	5%
	Lactobacillales	3%	2%	4%
	Clostridiales	1%	2%	3%
Proteobacteria	*Alphaproteobacteria*	1%	1%	2%
	Betaproteobacteria	9%	21%	32%
	Gammaproteobacteria	1%	3%	7%
Bacteroidetes	*Flavobacteriales*	3%	9%	14%
	Bacteroidales	1%	0%	0%
その他		5%	4%	5%

(Grice EA, Segre JA. Nat Rev Microbiol 2011[1] より改変)

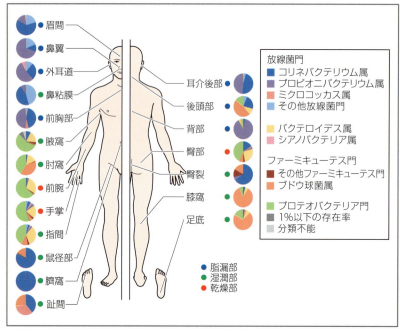

❸ 体表部位ごとの皮膚常在微生物の分布割合

(Grice EA, Segre JA. Nat Rev Microbiol 2011[1] より改変)

作用し皮膚の恒常性維持に貢献していることが無菌マウスなどを用いた研究により明らかになってきている[3].

● 近年, 皮膚常在真菌に関しての研究も進み, その詳細が明らかになりつ

[3] Byrd AL, et al. *Nat Rev Microbiol* 2018.

つある．アメリカのグループの報告によると，ヒト成人皮膚に生息している真菌の大半はマラセチア属であり，体表の部位による大きな差は認めないとされている．そのなかで足（踵，爪，足指の間）のみが比較的バラエティに富んだ複数の種類の真菌の生息を認めると報告されている[4]．さらに別のグループからは，14歳以下の小児の皮膚には成人と比較して，より多くの種類の真菌が生息しており，成長に伴う皮脂腺の増加や皮脂成分の変化に伴いその多様性が失われて，成人では，皮膚常在真菌のほとんどがマラセチア属になるとの報告がなされている[5]．

- 皮膚常在ウイルス解析は他の皮膚常在微生物と比較して遅れをとっているものの，近年研究が進みつつある．アメリカの研究グループの報告によると，皮膚に常在するウイルスのほとんどが細菌に感染するバクテリオファージ，なかでも細菌のゲノムに組み込まれる溶原性ファージであることが明らかになっている[6]．これら皮膚常在ウイルスは，皮膚常在細菌・真菌を介して宿主であるヒトに影響を与えている可能性が示唆されているが，詳細はいまだ明らかになっていない．

4) Findley K, et al. *Nature* 2013.

5) Jo JH, et al. *J Invest Dermatol* 2016.

6) Hannigan GD, et al. *MBio* 2015.

3 アトピー性皮膚炎と皮膚常在細菌叢の異常

- 黄色ブドウ球菌のアトピー性皮膚炎（AD）皮膚での定着（colonization），同時にAD患者の皮膚から黄色ブドウ球菌が頻繁に分離されることは，古くから臨床的によく知られる事実であった[7]．2012年，Kongらは，小児AD患者を対象に病変部（肘関節屈側）皮膚における常在細菌叢の網羅的解析を行い，小児AD患者では皮疹の増悪時に皮膚細菌叢の構成が劇的に変化し，とくに黄色ブドウ球菌の割合が顕著に増加していることを示した（❹）[8]．すなわち，皮膚炎増悪時に黄色ブドウ球菌が増殖し，皮膚細菌叢の構成・バランスの異常（ディスバイオーシス〈dysbiosis〉）が起こっていることがわかり，この現象が小児ADの皮膚炎の増悪と関係している可能性が示された．

- 一方，アメリカで成人AD患者を対象に行われた研究では，成人AD患者の約半数で黄色ブドウ球菌が検出され，黄色ブドウ球菌保有AD患者は保有していないAD患者と比較して，Th2型免疫応答の亢進に伴う臨床症状の増悪を認めることが明らかになった[9]．この研究は100人程度の患者を対象とした比較的小規模なものではあるが，黄色ブドウ球菌が小児ADのみならず，成人ADの臨床症状の増悪と関連していることを改めて証明した一方で，黄色ブドウ球菌を保有していないAD患者も一定数存在することも明らかとなり，これらの患者の皮膚炎の増悪に黄色ブドウ球菌以外の皮膚常在微生物が関与しうるのか，さらなる検討が期待される．

- 前述の研究により，AD患者の疾患増悪に黄色ブドウ球菌が関与しうる

7) Rudikoff D, Lebwohl M. *Lancet* 1998.

8) Kong HH, et al. *Genome Res* 2012.

9) Simpson EL, et al. *J Invest Dermatol* 2018.

第6章 アトピーをめぐる最近のトピックス

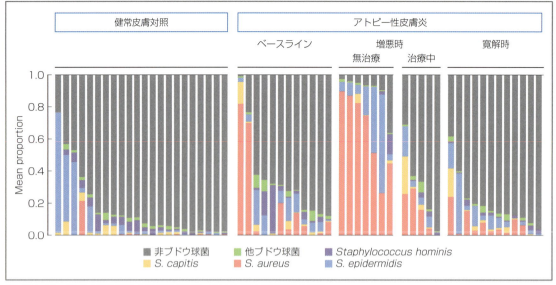

❹ アトピー性皮膚炎患者の肘関節屈側における皮膚細菌叢の変化

(Kong HH, et al. Genome Res 2012[8]）より改変)

可能性は証明されてきたが，その詳細なメカニズムについては明らかではなかった．

- 中村らは，さまざまな皮膚常在菌叢由来のブドウ球菌の培養上清を用いて，ADの病態に関与している免疫細胞の一つである肥満細胞の脱顆粒能を検討し，黄色ブドウ球菌の菌体外毒素である δ-toxin が皮膚肥満細胞の脱顆粒を促すことを示した．さらに，黄色ブドウ球菌由来の δ-toxin が抗原特異的 IgE の上昇を伴う Th2 型の免疫反応を起こし，ADの湿疹病変を悪化させることを示した[10]．

- 一方，小林らは，AD 患者と類似した強い瘙痒を伴う湿疹病変と血清 IgE の上昇などの免疫学的異常を有する ADAM17 という酵素を皮膚特異的に欠損させたマウスの皮膚表面で，湿疹の形成に先立って黄色ブドウ球菌とコリネバクテリウム属菌が過剰増殖していることを示した．さらに，このマウスに抗菌薬を投与すると，血清 IgE やサイトカインが顕著に減少し，皮膚炎が消失し，この時，皮膚では黄色ブドウ球菌やコリネバクテリウム属菌が顕著に減少し，細菌叢の多様性が回復していた[11]．

- これら2つの基礎研究は，黄色ブドウ球菌の菌体外毒素による皮膚炎増悪の可能性や，黄色ブドウ球菌の増殖に起因するディスバイオーシスによる正常細菌叢の破綻による皮膚炎増悪の可能性を示した研究成果である．今後，黄色ブドウ球菌自体が AD の増悪にどのような役割を果たしているかについては詳細な研究成果が待たれる．

10) Nakamura Y, et al. *Nature* 2013.

11) Kobayashi T, et al. *Immunity* 2015.

4 皮膚常在菌をターゲットとした アトピー性皮膚炎治療

- 以前から欧米では，アトピー性皮膚炎（AD）の湿疹病変に対して，低濃度の塩素系漂白剤（ブリーチ）を用いたブリーチバス療法が行われており，ある一定の成果を上げている[12]．この治療法は，ADの悪化に関与しうる細菌の過剰な増殖に起因する細菌叢の偏りを，次亜塩素酸の静菌作用により補正することで治療効果を発揮していると考えられている．こういった臨床的な見地からもADの病態に皮膚常在菌叢が関与していることが強く示唆される．

12) Huang JT, et al. *Pediatrics* 2009.

- 昨年，アメリカのグループにより，ヒト由来の常在細菌を用いた新たなAD治療が報告され，本疾患に対する新たな治療法の可能性を示す研究として注目されている．彼らはまず，健常人とAD患者の皮膚から培養法にてグラム陰性菌（culturable gram-negative bacteria：CGN）を採取し，マウス皮膚に定着させた後，低濃度ビタミンD3反復塗布によるマウスAD様皮膚炎を誘導し，それぞれのCGNのマウスAD様皮膚炎に対する作用を検討した．すると興味深いことに，健常人由来のCGNはマウスAD様皮膚炎の増悪を阻害した[13]．この結果を受け，彼らはさらにヒトで同様の検討を行い，健常人由来のグラム陰性菌である *Roseomonas mucosa* の生菌のAD患者皮膚への移植により，黄色ブドウ球菌の皮疹部での割合を低下させるとともに，ADの皮膚炎症状が改善することを示した[14]．

13) Myles IA, et al. *JCI Insight* 2016.

14) Myles IA, et al. *JCI Insight* 2018.

- これらの研究結果から，実臨床でもAD患者の皮膚常在菌叢を制御することがADの治療につながる可能性が示された．今後は，皮膚常在菌の代謝産物などをターゲットとしたより標的を絞った治療法の開発が期待される．

5 おわりに

- 皮膚表面では，その微小環境によって部位特異的な皮膚常在微生物叢が形成されている．さらに，この皮膚常在菌叢のバランスの破綻とそれに伴う黄色ブドウ球菌の過剰増殖がアトピー性皮膚炎（AD）の皮膚炎増悪に関与している．この黄色ブドウ球菌の過剰増殖をターゲットにした治療法が開発・検討され，有効性が報告されている．

- これまでの皮膚常在微生物研究は主にADと黄色ブドウ球菌をターゲットに進められてきたが，実際の皮膚には黄色ブドウ球菌以外の細菌や真菌・ウイルスなども存在し，それらのAD病態への関与も今後検討されるべき課題である．また，微生物そのものではなく，微生物由来の生理活性物質のAD病態への関与の検討と治療への応用にも期待がもた

れる.

- 皮膚常在微生物を起点とする宿主皮膚免疫応答を含めた皮膚炎悪化のメカニズムが詳細に解明されることにより，既存のステロイド外用薬をはじめとする抗炎症治療とは一線を画する新規治療法の開発に新たな一歩を踏み出すことができると考える.

（中島沙恵子）

◉ 文　献

1）Grice EA, Segre JA. The skin microbiome. Nat Rev Microbiol 2011；9：244-53.
2）Oh J, et al. Temporal Stability of the Human Skin Microbiome. Cell 2016；165：854-66.
3）Byrd AL, et al. The human skin microbiome. Nat Rev Microbiol 2018；16：143-55.
4）Findley K, et al. Topographic diversity of fungal and bacterial communities in human skin. Nature 2013；498：367-70.
5）Jo JH, et al. Diverse Human Skin Fungal Communities in Children Converge in Adulthood. J Invest Dermatol 2016；136：2356-63.
6）Hannigan GD, et al. The human skin double-stranded DNA virome：Topographical and temporal diversity, genetic enrichment, and dynamic associations with the host microbiome. MBio 2015；6：e01578-15.
7）Rudikoff D, Lebwohl M. Atopic dermatitis. Lancet 1998；351：1715-21.
8）Kong HH, et al. Temporal shifts in the skin microbiome associated with disease flares and treatment in children with atopic dermatitis. Genome Res 2012；22：850-9.
9）Simpson EL, et al. Patients with Atopic Dermatitis Colonized with Staphylococcus aureus Have a Distinct Phenotype and Endotype. J Invest Dermatol 2018；138：2224-33.
10）Nakamura Y, et al. Staphylococcus delta-toxin induces allergic skin disease by activating mast cells. Nature 2013；503：397-401.
11）Kobayashi T, et al. Dysbiosis and *Staphylococcus aureus* Colonization Drives Inflammation in Atopic Dermatitis. Immunity 2015；42：756-66.
12）Huang JT, et al. Treatment of Staphylococcus aureus colonization in atopic dermatitis decreases disease severity. Pediatrics 2009；123：e808-14.
13）Myles IA, et al. Transplantation of human skin microbiota in models of atopic dermatitis. JCI Insight 2016；1.
14）Myles IA, et al. First-in-human topical microbiome transplantation with Roseomonas mucosa for atopic dermatitis. JCI Insight 2018；3.

2 抗菌ペプチドによる治療の可能性

1 抗菌ペプチドの概念と発見の経緯

- 抗菌ペプチド（antimicrobial peptide）は抗微生物作用をもつペプチドの総称であり，多くは20～60程度のアミノ酸から構成される陽荷電したカチオニックペプチドである．抗菌ペプチドはα-ヘリカル構造やβ-シート構造をとり，陰性に荷電した細菌壁や細胞膜に孔を形成することで細菌・真菌に溶菌・殺菌的にはたらく．抗菌作用が確認されるペプチドは植物から哺乳類まで広く確認されており，ヒトでもいくつかの抗菌作用をもつペプチドが生成されることが確認されている．ヒト抗菌ペプチドの多くは主として上皮系細胞や好中球などの自然免疫機構を担う細胞によって産生される．

- ヒトにおいて産生される抗菌分子の発見は，ペニシリンの発見でノーベル賞を受賞したAlexander Fleming博士にさかのぼる．Fleming博士はペニシリン発見以前の1922年にヒト宿主細胞が発現するリゾチーム（lysozyme）を発見し，ヒトの微生物殺菌作用解明の発端を開いた．ヒトリゾチームは好中球やマクロファージから産生される130アミノ酸で構成される蛋白質で，グラム陽性菌のペプチドグリカン層に作用するグリコサミノグリカン分解酵素である．

- ヒトでのペプチドとして抗菌作用を有する分子の同定は，蛋白・遺伝子同定方法の技術的革新とともに1980年以降にさかんになる．1985年に好中球や腸管や表皮に発現するディフェンシン（α-，β-defensin）[1,2]，1988年に唾液腺特異的なヒスタチン（histatin）[3,4]，1997年に好中球や表皮に発現するカセリサイディン（cathelicidin）[5,6]，2001年に汗腺特異的なダームサイディン（dermcidin）[7]の構造・遺伝子が報告されている．これら以外にも一部のケモカインやサイトカインにも抗菌機能が確認されており，抗菌機能をもつ蛋白質やペプチドは100種類以上報告されている[8]．

1) Ganz T, et al. *J Clin Invest* 1985.
2) Selsted ME, et al. *J Clin Invest* 1985.
3) Oppenheim FG, et al. *J Biol Chem* 1986.
4) Oppenheim FG, et al. *J Biol Chem* 1988.
5) Frohm M, et al. *J Biol Chem* 1997.
6) Sorensen O, et al. *J Immunol Methods* 1997.
7) Schittek B, et al. *Nat Immunol* 2001.
8) Braff MH, et al. *J Invest Dermatol* 2005.

2 疾患形成における抗菌ペプチドの作用

- 抗菌ペプチドは外界の影響を受けて上皮系細胞や自然免疫系細胞に発現

第6章　アトピーをめぐる最近のトピックス

するため，皮膚疾患やエピジェネティックな影響を受ける疾患との関連が議論されている．抗菌ペプチドが宿主の細胞膜に作用することで生体の機能に影響を及ぼす疾患として，好中球の neutrophil extracellular trap（NET）や NETosis を介したカセリサイディンと核酸放出に伴った形質様樹状細胞活性化による全身性エリテマトーデスの抗核抗体形成[9,10]，表皮由来カセリサイディンによる皮膚炎症性角化症である乾癬の増悪誘因[11,12]や乾癬でのディフェンシン高発現[13,14]，外的環境に強く影響を受ける顔面皮膚の慢性炎症性疾患である酒皶における自然免疫応答とカセリサイディンの過剰反応による炎症誘発[15,16]があげられる．

● このように抗菌ペプチドは自然免疫から獲得免疫への橋渡し分子として疾患形成に影響していることが示唆されている．

3 アトピー性皮膚炎における宿主由来抗菌ペプチド発現

● 皮膚・表皮における発現制御からみると，抗菌ペプチドは恒常的に発現している抗菌ペプチドと定常時の発現は少ないが炎症時，創傷時や微生物感染時に誘導される抗菌ペプチドに大別される．一般的に炎症性皮膚疾患においては，抗菌ペプチドが産生亢進に傾くことで，皮膚バリア機能の障害された皮膚炎症部位での感染防御にはたらいている．

● 分子生物学的には，皮膚炎症部位に発現する炎症性サイトカインの腫瘍壊死因子（tumor necrosis factor：TNF），インターロイキン（interleukin：IL）-8 や IL-17，そして自然免疫受容体 Toll-like receptor（TLR）のリガンドである微生物由来分子群は，ヒトβディフェンシン（human β-defensin-2：hBD-2）やカセリサイディンを誘導させることが示されている[17]．乾癬病変部での抗菌ペプチド亢進は，これらの炎症性サイトカインの影響が大きいと考えられる．

● 一方で，アトピー性皮膚炎（AD）では hBD-2 やカセリサイディンなどの抗菌ペプチド誘導が抑制されており，皮膚バリア機能の障害とともに抗菌ペプチド抑制が易感染性と関連していることが示唆されている[18]．この AD での抗菌ペプチド誘導抑制には Th2 サイトカインが関与している．AD では IL-4 や IL-13 の Th2 サイトカインが優位に病態に関与しており，IL-4 や IL-13 の Th2 サイトカインは，炎症性サイトカインや微生物由来分子刺激に伴う hBD-2 やカセリサイディン誘導を抑制する[19,20]．而して，AD 病変部では表皮を中心として慢性的な炎症反応が起こっているにもかかわらず，hBD-2 やカセリサイディンが誘導されにくい環境になっており，その一因として Th2 サイトカイン優位の環境がある[21]．

9) Santiago-Raber ML, et al. *J Autoimmun* 2009.
10) Lande R, et al. *Sci Transl Med* 2011.
11) Lande R, et al. *Nature* 2007.
12) Morizane S, et al. *J Invest Dermatol* 2012.
13) Harder J, et al. *Nature* 1997.
14) Hollox EJ, et al. *Nat Genet* 2008.
15) Yamasaki K, et al. *Nat Med* 2007.
16) Yamasaki K, et al. *J Invest Dermatol* 2011.

17) Peric M, et al. *J Immunol* 2008.

18) Ong PY, et al. *N Engl J Med* 2002.

19) Howell MD, et al. *J Invest Dermatol* 2005.
20) Howell MD, et al. *Immunity* 2006.

21) Hata TR, et al. Br *J Dermatol* 2010.

4 アトピー性皮膚炎の細菌叢と 皮膚微生物叢由来の抗菌ペプチド

● 表皮角層には常在微生物叢（マイクロバイオーム）が形成されている．皮膚グラム陽性菌叢では，アトピー性皮膚炎（AD）の病変部では黄色ブドウ球菌が優位で，健常皮膚ではコアグラーゼ陰性ブドウ球菌（表皮ブドウ球菌）が優位であることが 1970 年代から確認されており[22, 23]，AD患者には黄色ブドウ球菌特異的 IgE が検出されることも 1980 年代から報告されている[24]．次世代シークエンサーを用いたマイクロバイオーム研究がさかんになった 2000 年代からは，より網羅的な皮膚細菌叢解析が行われ，AD の病変部皮膚細菌叢が皮膚炎症増悪や治療過程において動的に変化することが示されている[25, 26]．概して AD の病変増悪時には黄色ブドウ球菌を主体としたブドウ球菌が増加し，ステロイド外用薬などの皮膚炎症治療過程に伴って黄色ブドウ球菌比率が減少し，健常皮膚の細菌叢組成に近くなる．このように細菌叢組成は AD 病勢と強い相関をもっている[27]．

● 皮膚細菌叢内では，細菌同士の縄張り争いも行われている．健常皮膚の細菌叢では，コアグラーゼ陰性の表皮ブドウ球菌が主たるブドウ球菌属である．表皮ブドウ球菌が産生する δ-toxin（phenol-soluble modulin-γ）には抗菌作用があり，連鎖球菌の増殖を抑制する[28]．この作用には，宿主由来の抗菌ペプチドであるカセリサイディンが協調的に働いており，健常細菌叢は宿主の抗菌作用を補佐しうる[29]．また，表皮ブドウ球菌以外で健常皮膚に比較して AD の病変部皮膚で減少しているコアグラーゼ陰性ブドウ球菌として *S. hominis* があるが，*S. hominis* も抗菌作用をもつランチビオティクス（lantibiotics）を発現する[30]．*S. hominis* 由来ランチビオティクスもカセリサイディンと協調的に働き，黄色ブドウ球菌の増殖を抑制する．健常皮膚から得られたコアグラーゼ陰性ブドウ球菌を AD 病変部に移植する先駆的な臨床研究では，eczema area and severity index（EASI）スコアの改善が確認されている[31]．このような試みが広く臨床応用されるか否かは今後の臨床研究を待たなくてはならないが，適当な細菌叢を保つことが AD 治療にとって有益であることは間違いない．

5 アトピー性皮膚炎における 抗菌ペプチド治療の可能性

● 適当な微生物叢バランスを保つためには，皮膚バリア機能の改善とともに，宿主由来の抗菌物質や細菌叢由来の抗菌物質のバランスが必要であろう．宿主由来の抗菌ペプチドである hBD-2 やカセリサイディンをペ

22) Leyden JJ, et al. *Br J Dermatol* 1974.
23) Aly R, et al. *Arch Dermatol* 1977.
24) Motala C, et al. *J Allergy Clin Immunol* 1986.

25) Grice EA, et al. *Science* 2009.
26) Kong HH, et al. *Genome Res* 2012.

27) Nakatsuji T, et al. *J Invest Dermatol* 2016.

28) Cogen AL, et al. *J Invest Dermatol* 2010.

29) Cogen AL, et al. *PLoS One* 2010.

30) Nakatsuji T, et al. *Sci Transl Med* 2017.

31) Myles IA, et al. *JCI Insight* 2018.

プチド合成し，治療薬として投与することは想定しうるが，いくつかの
問題点もある．

- 第1の問題点はペプチド合成費用である．抗菌ペプチドをペプチド合成
もしくは生物学的製剤として産生し局所に投与することを想定すると，
現状の外用薬である副腎皮質ステロイドやカルシニューリン阻害薬に比
して格段の費用がかかるため，費用対効果比で有益な治療方法となるか
疑問がある．

- 第2の問題として抗菌ペプチドに対する耐性化の懸念をあげる．抗菌ペ
プチドは細菌壁・細菌膜の分子と相互作用して細菌壁・細菌膜を破壊し
て抗菌作用を示す．抗菌ペプチドを繰り返し使用することにより，抗菌
薬に対する耐性化と同様に，抗菌ペプチドが作用しにくい細菌壁・細菌
膜構造に変化した細菌が発生することが懸念としてあげられる．

- 宿主由来の内在性抗菌ペプチドを誘導する試みとして hBD-2 やカセリ
サイディンの転写を促進する活性型ビタミンDの投与が試みられ，活
性型ビタミンDの経口投与により皮膚病変部の抗菌ペプチド量の増加
が確認された[32]．この臨床研究では皮膚病変症状スコアの評価はなされ
なかったが，内在性抗菌ペプチドの誘導の試みは理にかなった方法かも
しれない．また，前述の細菌移植は，細菌増殖の容易さから鑑みると，
費用対効果比の高い治療方法となりうるかもしれない．

- 抗菌ペプチドは抗菌作用以外にも宿主細胞の動態に影響を与える．過剰
な抗菌ペプチドの存在は，アラーミン（alarmin）作用として炎症を惹
起・増悪させうるが，適度な抗菌ペプチドの供給はアトピー性皮膚炎
（AD）に利点となるかもしれない．AD症状の特徴に瘙痒があげられる．
AD の病変部では，神経線維伸長制御因子であるセマフォリン 3A が減
少していることで表皮内に神経線維が伸長し，瘙痒を増強している可能
性が報告されている[33]．カセリサイディンは表皮角化細胞にセマフォリ
ン 3A を誘導するため，カセリサイディン投与が瘙痒を抑制する可能性
が報告されている[34]．

- 最近の瘙痒機構の解析から AD の瘙痒は多因子的であることが解明さ
れてきている．抗菌ペプチド投与が実際に瘙痒に対して効果があるかは
臨床研究などで検証する必要があるが，全身療法との併用などの総合的
治療の一環として，局所の抗菌ペプチドコントロールは意義があるかも
しれない．

32) Hata TR, et al. *J Allergy Clin Immunol* 2008.

33) Tominaga M, et al. *Br J Dermatol* 2008.

34) Umehara Y, et al. *J Invest Dermatol* 2015.

6 おわりに

- 抗菌ペプチドは，単なる抗菌・殺菌分子ではなく，外界の刺激を宿主細
胞群に伝達し抗原提示細胞遊走・活性化まで惹起しうるアラーミンとし
ての機能を有する．アトピー性皮膚炎（AD）においては，局所の細菌

叢コントロールに影響を与えるとともに，皮膚炎症反応や神経線維伸長そのものに影響を与える可能性が，*in vitro*，*in vivo* の基礎研究から示唆されている．しかしながら，抗菌ペプチドの効果や安全性を確認する臨床試験は行われていない．AD に対する抗菌ペプチドの効果を検証することが，さらなる AD の病態理解につながる可能性がある．

（山﨑研志）

● 文　献

1) Ganz T, et al. Defensins. Natural peptide antibiotics of human neutrophils. J Clin Invest 1985；76（4）：1427-35.

2) Selsted ME, et al. Primary structures of three human neutrophil defensins. J Clin Invest 1985；76（4）：1436-9.

3) Oppenheim FG, et al. The primary structure and functional characterization of the neutral histidine-rich polypeptide from human parotid secretion. J Biol Chem 1986；261（3）：1177-82.

4) Oppenheim FG, et al. Histatins, a novel family of histidine-rich proteins in human parotid secretion. Isolation, characterization, primary structure, and fungistatic effects on *Candida albicans*. J Biol Chem 1988；263（16）：7472-7.

5) Frohm M, et al. The expression of the gene coding for the antibacterial peptide LL-37 is induced in human keratinocytes during inflammatory disorders. J Biol Chem 1997；272（24）：15258-63.

6) Sorensen O, et al. An ELISA for hCAP-18, the cathelicidin present in human neutrophils and plasma. J Immunol Methods 1997；206（1-2）：53-9.

7) Schittek B, et al. Dermcidin：A novel human antibiotic peptide secreted by sweat glands. Nat Immunol 2001；2（12）：1133-7.

8) Braff MH, et al. Cutaneous defense mechanisms by antimicrobial peptides. J Invest Dermatol 2005；125（1）：9-13.

9) Santiago-Raber ML, et al. Emerging roles of TLR7 and TLR9 in murine SLE. J Autoimmun 2009；33（3-4）：231-8.

10) Lande R, et al. Neutrophils activate plasmacytoid dendritic cells by releasing self-DNA-peptide complexes in systemic lupus erythematosus. Sci Transl Med 2011；3（73）：73ra19.

11) Lande R, et al. Plasmacytoid dendritic cells sense self-DNA coupled with antimicrobial peptide. Nature 2007；449（7162）：564-9.

12) Morizane S, et al. Cathelicidin antimicrobial peptide LL-37 in psoriasis enables keratinocyte reactivity against TLR9 ligands. J Invest Dermatol 2012；132（1）：135-43.

13) Harder J, et al. A peptide antibiotic from human skin. Nature 1997；387（6636）：861.

14) Hollox EJ, et al. Psoriasis is associated with increased beta-defensin genomic copy number. Nat Genet 2008；40（1）：23-5.

15) Yamasaki K, et al. Increased serine protease activity and cathelicidin promotes skin inflammation in rosacea. Nat Med 2007；13（8）：975-80.

16) Yamasaki K, et al. TLR2 expression is increased in rosacea and stimulates enhanced serine protease production by keratinocytes. J Invest Dermatol 2011；131（3）：688-97.

17) Peric M, et al. IL-17A enhances vitamin D3-induced expression of cathelicidin antimicrobial peptide in human keratinocytes. J Immunol 2008；181（12）：8504-12.

18) Ong PY, et al. Endogenous antimicrobial peptides and skin infections in atopic dermatitis. N Engl J Med 2002；347（15）：1151-60.

19) Howell MD, et al. Interleukin-10 downregulates anti-microbial peptide expression in atopic dermatitis. J Invest Dermatol 2005；125（4）：738-45.

20) Howell MD, et al. Cytokine milieu of atopic dermatitis skin subverts the innate immune response to vaccinia virus. Immunity 2006；24（3）：341-8.

21) Hata TR, et al. History of eczema herpeticum is associated with the inability to induce human beta-defensin（HBD）-2, HBD-3 and cathelicidin in the skin of patients with atopic dermatitis. Br J Dermatol 2010；163（3）：659-61.

22) Leyden JJ, et al. *Staphylococcus aureus* in the lesions of atopic dermatitis. Br J Dermatol 1974；90（5）：525-30.

23) Aly R, et al. Microbial flora of atopic dermatitis. Arch Dermatol 1977；113（6）：780-2.

24) Motala C, et al. Anti-*Staphylococcus aureus*-specific IgE in atopic dermatitis. J Allergy

Clin Immunol 1986；78（4 Pt 1）：583-9.

25）Grice EA, et al. Topographical and temporal diversity of the human skin microbiome. Science 2009；324（5931）：1190-2.

26）Kong HH, et al. Temporal shifts in the skin microbiome associated with disease flares and treatment in children with atopic dermatitis. Genome Res 2012；22（5）：850-9.

27）Nakatsuji T, et al. *Staphylococcus aureus* Exploits Epidermal Barrier Defects in Atopic Dermatitis to Trigger Cytokine Expression. J Invest Dermatol 2016；136（11）：2192-200.

28）Cogen AL, et al. Selective antimicrobial action is provided by phenol-soluble modulins derived from *Staphylococcus epidermidis*, a normal resident of the skin. J Invest Dermatol 2010；130（1）：192-200.

29）Cogen AL, et al. *Staphylococcus epidermidis* antimicrobial delta-toxin（phenol-soluble modulin-gamma）cooperates with host antimicrobial peptides to kill group A *Streptococcus*. PLoS One 2010；5（1）：e8557.

30）Nakatsuji T, et al. Antimicrobials from human skin commensal bacteria protect against *Staphylococcus aureus* and are deficient in atopic dermatitis. Sci Transl Med 2017；9（378）.

31）Myles IA, et al. First-in-human topical microbiome transplantation with *Roseomonas mucosa* for atopic dermatitis. JCI Insight 2018；3（9）.

32）Hata TR, et al. Administration of oral vitamin D induces cathelicidin production in atopic individuals. J Allergy Clin Immunol 2008；122（4）：829-31.

33）Tominaga M, et al. Decreased production of semaphorin 3A in the lesional skin of atopic dermatitis. Br J Dermatol 2008；158（4）：842-4.

34）Umehara Y, et al. Cathelicidin LL-37 Induces Semaphorin 3A Expression in Human Epidermal Keratinocytes：Implications for Possible Application to Pruritus. J Invest Dermatol 2015；135（11）：2887-90.

Column アトピー性皮膚炎と PDE4 阻害薬

　ホスホジエステラーゼ（phosphodiesterase：PDE）は細胞内セカンドメッセンジャーであるcAMPやcGMPをそれぞれ 5'-AMP，5'-GMP に加水分解する酵素であり，これまでに 11 種類のサブファミリーが報告されている．そのなかでもPDE4 は，炎症・免疫にかかわる多くの細胞に分布している．PDE4 の活性が亢進すると細胞内cAMP濃度の低下を介して炎症性メディエーターの産生を引き起こし，炎症が増悪する．実際にアトピー性皮膚炎（AD）でのさまざまな免疫細胞にPDE4 の発現がみられ，病変部においてPDE4 活性が亢進していることが報告されている．

　AD の病態におけるアレルギー炎症においてはTh2 細胞がその中心を担っているものの，そのほかのさまざまな免疫細胞が炎症に複雑にかかわっていることが知られている．ゆえに，PDE4 阻害薬のように幅広い作用スペクトルをもつ薬剤は，AD の治療に適していると考えられる．PDE4 阻害薬は，

これまでの他の疾患に対する治療薬としての開発過程において，その多くが薬効発現濃度と（嘔吐，嘔気などの）副作用発現濃度とが近接しており，開発がうまくいっていない．それゆえ皮膚疾患であるAD に対しては外用薬の開発が期待され，実際にいくつかの PDE4 阻害薬の外用薬が開発されている．

　クリサボロール軟膏（EUCRISA®）は 2 歳以上のAD に対して 2016 年 2 月にアメリカ食品医薬品局（FDA）で承認された PDE4 外用薬である．2 歳以上の軽症から中等症，BSA5％以上の AD に対して二重盲検比較試験（AD301，302 試験）が行われた[1]．1 日 2 回 28 日間外用し，IGSA スコアが 0 または 1，かつベースラインから 2 以上改善の達成率が AD301 試験で実薬群 32.8％，プラセボ群25.4％，AD302 試験で実薬群 31.4％，プラセボ群 18.0％と，実薬使用群で有意に高かった．さらに実薬群ではより早く瘙痒の改善もみられた．また，主な有害事象は軽度から中等度の塗布部の疼痛

（実薬 4%，基剤 1%）であった．さらに 48 週の長期安全性試験でも重篤な有害事象はみられず，忍容性の高い薬剤であると考えられる．

E6005/RVT-501 は小児と成人 AD を対象に日本で治験が行われた．成人 AD を対象とした治験では，1 日 2 回 0.2% E6005 軟膏または溶媒を外用し，4 週間後には 0.2% E6005 軟膏塗布群では皮疹，かゆみともに改善傾向であった（溶媒群との統計学的な有意差はなし）[2]．さらに 8 週間の延長試験後の 12 週間後の評価では，12 週間 0.2% E6005 軟膏塗布群では，ベースラインと比較して有意に皮疹が改善した．なお，重篤な副作用はみられなかった．引き続く 2〜15 歳の小児を対象とした治験では，0.05% E6005 軟膏，0.2% E6005 軟膏または溶媒を 1 日 2 回 2 週間外用し，0.2% E6005 軟膏塗布群は溶媒塗布群と比較して，より皮疹を改善した（統計学的な有意差はなし）[3]．さらに，小児の試験においても重篤な有害事象はみられなかった．

OPA-15406/MM36 では，10 歳から 70 歳の軽症から中等症の AD を対象に，第 II 相治験が行われた．1% OPA-15406 塗布群は 4 週時において IGSA スコアが 0 または 1，かつベースラインから 2 以上改善の達成率が溶媒塗布群より有意に高かった[4]．

このように，PDE4 阻害薬の外用薬は概して忍容性が高く，少なくとも軽症から中等症の AD に対しては，単独でもある程度の効果が期待できそうである．また，IL-4/13 をターゲットとしたデュピクセント® の治療効果は非常に高いものの，完全には皮疹が消失せずに部分的に残存する症例はしばしばみられ，AD の炎症が単純に Th2 反応のみではないことが考えられる．そのような場合に，幅広いサイトカインをターゲットとし，安全性の高い PDE4 阻害薬の外用薬は，その併用効果が期待できるかもしれない．

（中原剛士）

◎ 文 献

1) Paller AS, et al. Efficacy and safety of crisaborole ointment, a novel nonsteroidal phosphodiesterase 4 （PED4） inhibitor for the topical treatment of atopic dermatitis （AD） in children and adults. J Am Acad Dermatol 2016；75（3）：494-503.

2) Furue M, et al. Safety and efficacy of topical E6005, a phosphodiesterase 4 inhibitor, in Japanese adult patients with atopic dermatitis：Results of a randomized, vehicle-controlled, multicenter clinical trial. J Dermatol 2014；41（7）：577-85.

3) Nemoto O, et al. Effect of topical phosphodiesterase 4 inhibitor E6005 on Japanese children with atopic dermatitis：Results from a randomized, vehicle-controlled exploratory trial. J Dermatol 2016；43（8）：881-7.

4) Hanifin JM, et al. OPA-15406, a novel, topical, nonsteroidal, selective phosphodiesterase-4（PDE4） inhibitor, in the treatment of adult and adolescent patients with mild to moderate atopic dermatitis（AD）：A phase-II randomized, double-blind, placebo-controlled study. J Am Acad Dermatol 2016；75（2）：297-305.

第6章　アトピーをめぐる最近のトピックス

3

衛生仮説とは

1 はじめに

● 衛生仮説 (hygiene hypothesis) は 1989 年 Strachan[1] により，先進諸国で近年急速に増加しているアレルギー性疾患を説明する仮説として提唱された．彼は家族内に年長の同胞の数が多いほど湿疹や花粉症の発症が少なくなることに注目し，子どもの頃の年長者からの感染機会が多いほど，将来のアレルギー性疾患の発症が抑制されるという"衛生仮説"を提唱した．しかし，実際にはその前の 1988 年，Barker[2] がすでに感染機会が遅れるほどアレルギー性疾患になりやすくなるという説を提唱していた．このように，当時の多くの研究者は，西欧化した生活により乳幼児期の感染の機会が減るほど，そして遅れるほど，アレルギーになりやすいことに気づいていたのである．

● この魅力的な仮説は当初疫学的な検討から始まり，その後免疫学の進歩とともに成熟し，30 年後の現在も多くの研究者を惹きつけている。それは偏にこの仮説の先進性，可塑性を示すものであり，本項ではこの仮説がこの 30 年をどのように生き続け，進化してきたのかを述べていくことにする．

● それとともにこの仮説が登場した当時，"disdain on grounds of implausibility"との評価を受け[3]，軽蔑の憂き目にあったことも忘れてはいけない．いつの世も，人は新しい見方に反発し，それに対して蔑視の眼を浴びせてきたのである．これは Th1/Th2 パラダイムも同様である．しかし，真に優れた仮説は，このような蔑視の中をくぐり抜け，多くの支持を集めつつ永遠（？）の生命を獲得するのである．

2 衛生仮説の歴史的変遷

● Strachan は実に 17,414 人のイギリス人を 23 年間にわたって調査し，16 項目にわたるさまざまな要因を解析し，そのなかで同胞の数とアレルギー性疾患の発症率が逆相関することを見出した[1]．しかし，彼はその 10 年後，家庭内の同胞の数が多いだけではアレルギー性疾患の発症が防げるわけではなく，アレルギー性疾患の発症を決める一つのリスク

1) Strachan DP. *Br Med J* 1989.

2) Barker DJ, et al. *Br Med J* (*Clin Res Ed*) 1988.

3) Strachan DP. *Br Med J* 2014.

206

ファクターにすぎないと訂正している[3,4]. いずれにせよ, 感染にも上気道感染から単純ヘルペス (HSV) のような口囲のものまでいろいろあり, どの感染が厳密にアレルギー性疾患の発症に関与しているかの検証を行えば行うほど, その関係ははっきりしなくなってしまうのも当然のなりゆきであった. つまり, 喘息など多くのアレルギー性疾患の発症は多因子であり, 感染一つとっても, どの感染がどのようなタイプの喘息の発症を予防するかは解析の手段によって異なった結果になってくるのである.

● 農家で育った子どものほうが都市で育った子どもよりアレルギー性疾患の発症が低いことが報告されている[5]が, これも時代が進むに従い, 農家のどの因子が関与しているかを明らかにする研究へと進んでいった. 実際, 家庭内のホコリのなかに含まれる細菌由来のエンドトキシン量の多い家庭 (つまり非衛生的環境) で育つほうがアレルギーになりにくく, アレルゲン特異的IgEも低いことが示されたのである[6]. それを考えれば, 農家というより家庭内のエンドトキシン量とより関連していたと考えるほうがよさそうである. 一方, 部屋のマットレスの細菌・真菌を調べたところ, 農家に住む子どものマットレスのほうが有意に細菌・真菌が多いことがわかり, 小児期のこのような細菌・真菌への曝露が, その後のアレルギー性疾患に関与している[7]こともわかってきた. このように時代が進み衛生仮説の検証が進むにつれ, 次第にアレルギー性疾患との本当の関連がどこにあるのかが明らかになってきたように思われる.

● 喘息との関連で重要な研究成果は, 昔ながらの伝統的な生活を現在も続けているアメリカのアーミッシュ派の人々の解析結果から得られた. 彼らの子どもの喘息やアトピーの発症率は世界でも最低の部類に属している[8]ことが知られており, それは都市に住む子どもより低いことが明らかになっているスイスの農園に住む子どもよりさらに低いのである[9]. おもしろいのは, アーミッシュ派と同様の伝統的な農園生活を今も続けているフッター派との違いである. フッター派は農作業には近代的な器具を使い, 家畜には抗菌薬を使うなどアーミッシュ派と異なる生活習慣をもつがゆえに, ホコリのなかの細菌が大きく異なっており, 結果として喘息やアトピーの発症は, アーミッシュ派より高くなっていた[10]のである. この結果は, いかにホコリのなかの細菌 (エンドトキシン) がアトピーや喘息の予防に重要かを示している.

● 20～21世紀の快適な近代的生活こそが, アレルギー性疾患を増やしているとの指摘はしばしばなされてきた. なかでも興味深いのは子どもの時の寄生虫感染であり, これは明らかにアトピーや喘息の症状の発現を低下させることが示されている[11]. Egeらは, 農園生活の何がこのようなアトピーや喘息の発症率を低下させるのかを, オーストリア, ドイツ, オランダ, スイスなどの農園の子ども8,263人を対象に調査した.

4) Strachan DP. *Thorax* 2000.

5) Ege MJ, et al. *J Allergy Clin Immunol* 2007.

6) Gereda JE et al. *Lancet* 2000.

7) Ege MJ, et al. *N Engl J Med* 2011.

8) Holbreich M, et al. *J Allergy Clin Immnol* 2012.
9) Kiedler J, et al. *Lancet* 2001.

10) Stein MM, et al. *N Engl J Med* 2016.

11) Cooper PJ, et al. *Thorax* 2014.

その結果，穀物の栽培や，豚の飼育，無菌化されていない牛乳の摂取などがアレルギー性疾患の発症に対して防御的に作用することが明らかになった[7]．しかし，このような調査は，同一国内での比較でのみ成り立つものであり，国が違えば成り立たないことも明らかになった．たとえば，上記の農園と都市の子どもの比較も，ポーランドでは子どものアレルギー罹患率自体が低いためそのような比較は成り立たないようである[12]．

- 食餌の問題も大きな因子と考えられる．ポルトガルのグループは，174人の喘息患者を調べ，野菜，フルーツ，ナッツと不飽和脂肪酸，魚の摂取などの地中海式食餌が喘息の症状の軽減に良いことを示した[13]．しかし，この解析は，喘息患者のみを対象としており，子ども全体の喘息の罹患率と食餌の関連を明らかにしたものではないという欠点を併せもっている．Ellwood らは，500,827 人のデータを集め，呼吸器症状の強さとアレルギー性疾患の発症とファストフードの関連を検討した．その結果，ファストフードの摂取と，喘息や湿疹，アレルギー性鼻炎の発症には正の相関があることを報告した[14]．

- ちなみにアレルギーとは関係ないものの，大腸癌のリスクもファストフードを摂取する人に多いことが示されている．もともと大腸癌などまったくなかったアフリカ人がアメリカに住んでファストフードを摂るようになって，大腸癌の発症リスクがアメリカ国内で最も高くなってしまったことも報告されている．

- しかし，感染といっても小児の RS ウイルス（respiratory syncytial virus：RSV）やライノウイルス（rhinovirus：RV）などの上気道のウイルス感染は，逆に喘息の症状を悪化させる[15,16]ことが示されており，とくに細菌との重複感染は悪化させるため，簡単に感染が喘息を軽快させると結論することは危険である．

- この仮説が発表された当時は，Th1/Th2 パラダイムが全盛であったが，その後，Toll 様受容体（Toll-like receptor：TLR）が解明されるとともに，その見地から衛生仮説の解明は進むことになった．さらに近年は，マイクロバイオーム（microbiome）の解析が驚異的に進歩したこともあり，とくに腸管や皮膚などのマイクロバイオームの解析は衛生仮説の検証の中心になりつつある．このように，現代医学の解析手法の進歩を取り入れつつ，衛生仮説はさまざまの形で解析されてきている．そのうちの重要と思われるものを筆者の独断で選び，述べてみることにする．

3 マイクロバイオームと喘息の関係

- マイクロバイオームは，主に腸管や皮膚などに常在する細菌叢全体をさすことが多いが，最近ではそれらのみならず真菌叢，ウイルス叢なども

7) Ege MJ, et al. *N Engl J Med* 2011.

12) MacNeill SJ, et al. *Allergy* 2013.

13) Barros R, et al. *Allergy* 2008.

14) Ellwood P, et al. *Thorax* 2013.

15) Stein RT, et al. *Lancet* 1999.
16) Olenec JP, et al. *J Allergy Clin Immunol* 2010.

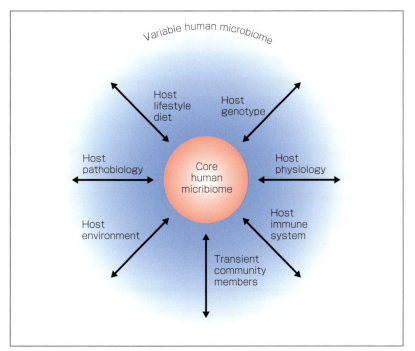

❶ コアヒトマイクロバイオーム
オレンジで示したコアマイクロバイオームは，青で示したさまざまな gene により囲まれており，それらの組合せで影響を受けている．

(Turnbaugh PJ, et al. Nature 2007[17] より)

統合して解析されるようになってきた．このようにヒトの腸内細菌叢は，宿主の遺伝的背景のみならず，年齢や食習慣や生活習慣などの影響を強く受けており，人によりおおいに異なっている[17,18]．そのため生活習慣や食習慣が大きく異なる国では当然おおいに異なっており，それは個人差よりも大きいと考えられている（❶）[17]．

- 胎生期の腸内は無菌と考えられているが，出生後から経口的に細菌が侵入し，腸内に定着する．成長に従い，細菌叢は増え，その多様性は2,3歳でピークになるといわれている．腸内細菌叢は食習慣（ミルクのタイプ，食物繊維の含有量，抗菌薬の使用など）により大きくパターンが異なり[19,20]，どれが正常のパターンかを判断することは難しい．この細菌叢が健常人とはかけ離れているのを dysbiosis というが，この定義もきわめてあいまいといわざるをえない．しかし，このマイクロバイオームこそ，衛生仮説の根幹をなすものではないかとの考えから，多くの解析が行われてきた．この dysbiosis が喘息[21]，1型糖尿病[22]，炎症性腸疾患[23]，肥満[24]などの発症に関係しているとの報告が増加している．
- このような成長してからの食習慣が与える影響のほかに，出生直後の腸内細菌叢が，その後の免疫反応の発達やアレルギー性疾患の発症に関与していることも明らかにされつつある．大きな要素を占めるのは自然分娩（経腟分娩）か帝王切開かの違いであり，それが腸内細菌叢に与える

17) Turnbaugh PJ, et al. *Nature* 2007.
18) Qin J, et al. *Nature* 2010.

19) Arrieta MC, et al. *Front Immunol* 2014.
20) Shukla SD, et al. *Clin Transl Immunology* 2017.

21) Fujimura KE, et al. *Cell Host Microbe* 2015.
22) Vatanen T, et al. *Cell* 2016.
23) Gevers D, et al. *Cell Host Microbe* 2014.
24) Cho I, et al. *Nature* 2012.

第6章 アトピーをめぐる最近のトピックス

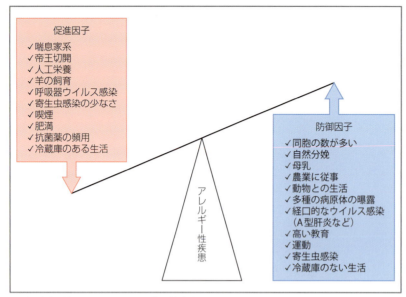

❷ 衛生仮説からみたアレルギー性疾患の発症の促進因子と防御因子

影響についてはかなり研究が進められている[25-27]．つまり，自然分娩で生まれた新生児の腸内細菌叢は母の腟細菌叢に類似しているのに対し，帝王切開で生まれた新生児の腸内細菌叢は母の皮膚細菌叢に類似していて *Streptococcus*, *Corynebaeterium* が多いという事実は，新生児が最初に曝露する細菌叢をそのまま受け入れることを示している．このためかどうかわからないが，帝王切開で生まれた子どもは，将来，喘息やアトピー性皮膚炎（AD）の発症リスクが増加することが報告されている．

- 新生児だけでなく，乳幼児の腸内細菌叢が与える影響についての研究もさかんであり，Bjorksten らはエストニア，スウェーデンなどの北ヨーロッパの2歳児の腸内細菌を調べ，アレルギーの幼児では，*Lactobacillus*, *Bacteroides* が少ないことを報告[28]している．さらに，前向き研究において，生後1か月と3か月の時点の *Bifidobacterium* の検出率がアレルギー発症に先行して低下することから，発症前にこのような腸内細菌叢の変化（dysbiosis）が起こっていることを明らかにしている．Stiemsma らは，3か月時の *Clostridium* の増加が，その後の喘息の発症につながる[29]ことを報告し，その際，腸内細菌叢の *Lachnospira/Clostridium* の比が喘息発症のバイオマーカーであると結論している．しかし，このような細菌だけではなく，真菌叢の重要性も指摘されている[30]．van Woerden らは喀痰中の真菌が，喘息患者と非喘息患者では大きく異なることを示した[30]が，吸入ステロイドの影響も否定できないように思われる．
- その他，多くの疫学的研究が，人工栄養[31]，肥満[32]，抗菌薬の使用[33]，喫煙[34]（❷）などが喘息の発症や増悪に関係していることを示している．

25) Cho CE, et al. *Am J Obstet Gynecol* 2013.
26) Thavagnanam S, et al. *Clin Exp Allergy* 2008.
27) Negele K, et al. *Pediatr Allergy Immunol* 2004.

28) Bjorksten B, et al. *Clin Exp Allergy* 1999.

29) Stiemsma LT, et al. *Clin Sci (Lond)* 2016.
30) van Woerden HC, et al. *BMC Infect Dis* 2013.
31) Walker WA, et al. *Pediatr Res* 2015.
32) Shore SA, et al. *Am J Respir Cell Mol Biol* 2016.
33) Russell SL, et al. *EMBO Rep* 2012.
34) Piipari R, et al. *Eur Respir J* 2004.

とくに乳幼児期の抗菌薬の使用に関しては多くの報告[35]がある。Hoskin-Parr らは、イギリスの0〜2歳の乳幼児4,952人における抗菌薬の内服の回数と喘息、アトピーの関連を調べた結果、抗菌薬の内服回数が多くなるほど、喘息の発症頻度が増加することを示したが、アトピーとの関連は明確ではなかったとしている。抗菌薬投与が*Enterobacteriaceae*を増加させ、*Bifidobacterium*を減少させることから、抗菌薬投与が腸内細菌叢を変化させた結果としてアレルギー性疾患を発症させやすくした可能性が示されたといえる。

4 動物実験からの検証

● 以上述べてきたのはほとんどすべて、ヒトの検体の解析の結果であったが、衛生仮説は多くの動物実験によっても検証されている。Cahenzliら[36]は腸内細菌叢の影響を調べるために、無菌マウスと通常のSPF(specific pathogen free)マウスの血清IgE値を比較しているが、無菌マウスのほうが高値になることがわかった。しかも、5週齢までの無菌マウスにSPFマウスの腸内細菌を移入するとIgE値は低下するが、12週齢以上の無菌マウスにSPFマウスの腸内細菌を移入しても低下しないことから、乳児期の腸内細菌叢がIgE産生に大きな影響を与えると考えられた。しかも、このIgE産生にはCD4$^+$T細胞とインターロイキン(interleukin:IL)-4が必要であることも示し、抗菌薬の投与が無菌状態をつくりだすことが将来のアレルギーにつながりやすい可能性を示した。

● Russell[37]は、周産期に抗菌薬(バンコマイシン)を投与することにより、腸内細菌叢が変化して多様性を失い、Th2反応が増悪することを示した。それに対し、別の抗菌薬(ストレプトマイシン)を投与した場合には多様性の低下は起こらないものの、真菌抗原に対する気道の反応をTh1型にシフトさせ、気道炎症を増悪させることを示した。このように抗菌薬の投与が、単純に免疫反応をTh2型にシフトさせてアレルギー性疾患を増悪させるわけではなく、腸内細菌叢の多様性を変化させることが免疫反応の方向性に大きな影響を与えることが明らかになった。

● さらに、Kimら[38]は、マウスに別の広域スペクトラムを有する抗菌薬を投与することにより、投与しない群と比べ、有意に気道炎症が増加することを示した。それに関しては抗菌薬の投与が、消化管でプロスタグランジンE2を増加させ、肺内のM2マクロファージを活性化させるという機序を明らかにしている。このように腸内細菌叢の変化が間接的に真菌やプロスタグランジンを増加させることにより、それが喘息の発症を起こしやすくするという可能性を示したという点で価値ある研究といえる。これに従えば、そのような過程のどこかを阻害することによっても喘息が軽快しうる可能性を示したともいえる。

35) Hoskin-Parr L, et al. *Pediatr Allergy Immunol* 2014.

36) Cahenzli J, et al. *Cell Host Microbe* 2013.

37) Russell SL, et al. *EMBO Rep* 2012.

38) Kim YG, et al. *Cell Host Microbe* 2014.

第6章　アトピーをめぐる最近のトピックス

5 環境湿度の影響

- アトピー性皮膚炎（AD）とフィラグリン（FLG）異常の研究がアイルランドでの検討でなされたことはよく知られている[39]. わが国でも同様の報告が北海道からなされており[40]，いずれも緯度の高い地域からの報告であることは注目に値する. 実際，同様に解析を高温多湿の石垣島で行ったところ，FLG 異常は AD の危険因子とはなりえなかったのである[41]. この結果は，衛生仮説におけるアレルギー性疾患の発症率に影響を与える因子として，住環境における湿度，温度の重要性を示すものと考えられた.

- そこで筆者らは湿度の影響を明らかにするために，ハプテン塗布によるマウス接触皮膚炎が湿度環境によりどのような影響を受けるかの検討を行った. その結果，通常の湿度環境（相対湿度 40～60％）でハプテンにより感作されたマウスを通常の湿度と，高湿度環境（相対湿度＞80％）で誘発した場合，どのように接触過敏反応が変化するかを検討した. ハプテン誘発後 6 時間高湿度におくだけで，接触過敏反応は著明に抑制されることがわかった[42]. この抑制は高湿度環境ではハプテンの皮膚への吸収が阻害されるためではないかと考え，塗布したハプテンの皮膚への吸収量を検討したところ，ハプテン塗布後 6 時間高湿度環境におくだけで皮膚への吸収量は著明に抑制されることがわかった[42]. 同様の高湿度環境における抑制は，繰り返しハプテン塗布により誘導した AD のマウスモデルにおいても確認された（投稿準備中）.

- このように，衛生仮説におけるアレルギー性疾患の先進諸国での発症の多さは，これらの地域で進みつつある低湿度環境が関与していると考えられる.

6 衛生仮説の矛盾点

- 衛生仮説とは矛盾する報告も多い. たとえば，寄生虫感染はアレルギーを減少させるとされているが，一方で寄生虫抗原はしばしば IgE 産生を誘導することで寄生虫に対する抵抗性を担っているので，寄生虫感染はさまざまな抗原と交差反応を起こす結果として，それまで無害であった抗原に対する感作を起こしてしまう可能性も示されている. たとえば寄生虫感染が，ピーナッツや貝類，トウモロコシ，バニラアイスクリーム[43,44]などの一般的には無害とされる抗原に対する感作を起こしうることも示されている. また魚などに含まれるアニサキスのような寄生虫抗原は，これらが流行している地方ではむしろアトピーのリスクを増大させるともいわれている[45,46]. このようなさまざまな証拠に基づき，生きた寄生虫を投与してアレルギー性疾患を治療しようとすることの危険性

39) Palmer CN, et al. *Nat Genet* 2006.
40) Nomura T, et al. *J Allerg Clin Immunol* 2007.

41) Sasaki T, et al. *J Dermatol Sci* 2014.

42) Doi T, et al. *J Invest Dermatol* 2017.

43) Sitcharungsi R, Sirivichayakul C. *Pathog Glob Health* 2013.
44) Jappe U, et al. *J Eur Acad Dermatol Venereol* 2018.
45) Daschmer A, et al. *Allergol Immunopathol* 2005.
46) Webb EL, et al. *Allergy* 2016.

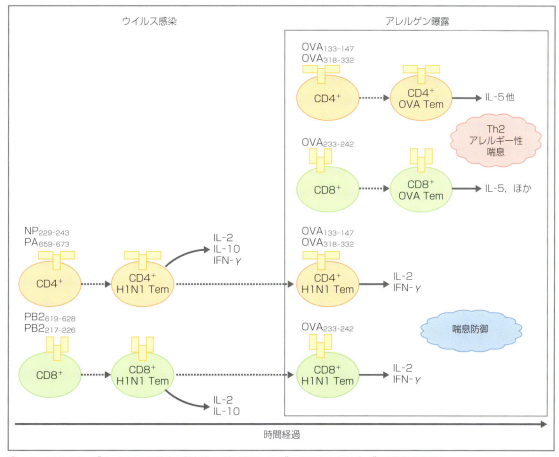

❸ インフルエンザウイルスの先行感染後に続くアレルゲン曝露により生ずる喘息の抑制
インフルエンザ感染により生じた IL-2，IFN-γ 産生性 Tem の活性化はアレルゲン特異的 IL-5 産生性 Tem の活性化を防ぐ．
(Skevaki C, et al. J Allergy Clin Immunol 2018[48] より改変)

も指摘されている[47]．

- 衛生仮説におけるウイルス感染の役割については意見の分かれるところである．この点に関して，最も普遍的な上気道感染を起こすインフルエンザウイルスが，その後のアレルギー発症にどのような影響を与えるかについての検討を，Skevaki らは[48] アレルゲンを繰り返し投与することにより作成した喘息モデルマウスを用いて行っている．その結果，インフルエンザウイルスに特異的な $CD4^+$，$CD8^+$ エフェクターメモリー T 細胞（Tem）が，後からのアレルゲン投与による喘息発症を防ぐように作用することがわかった．

- この際，重要なことは，ウイルス感染により生成したウイルス特異的 Tem はさまざまなアレルゲンや自己抗原に交差反応する（heterogous immunity）が，それはインターフェロンγ（interferon-γ：IFN-γ）や IL-2 を産生する Tem を優先的に活性化するため，喘息には防御的にはたらく（❸）ということなのである[48]．しかし，IL-5 を産生する Tem

47) Briggs N, et al. *PLoS Negl Trop Dis* 2016.

48) Skevaki C, et al. *J Allergy Clin Immunol* 2018.

が活性化されれば，かなり広範囲なアレルゲンや病原体に交差反応しうるため，アレルギーを増悪させる可能性もある．つまり，それが防御にはたらく場合と逆にアレルギー性疾患の悪化をもたらす場合とはどのサイトカインを産生する Tem と交差反応するかにかかっているともいえるのである．

7 おわりに

● 衛生仮説の検証は約 30 年間にわたって行われてきたが，この仮説の正当性は，もっぱらある先進国内の一定の集団でのアレルギー性疾患の発症率に影響を与える因子を解析するという手法により検討されてきたことを忘れてはならない．つまり，そこで得られた結果を，他の発展途上国での同一疾患の発症因子と比較することはできないのである．子どもの時点での感染が，将来起こるであろうアレルギー性疾患の発症頻度に影響を与えうるという衛生仮説の基本は共通原理としては受け入れられるものの，国や集団が違えばおのずと腸内細菌叢も異なり，どの感染が防御的にはたらくか，促進的にはたらくかは異なってくるという認識が必要である．

● その他，ある種の機器の普及が間接的に影響を与える可能性もある．たとえば，1960 年代に普及した冷蔵庫は，大幅に食物の腐食を防ぎ，それが腸内細菌叢に大きな影響を与えた可能性はきわめて大きい．そうなると，その地域での冷蔵庫の普及率との関連を調べる研究も必要となってくる．このような衛生仮説は人々にさまざまな可能性を考えさせるという点においても，優れた学説であるといえよう．

(塩原哲夫)

文 献

1) Strachan DP. Hay fever, hygiene, and household size. Br Med J 1989；299：1259-60.
2) Barker DJ, et al. Acute appendicitis, bathrooms, and diet in Britain and Ireland. Br Med J (Clin Res Ed) 1988；296：953-5.
3) Strachan DP. Response to "The hygiene hypothesis" for allergic disease is a misnomer Br Med J 2014；349：g5267.
4) Strachan DP. Family size, infection and atopy：The first decade of the "hygiene hypothesis". Thorax 2000；55：s2-10.
5) Ege MJ, et al. Not all farming environments protect against the development of asthma and wheeze in children. J Allergy Clin Immunol 2007；119：1140-7.
6) Gereda JE, et al. Relation between house dust endotoxin exposure, type 1 T-cell development, and allergen sensitization in infants at high risk of asthma. Lancet 2000；355：1680-3.
7) Ege MJ, et al. Exposure to environmental microorganisms and childhood asthma. N Engl J Med 2011；364：701-9.
8) Holbreich M, et al. Amish children living in northern Indiana have a very low prevalence of allergic sensitization. J Allergy Clin Immnol 2012；129：1671-3.
9) Kiedler J, et al. Exposure to farming in early life and development of asthma and allergy：A cross-sectional survey. Lancet 2001；358：1129-33.
10) Stein MM, et al. Innate immunity and asthma risk in Amish and Hutterite farm children.

N Engl J Med 2016 ; 375 : 411-21.

11) Cooper PJ, et al. Hygiene, atopy and wheeze-eczema-rhinitis symptoms in schoolchildren from urban and rural Ecuador. Thorax 2014 ; 69 : 232-9.

12) MacNeill SJ, et al. Asthma and allergies : is the farming environment (still) protective in Poland? The GABRIEL advanced studies. Allergy 2013 ; 68 : 771-9.

13) Barros R, et al. Adherence to the Mediterranean diet and fresh fruit intake are associated with improved asthma control. Allergy 2008 ; 63 : 917-23.

14) Ellwood P, et al. Do fast foods cause asthma, rhinoconjunctivitis and eczema? Global findings from the International Study of Asthma and Allergies in Childhood (ISAAC) phase three. Thorax 2013 ; 68 : 351-60.

15) Stein RT, et al. Respiratory syncytial virus in early life and risk of wheeze and allergy by age 13 years. Lancet 1999 ; 354 : 541-5.

16) Olenec JP, et al. Weekly monitoring of children with asthma for infections and illness during common cold seaseons. J Allergy Clin Immunol 2010 ; 125 : 1001-6.

17) Turnbaugh PJ, et al. The human microbiome project. Nature 2007 ; 449 : 804-10.

18) Qin J, et al. A human gut microbial gene catalogue established by metagenomics sequencing. Nature 2010 ; 464 : 59-65.

19) Arrieta MC, et al. The intestinal microbiome in early life ; health and disease. Front Immunol 2014 ; 5 : 427.

20) Shukla SD, et al. Microbiome effects on immunity, health and disease in the lung. Clin Transl Immunology 2017 ; 6 : el33.

21) Fujimura KE, et al. Microbiota in allergy and asthma and the emerging relationship with the gut microbiome. Cell Host Microbe 2015 ; 17 : 592-602.

22) Vatanen T, et al. Variation in microbiome LPS immunogenicity contributes to autoimmunity in humans. Cell 2016 ; 165 : 1551.

23) Gevers D, et al. The treatment-naïve microbiome in new-onset Crohn's disease. Cell Host Microbe 2014 ; 15 : 382-92.

24) Cho I, et al. Antibiotics in early life alter the murine colonic microbiome and adiposity. Nature 2012 ; 488 : 621-6.

25) Cho CE, et al. Cesarean section and development of the immune system in the offspring. Am J Obstet Gynecol 2013 ; 208 : 249-54.

26) Thavagnanam S, et al. A meta-analysis of the association between Caesarean section and childhood asthma. Clin Exp Allergy 2008 ; 38 : 629-33.

27) Negele K, et al. Mode of delivery and development of atopic disease during the first 2 years of life. Pediatr Allergy Immunol 2004 ; 15 : 48-54.

28) Bjorksten B, et al. The intestinal microflora in allergic Estonian and Swedish 2 year-old children. Clin Exp Allergy 1999 ; 29 : 342-6.

29) Stiemsma LT, et al. Shifts in *Lachnospira* and *Clostridium* sp. in the 3-month stool microbiome are associated with preschool age asthma. Clin Sci (Lond) 2016 ; 130 : 2199-207.

30) van Woerden HC, et al. Differences in fungi present in induced sputum samples from asthma patients and non-atopic controls : a community based case control study. BMC Infect Dis 2013 ; 13 : 69.

31) Walker WA, et al. Breast milk, microbiota, and intestinal immune homeostasis. Pediatr Res 2015 ; 77 : 220-8.

32) Shore SA, et al. Obesity and asthma ; Microbiome-metabolome interactions. Am J Respir Cell Mol Biol 2016 ; 54 : 609-17.

33) Russell SL, et al. Early life antibiotic-driven changes in microbiota enhance susceptibility to allergic asthma. EMBO Rep 2012 ; 13 : 440-7.

34) Piipari R, et al. Smoking and asthma in adults. Eur Respir J 2004 ; 24 : 734-9.

35) Hoskin-Parr L, et al. Antibiotic exposure in the first two years of life and development of asthma and other allergic diseases by 7.5 yr : a dose-dependent relationship. Pediatr Allergy Immunol 2014 ; 14 : 559-70.

36) Cahenzli J, et al. Intestinal microbial diversity during early-life colonization shapes long-term IgE levels. Cell Host Microbe 2013 ; 14 : 559-70.

37) Russell SL, et al. Early life antibiotic-driven changes in microbiota enhance susceptibility to allergic asthma. EMBO Rep 2012 ; 13 : 440-7.

38) Kim YG, et al. Gut dysbiosis promotes M2 macrophage polarization and allergic airway inflammation via fungi-induced PGE2. Cell Host Microbe 2014 ; 15 : 95-102.

39) Palmer CN, et al. Common loss-of-function variants of the epidermal barrier protein filaggrin are a major predisposing factor for atopic dermatitis. Nat Genet 2006 ; 38 : 441-6.

40) Nomura T, et al. Unique mutations in the filaggrin gene in Japanese patients with

第6章　アトピーをめぐる最近のトピックス

ichthyosis and atopic dermatitis. J Allergy Clin Immunol 2007 ; 119 : 434-40.

41) Sasaki T, et al. Filaggrin loss-of-function mutations are not a predisposing factor for atopic dermatitis in an Ishigaki Island under subtropical cllilmate. J Dermatol Sci 2014 ; 76 : 10-5.

42) Doi T, et al. Importance of water content of the stratum corneum in mouse models for contact hypersensitivity. J Invest Dermatol 2017 ; 137 : 191-8.

43) Sitcharungsi R, Sirivichayakul C. Allergic diseases and helminth infections. Pathog Glob Health 2013 ; 107 : 110-5.

44) Jappe U, et al. Anaphylaxis to vanilla ice cream : A near fatal cross reactivity phenomenon. J Eur Acad Dermatol Venereol 2018 ; 32 : e22-3.

45) Daschmer A, et al. Allergy and parasite re-evaluated : Wide-scale induction of chronic urticaria by the ubiquitous fish-nematode Anisakis Simplex in an endemic region. Allergol immunopathol 2005 ; 33 : 31-7.

46) Webb EL, et al. Helminths are positively associated with atopy and wheeze in Uganda fishing communities : Results from a cross-sectional survey. Allergy 2016 ; 71 : 1156-69.

47) Briggs N, et al. The hygiene hypothesis and its inconvenient truths about helminth infections. PLoS Negl Trop Dis 2016 ; 10.e0004944.

48) Skevaki C, et al. Influenza-derived peptides cross-react with allergens and provide asthma protection. J Allergy Clin Immunol 2018 ; 142 : 804-14.

Column　アトピー性皮膚炎と肥満

■ はじめに

アトピー性皮膚炎（AD）は慢性，再発性の炎症性皮膚疾患で，皮膚バリア機能異常が主な原因とされている[1]．ADの罹患率は，過去40年間に急速に上昇し，頻度の高い地域では小児および青年で20％，成人で10％に達する[2,3]．また，肥満の割合も近年大幅に上昇しており[4]，ADと肥満が関連している可能性が検討されてきた．

肥満の子どもでは経皮水分蒸散量が正常体重児よりも増加していることから，肥満が皮膚バリア機能の障害に関連しているという報告がある[5]．また肥満者では，血中C反応性蛋白（C-reactive protein：CRP）や腫瘍壊死因子（tissue necrosis factor：TNF）などの炎症性サイトカインが軽度高値を示すことが知られ[6]，肥満がADの炎症性経路に直接影響を与える可能性もある．

これらの知見から，肥満がADの直接の原因あるいは増悪因子となる可能性がある．このコラムではシステマティックレビューをもとにADと肥満の関連性を紹介する[7,8]．

■ アトピー性皮膚炎有病率とボディマス指数

AD患者と健常人でボディマス指数（body mass index：BMI）を比べた研究は数多く存在する．13

か国の900,358人のデータ含む30本の横断研究をまとめたメタアナリシスのデータをここでは紹介する[7]．

正常体重者の6.8％，肥満傾向（BMI 25〜30 kg/m^2 or 85〜95th パーセンタイル）の7.2％，肥満（BMI 30>kg/m^2 or >95th パーセンタイル）の8.8％が過去または現在ADに罹患していた．肥満傾向（オッズ比1.27），肥満（オッズ比1.68）は，正常体重者より有意に高いADのオッズ比を示した．小児と成人で分けてみると，小児では肥満傾向（オッズ比1.24），肥満（オッズ比1.44）ともにADに罹患するオッズ比が高かった．成人でも肥満（オッズ比1.56）ではADに罹患するオッズ比が高かった[7]．ADと肥満傾向/肥満との関連は，北米およびアジアでは有意であったが，ヨーロッパでは有意ではなかった[7]．

■ 太っているとアトピー性皮膚炎を発症しやすくなるか？

小児期の肥満はADの発症と関連があるという報告が3報ある．ノルウェーの研究では4歳児のBMIが10歳時のADの発症率に正の相関があった（オッズ比1.32）[9]．一方，3か月，6か月，1歳時のBMIと10歳時のADの発症には相関はな

かった．同様の研究はアメリカ合衆国，イギリスでも行われており，それぞれ5歳までの肥満，3歳時の肥満はADの発症率を上げる[10, 11]．

■ おわりに

これら結果は，肥満傾向／肥満がADの有病率と関連していることを示唆している．しかしながら，オッズ比はそれほど大きくなく，肥満との関連が広く知られている乾癬ほどの関連はないと考えられる．そのため，肥満単独ではなく，さまざまな要因がADの発症には関連している可能性がある．

（中溝　聡）

◎ 文　献

1) Kabashima K. New concept of the pathogenesis of atopic dermatitis：Interplay among the barrier, allergy, and pruritus as a trinity. J Dermatol Sci 2013；70：3-11.
2) Asher MI, et al. Worldwide time trends in the prevalence of symptoms of asthma, allergic rhinoconjunctivitis, and eczema in childhood：ISAAC Phases One and Three repeat multicountry cross-sectional surveys. Lancet 2006；368：733-43.
3) Silverberg JI, Hanifin JM. Adult eczema prevalence and associations with asthma and other health and demographic factors：A US population-based study. J Allergy Clin Immunol 2013；132：1132-8.
4) Ng M, et al. Global, regional, and national prevalence of overweight and obesity in children and adults during 1980-2013：A systematic analysis for the Global Burden of Disease Study 2013. Lancet 2014；384：766-81.
5) Nino M, et al. The effect of obesity on skin disease and epidermal permeability barrier status in children. Pediatr Dermatol 2012；29：567-70.
6) Park HS, et al. Relationship of obesity and visceral adiposity with serum concentrations of CRP, TNF-alpha and IL-6. Diabetes Res Clin Pract 2005；69：29-35.
7) Zhang A, Silverberg JI. Association of atopic dermatitis with being overweight and obese：A systematic review and metaanalysis. J Am Acad Dermatol 2015；72：606-16.
8) Ali Z, et al. Is atopic dermatitis associated with obesity?：A systematic review of observational studies. J Eur Acad Dermatol Venereol 2018.
9) Byberg KK, et al. Body mass index and physical activity in early childhood are associated with atopic sensitization, atopic dermatitis and asthma in later childhood. Clin Transl Allergy 2016；6：33.
10) Murray CS, et al. Body mass index in young children and allergic disease：Gender differences in a longitudinal study. Clin Exp Allergy 2011；41：78-85.
11) Silverberg JI, et al. Association between obesity and atopic dermatitis in childhood：A case-control study. J Allergy Clin Immunol 2011；127：1180-6.

第6章 アトピーをめぐる最近のトピックス

外因性・内因性アトピー性皮膚炎

1 はじめに

- アトピー性皮膚炎（AD）は，もちろん一つの疾患概念であり，どのAD患者にも共通した病態や症状はある．しかし症状や検査値により大きく二分することが可能で，外因性（extrinsic）AD，内因性（intrinsic）ADと呼称される[1,2]．外因性ADは日常診療で診ることが多いタイプであり，血清IgEが高値でダニなどのアレルゲンに対する特異的IgEも高い．これに対し内因性ADは，IgEが正常域かそれに近く，特異的IgEが認められないタイプである．

- 外因性ADは，mixed type, allergic typeあるいはclassical typeともよばれ，一方，内因性ADはpure type, non-allergic typeあるいはatopiform dermatitisともよばれてきた[3-5]（❶）．"pure AD"という呼称は，喘息やアレルギー性鼻炎を合併しない純粋のADであるという意味である[5]．

1) Tokura Y. *J Dermatol Sci* 2010.
2) Tokura Y. Immunology of the Skin. 2016.

3) Novak N, Bieber T. *J Allergy Clin Immunol* 2003.
4) Brenninkmeijer EE, et al. *J Am Acad Dermatol* 2008.
5) Uehara M. *Acta Derm Venereol* 1986.

2 外因性と内因性のアトピー性皮膚炎

❶ 両タイプの背景

- アトピー性皮膚炎（AD）は通常，血清IgE値が高く，外因性アレルゲンに反応している．しかしどの疫学調査でも約2割はIgEが正常か微増の患者がおり，これがおおむね内因性ADに相当する[1,2]．蛋白質抗原であるヤケヒョウヒダニやコナヒョウヒダニなどに対する特異的IgE

❶ アトピー性皮膚炎（AD）の二大分別法の呼び名

IgE高値群	IgE非高値群（IgE正常群）
外因性AD (extrinsic AD)	内因性AD (intrinsic AD)
mixed AD	pure AD
allergic AD	non-allergic AD
classical AD	atopiform dermatitis

4. 外因性・内因性アトピー性皮膚炎

バリア異常大，IgE高値，通常型	バリア異常小，IgE正常域
外因性 約80％	内因性 約10～20％ 70～80％女性
フィラグリン遺伝子変異 20～30％ / 不明のバリア異常	金属アレルギー / その他

❷ **外因性アトピー性皮膚炎と内因性アトピー性皮膚炎**
外因性ADは血清IgE値が高く，一部はフィラグリン遺伝子変異をもつ．内因性ADは血清IgE値が正常で，高率に金属アレルギーをもつ．

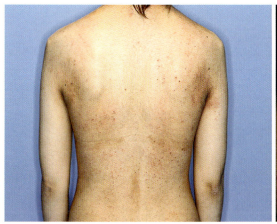 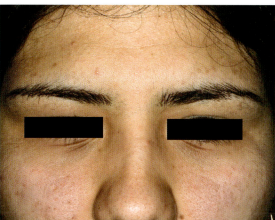

内因性AD．28歳女性．IgE 6U/mL．ニッケル，コバルトのパッチテスト陽性．

内因性AD．22歳女性．IgE 11U/mL．ニッケル，コバルトのパッチテスト陽性．オランダでの調査では内因性ADに多いとされるDennie-Morgan fold陽性．

❸ **内因性アトピー性皮膚炎の臨床像**

も低値であり，蛋白質ではなく，別の抗原に対して反応しADを発症していることが想定される（❷）．

- 外因性：内因性の割合は，73％：27％（ドイツ小児）[6]，88％：12％（ハンガリー成人），78.2％：21.8％（デンマーク13～37歳）[4]，約80％：20％（韓国）と報告され，おおむね20％が内因性とみてよいであろう．元来，わが国のAD患者では血清IgE値が欧米より高い傾向にあるため，内因性ADの頻度は低めに算定されるかもしれない．しかし本質的に内因性である患者は，わが国では相当割合いるであろう．性別について，内因性ADは女性に多いという結果はどの報告も共通しており，7～8割が女性である[4-7]．
- 内因性であってもある種のアレルギー反応であると考えられ，「非アレルギー性」あるいは「内から生じた」という意味あいはない．

② 内因性アトピー性皮膚炎の検査上の定義

- 内因性AD（❸）は，「IgEを介したアレルゲンの感作がみられないAD」

6) Ott H, et al. *Acta Derm Venereol* 2009.

7) Mori T, et al. *Br J Dermatol* 2010.

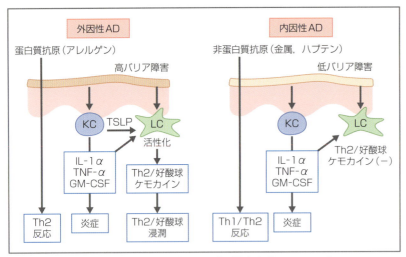

❹ 外因性アトピー性皮膚炎と内因性アトピー性皮膚炎のメカニズム
外因性 AD はバリア障害が高度で，蛋白質抗原（アレルゲン）が経皮的に侵入し，Th2 反応を誘導する．角化細胞（KC）のサイトカイン産生も亢進し，TSLP はランゲルハンス細胞（LC）を Th2 誘導性の樹状細胞に変調させる．内因性 AD はバリア障害の程度が低く，蛋白質抗原より金属やハプテン（化学物質）に Th1 細胞が反応する．

というのが基本的概念であり，IgE が正常域であり，環境アレルゲン・食物アレルゲンに対する特異的 IgE がないことを意味している．特異的 IgE の有無は総 IgE 値に相関するので，臨床現場では総 IgE 値が正常域ということを指標に内因性 AD と診断する．筆者らは以下の定義を用いている[8]．

① 内因性 AD：血清 IgE 値≦200 U/mL，または 200＜IgE≦400 かつヤケヒョウヒダニ特異的 IgE がクラス 0 または 1．
② 外因性 AD：血清 IgE 値≧400 U/mL，または 200＜IgE≦400 かつヤケヒョウヒダニ特異的 IgE がクラス 2 以上．

❸ 両タイプの皮膚バリア機能

- 外因性 AD では，皮膚バリアが破綻し蛋白質抗原（アレルゲン）が皮膚から通過しやすくなり，そのためにアレルギー反応が起こる（❹）．一方，内因性 AD はバリア機能が比較的保たれている[7]．
- 角層バリア機能を決定する構成蛋白にフィラグリン（FLG）がある．FLG の遺伝子変異率（loss of function）は日本人 AD 患者で 20〜30％である．もちろん *FLG* 変異の割合は，どういう AD 患者を母集団とするかによって異なる．内因性 AD 患者では FLG の遺伝子変異が低率である[9]．

❹ 両タイプの免疫異常

- AD は Th2 病といわれる．これは頻度の高い外因性 AD での免疫状態

8) Yamaguchi H, et al. *J Dermatol Sci* 2013.

7) Mori T, et al. *Br J Dermatol* 2010.

9) Kabashima-Kubo R, et al. *J Dermatol Sci* 2012.

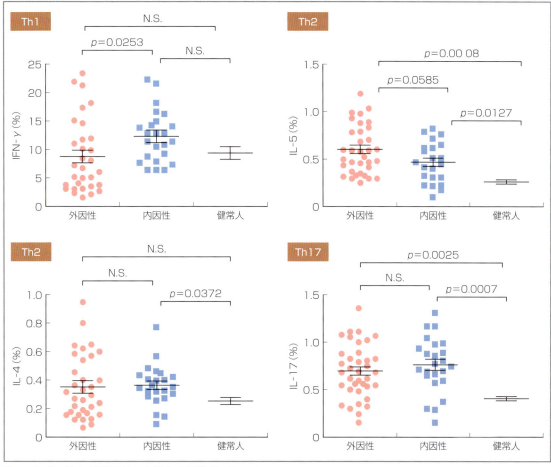

❺ **アトピー性皮膚炎患者の末梢血 T 細胞サブセット**
Th2 細胞の割合は外因性 AD, 内因性 AD とも高いが, 外因性 AD でより高値である. 内因性 AD では Th1 細胞割合も高い. Th17 細胞は AD で高く, 内因性 AD でより高い傾向がある.

といえよう. 外因性 AD は末梢血リンパ球の Th2 サイトカイン発現が高いが, 内因性は Th2 サイトカインが外因性ほど高くなく, 逆に Th1 サイトカイン産生が亢進している[9] (❺).

- AD 病態における Th17 細胞の関与は注目されている[10]. 末梢血 Th17 細胞の割合は, 内因性 AD 患者で高い傾向があり[9], 皮膚病変でも内因性 AD 患者に多く浸潤している[11]. アジア型の AD ではたとえ血清 IgE 値が高くても, Th17 関連サイトカイン発現が皮膚病変で亢進しているという観察もある[12].

- ケモカインについては CCL17 (CC chemokine 17)/TARC (thymus and activation-regulated chemokine) という Th2 細胞を引き寄せるケモカインの血中濃度が外因性 AD では著しく高く, 内因性 AD ではそれほどではない[9].

10) Koga C, et al. *J Invest Dermatol* 2008.

11) Suárez-Fariñas M, et al. *J Allergy Clin Immunol* 2013.

12) Noda S, et al. *J Allergy Clin Immunol* 2015.

9) Kabashima-Kubo R, et al. *J Dermatol Sci* 2012.

3 外因性アトピー性皮膚炎の特徴

- 基本的に外因性と内因性のアトピー性皮膚炎（AD）は臨床的に明確に判別することはできない．しかし，両者にはいくつかの特徴がある．

1 フィラグリン遺伝子変異に基づくもの

- フィラグリン（FLG）遺伝子変異のある個体はバリア障害を有し，外因性 AD に発展する潜在性をもつ．したがって FLG 遺伝子変異に基づく臨床症状は外因性 AD でみられることが多い．しかし排他的に外因性 AD でみられるわけではなく，*FLG* 変異があっても何らかの理由で IgE 値の上昇に結びつかない場合は定義上内因性 AD に帰属されるため，内因性 AD であっても FLG 遺伝子変異の関連症状を示すこともある．

▶ 手掌皺亢進（❻）

- 手相をみる際のいわゆる生命線，知能線，感情線，運命線などが太く深くなる．溝が深いというのが第一義的であるが，ときには平行する2本

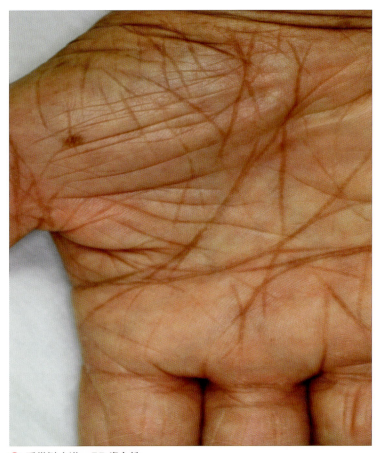

❻ 手掌皺亢進．55歳女性．

の線がみられることもある．加えて重要なことは，拇指球に縦横に交錯する碁盤の目のような小皺（格子紋）が存在することである．
- 手掌皺亢進（palmar hyperlinearity）は，成人，しかも高齢者でより明瞭になる．しかし小児でもみられ，慣れればかなりの程度判定が可能である[13]．

13）Fukuie T, et al. *Pediatr Dermatol* 2019.

尋常性魚鱗癬

- 乾燥肌のはなはだしい状態である．とくに下腿前面に，魚の鱗のような鱗屑が付着する．*FLG* 遺伝子変異がある患者での尋常性魚鱗癬の程度はさまざまである[2]．
- また，ときに尋常性魚鱗癬（ichthyosis vulgaris）といってよい乾燥肌を呈していながら日本人の代表的8種の *FLG* 変異をもたない患者があり，マイナーな *FLG* 変異をもつのか，プロフィラグリン（proFLG）から FLG モノマーへのプロセシングに異常があるのかは不明である．

2）Tokura Y. Immunology of the Skin. 2016.

❷ その他の主に外因性アトピー性皮膚炎でみられる症状

手湿疹・爪周囲炎，ズック靴皮膚炎

- 重症の手湿疹（主婦湿疹）や爪の周囲の炎症は，外因性 AD に多くみられる[2]．バリア障害に基づき，水仕事や頻回の石鹸による手洗いが湿疹を引き起したものである．ズック靴皮膚炎も皮膚バリア異常に基づく刺激性接触皮膚炎によると考えられ，特異的な物質によるアレルギー接触皮膚炎ではない．

ヘルトゲ（Hertoghe）徴候（❼）

- 眉毛外側の1/3が疎になる状態をいう．眉毛部皮膚の湿疹と搔破によって生じた乏毛性変化と考えられる．Eugene Hertoghe はアントワープの甲状腺研究医師であり，もともとは甲状腺機能低下症で眉毛がなくなることを記載した．デンマークの Anne 女王のポートレイトでも眉毛が

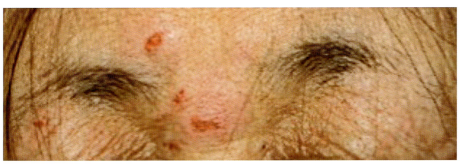

❼ ヘルトゲ徴候．45歳女性．

第6章　アトピーをめぐる最近のトピックス

薄く，Queen Anne's sign ともよばれる．

アミロイド苔癬

● 下腿前面や，ときによっては前腕伸側に，硬い丘疹が多発しおろし金状になる病変である．表皮角化細胞由来の蛋白質が変性して真皮乳頭部に沈着したものである．

● アミロイドと称されるが，沈着物は免疫グロブリンとは無関係である．長期の湿疹性病変が存続した結果と考えられるが，慢性湿疹があってもすべての AD 患者がアミロイド苔癬（lichen amyloidosus）を示すわけではない．またアミロイド苔癬は AD とは無関係に生じることも多く，成因には AD 以外の因子もかかわっていると考えられる．

白斑（白皮症）

● AD の約15%に白斑を生じる[14]．皮膚炎が治癒した後の色素脱失と考えてきた臨床家も多いと思うが，むしろ尋常性白斑に近い．

14) Kuriyama S, et al. *J Dermatol* 2015.

耳介軟骨皮膚炎

● 耳介軟骨皮膚炎（chondrodermatitis of the auricle）は耳介の変形が前面に出た病変である．長期の皮膚炎により，掻破や叩くことによって生じた変形である．筆者らが経験したどの症例も IgE 値は高い[15]．

15) Sawada Y, et al. *Eur J Dermatol* 2010.

血管組織球性丘疹

● AD 患者の四肢，耳介などに血管組織球性丘疹（angiohistiocytoid papules）とよばれる硬い丘疹が多発することがある．一見，苔癬化病変やアミロイド苔癬と間違われるが，組織は血管の増生と組織球・好酸球の浸潤から成る[16]．

16) Sugita K, et al. *J Eur Acad Dermatol Venereol* 2008.

皮膚感染症

● 外因性 AD（71%）では内因性 AD（49%）に比べ，黄色ブドウ球菌の皮膚定着（colonization）が高い．これは皮膚バリア機能の破綻を反映したものかもしれない．しかし抗菌ペプチド（β-defensin-2）の産生に差は認められていない．筆者らは dermocidin が AD で低下している（外因性＞内因性）ことを見出している[17]．

17) Sakabe J-I, et al. *J Allergy Clin Immunol* 2014.

4 内因性アトピー性皮膚炎の特徴

● いくつかの特徴が内因性 AD で見出されている[1]（❽）．

1) Tokura Y. *J Dermatol Sci* 2010.

❽ 内因性アトピー性皮膚炎の特徴

1. 基本
血清 IgE 値が正常，環境アレルゲン特異的 IgE 低値，鼻炎・喘息の低合併，低家族歴
2. 頻度
AD の 20％弱，女性に高頻度 (70〜80％)
3. 臨床像
尋常性魚鱗癬低率，手掌皺亢進低率
4. 皮膚バリア
低いバリア機能障害，低フィラグリン遺伝子変異率
5. 免疫
Th2 細胞とともに Th1 細胞が比較的活性化，TARC 値が外因性より低値
6. 病因論
金属アレルギー (Ni, Co, Cr) 高頻度

❶ Dennie-Morgan fold (line)

● 下眼瞼の皺を Dennie-Morgan（デニー-モルガン）fold（line）とよぶが，オランダでの調査では内因性 AD に有意に多い[4]．しかしわが国の AD では両タイプに有意差を認めていない．

4) Brenninkmeijer EE, et al. *J Am Acad Dermatol* 2008.

❷ 金属アレルギー

● AD では金属のパッチテスト陽性率が健常人に比べ高く，20％弱の AD 患者が金属に対して陽性反応を示す．1965 年に Shanon は，AD としかいえない皮膚症状を有した患者がクロムアレルギーであったことを報告し，pseudo-atopic dermatitis という呼び名を与えている．また AD 患者において，金属制限食と身につける金属を除去することにより症状が改善した例も報告されている．

● AD 患者を内因性・外因性の 2 群に分け，各患者に，ニッケル（Ni），コバルト（Co），クロム（Cr）などの金属パッチテストを行うと，内因性 AD 患者は，外因性 AD 患者よりいずれの金属に関してもパッチテスト陽性率は高く，とくに Ni と Co に関して有意差をもって陽性率が高い（❾）．筆者らの結果では，Ni 陽性率は内因性 41.9％に対して外因性 16.4％，Co 陽性率は内因性 38.7％に対して外因性 10.9％，Cr 陽性率は内因性 22.6％に対して外因性 12.7％であり，いずれか 1 つ以上の金属に対して陽性を示す割合は内因性 61.3％に対して外因性 25.5％であった[8]．また通常の食事を摂っている状態で，内因性 AD は健常人より約 8.7 倍の血清 Ni 濃度であった[18]．

● 内因性 AD は皮膚バリア機能が比較的保たれており，バリア異常に基

18) Yamaguchi H, et al. *Allergol Int* 2015.

第6章 アトピーをめぐる最近のトピックス

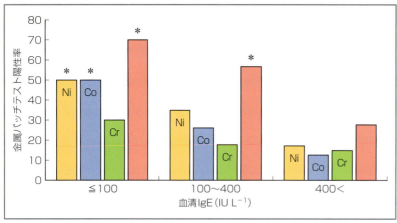

● 血清 IgE 値で層別化したアトピー性皮膚炎患者の金属パッチテスト陽性率
Ni：ニッケル，Co：コバルト，Cr：クロム，■：少なくとも 1 つ以上の金属に陽性．
＊：「400＜」群と比較して $p<0.05$．

(Mori T, et al. Br J Dermatol 2010[7] より改変)

づく蛋白アレルゲンが発症に絡む外因性 AD とは異なる．蛋白抗原は Th2 を誘導しやすいことを考えると，内因性 AD の抗原は蛋白抗原以外のものであって，Th1 も誘導しやすい抗原であり，金属アレルギーが多いことと符合する．

5 おわりに

- 皮膚バリア構造への理解と免疫学の発展に伴って，外因性 AD と内因性 AD への理解はさらに深まり，またその症状はより明らかになってきたといえよう．さらに，Th17 細胞の病態への関与がサブセットに関連する知見も生まれている[12]．
- 内因性 AD における金属アレルギーがどのような機序で起こるかは，重要な研究課題である．最近筆者らは，内因性 AD には表皮と上部消化管上皮に共通した蛋白質が低下していることを見出しており，内因性 AD におけるバリア機能の維持と高頻度の金属アレルギーについての研究を進めている．

(戸倉新樹)

12) Noda S, et al. *J Allergy Clin Immunol* 2015.

文 献

1) Tokura Y. Extrinsic and intrinsic types of atopic dermatitis. J Dermatol Sci 2010；58：1-7.
2) Tokura Y. Atopic dermatitis：Common extrinsic and enigmatic intrinsic types. In：Kabashima K, editor. Immunology of the Skin. Springer；2016. pp.339-58.
3) Novak N, Bieber T. Allergic and nonallergic forms of atopic diseases. J Allergy Clin Immunol 2003；112：252-62.

4）Brenninkmeijer EE, et al. Clinical differences between atopic and atopiform dermatitis. J Am Acad Dermatol 2008；58：407-14.

5）Uehara M. Heterogeneity of serum IgE levels in atopic dermatitis. Acta Derm Venereol 1986；66：404-8.

6）Ott H, et al. Total serum ige as a parameter to differentiate between intrinsic and extrinsic atopic dermatitis in children. Acta Derm Venereol 2009；89：257-61.

7）Mori T, et al. Comparison of skin barrier function and sensory nerve electric current perception threshold between ige-high extrinsic and ige-normal intrinsic types of atopic dermatitis. Br J Dermatol 2010；162：83-90.

8）Yamaguchi H, et al. High frequencies of positive nickel/cobalt patch tests and high sweat nickel concentration in patients with intrinsic atopic dermatitis. J Dermatol Sci 2013；72：240-5.

9）Kabashima-Kubo R, et al. A group of atopic dermatitis without IgE elevation or barrier impairment shows a high Th1 frequency：Possible immunological state of the intrinsic type. J Dermatol Sci 2012；67：37-43.

10）Koga C, et al. Possible pathogenic role of Th17 cells for atopic dermatitis. J Invest Dermatol 2008；128：2625-30.

11）Suárez-Fariñas M, et al. Intrinsic atopic dermatitis shows similar TH2 and higher TH17 immune activation compared with extrinsic atopic dermatitis. J Allergy Clin Immunol 2013；132：361-70.

12）Noda S, et al. The Asian atopic dermatitis phenotype combines features of atopic dermatitis and psoriasis with increased TH17 polarization. J Allergy Clin Immunol. 2015；136：1254-64.

13）Fukuie T, et al. Palmar hyperlinearity in early childhood atopic dermatitis is associated with filaggrin mutation and sensitization to egg. Pediatr Dermatol 2019.

14）Kuriyama S, et al. Leukoderma in patients with atopic dermatitis. J Dermatol 2015；42：215-8.

15）Sawada Y, et al. Chondrodermatitis of the auricle in patients with atopic dermatitis. Eur J Dermatol 2010；20：813-4.

16）Sugita K, et al. Angiohistiocytoid papules associated with atopic dermatitis. J Eur Acad Dermatol Venereol 2008；22：403-4.

17）Sakabe J-I, et al. Proteome analysis of stratum corneum from atopic dermatitis patients by hybrid quadrupole-orbitrap mass spectrometer. J Allergy Clin Immunol 2014；134：957-60.

18）Yamaguchi H, et al. Intrinsic atopic dermatitis shows high serum nickel concentration. Allergol Int 2015；64：282-4.

第6章　アトピーをめぐる最近のトピックス

Column　アトピー性皮膚炎とブリーチバス療法

■ アトピー性皮膚炎と皮膚細菌叢

　アトピー性皮膚炎（AD）の病変部の培養からは高率に黄色ブドウ球菌が検出されることは古くから知られていたが，その病態への関与は不明であった．近年，シークエンス技術の発展により，マイクロバイオーム（微生物叢を構成する微生物種の集合ゲノム）を網羅的に解析することが可能となり，ヒトAD，マウスADモデルマウスの双方からADの病態と微生物群のかかわりが明らかになりつつある．

　Kongら[1]は小児AD患者の皮膚から病態に応じてサンプリングを行い，メタ16S解析を行ったところ，ADの増悪期には皮膚細菌叢の多様性が低下し，黄色ブドウ球菌の割合の増加がみられ，ブリーチバス療法による症状の改善に伴い，皮膚細菌叢の多様性が改善したと報告した．

　小林ら[2]はA disintegrin and metalloprotease 17（ADAM17）を表皮特異的に欠損させたADモデルマウスを作成した．このADモデルマウスは生後3週ほどで皮膚の乾燥を呈し，生後6週で皮膚炎を発症する．皮膚細菌叢を解析したところ，皮膚炎の発症とともに皮膚細菌叢の多様性が低下しており，黄色ブドウ球菌，*Corynebacterium bovis*の割合が増加していた．このADモデルマウスに黄色ブドウ球菌に感受性のある抗菌薬内服治療を行ったところ，皮膚細菌叢多様性の改善，黄色ブドウ球菌，*Corynebacterium bovis*の割合の減少がみられ，さらに皮膚細菌叢多様性回復とともに皮膚炎の著明な改善を認めた．また，抗菌薬投与終了後は皮膚再燃を認め，細菌叢の多様性も低下していた．

　正常なマウスの皮膚では細菌叢の多様性が保たれているのに比べ，ADモデルマウスでは細菌叢の多様性が低下し，黄色ブドウ球菌の増加があり，抗菌薬内服治療により細菌叢は正常化され，皮膚炎も消退していたことは，ヒトのADについても，菌をターゲットにした皮膚細菌叢を正常に保つ治療が，皮膚炎発生抑制に有効である可能性が示唆された．

　アメリカ皮膚科学会のガイドラインにおいては，菌をターゲットにしたブリーチバス療法などの静菌治療が，感染を伴うADに対して明記され，日常診療においても頻繁に用いられている．

■ ブリーチバス療法とは

　ブリーチバス療法とは，次亜塩素酸ナトリウムを用いた入浴療法である．次亜塩素酸は黄色ブドウ球菌などのグラム陽性球菌，大腸菌・緑膿菌などのグラム陰性桿菌，真菌，ウイルスに対して静菌作用を有するとされる．ADのうち，とくに滲出を伴う感染性の皮疹には有効とされてきた．

　方法は次亜塩素酸を0.005％濃度とし，5〜15分間，週2回入浴する．この濃度はプールの腰洗槽の約半分にあたる．局所の副作用としては過敏症の発現，刺激感，皮膚炎などがあげられる[3]．

　筆者らがブリーチバス療法を施行した症例においては，効果について患者間に差異があり，一律に皮膚細菌量の低下や菌組成の多様性改善がみられるわけではないことがわかり，患者個人がもつ細菌叢の違いが，反応性に関連していると考えられた．

（海老原全）

◎ 文　献

1) Kong HH, et al. Temporal shifts in the skin microbiome associated with disease flares and treatment in children with atopic dermatitis. Genome Res 2012；22：850-9.
2) Kobayashi T, et al. Dysbiosis and *Staphylococcus aureus* colonization drives inflammation in atopic dermatitis. Immunity 2015；42：756-66.
3) Huang JT, et al. Treatment of *Staphylococcus aureus* colonization in atopic dermatitis decreases disease severity. Pediatrics 2009；123：e808-14.

第7章

三位一体論に基づく
アトピー性皮膚炎ベスト治療

第7章　三位一体論に基づくアトピー性皮膚炎ベスト治療

1 はじめに

● これまで本書ではアトピー性皮膚炎（AD）の三位一体論に基づく病態と治療についてエビデンスを提示しながら解説してきたので，ここでは最近の進歩をふまえて三位一体論から導かれる AD のベスト治療は何か，を考えてみたい.

● まずベスト治療を考えるうえで念頭におくべき三位一体論のエッセンスは下記のように要約されよう.

① 従来，別個の要因と想定されてきた皮膚バリア障害・アレルギー炎症・かゆみはそれぞれ相互に不可分の関係にあるので，治療を考えるうえではこれらの三要素を一体として統合して考慮する必要がある．従来の病態論は，各研究の積み重ねによるボトムアップ方式で構築されてきたが，デュピルマブ（デュピクセント®）の登場により図らずもこの三位一体病態理論がトップダウンで実証され、このことが治療の大きな潮目となった.

② 従来からいわれてきたいわゆる「アトピー素因」の本態はどうやらTh2 サイトカイン産生要因に起因するようであるが，その出発点は皮膚バリア障害にありそうで，これが相乗的にかゆみ増強や Th2 シフトも助長しているように思われる.

③ したがって，治療を考えるうえでは，皮膚バリア機能を是正するスキンケアを基本に，皮膚炎症やかゆみの程度に応じて，各種薬物治療を選択する必要がある．その際，皮膚に炎症があることそのものが AD 最大のリスクファクターと思われるので，標準治療による炎症の寛解と維持が必須であり，thymus and activation-regulated chemokine（TARC）などを指標に「見えない炎症」を制御すること，一部の重症例ではデュピルマブや免疫抑制薬を用いた完全寛解導入やプロアクティブ療法による寛解状態の維持が求められる.

2 スキンケア

● 従来，アトピー性皮膚炎（AD）では魚鱗癬の合併やアトピックドライスキンの存在が指摘されてきたが，2006 年にフィラグリン遺伝子異常が指摘されたことで皮膚バリア機能障害の病態的重要性が再認識された[1]．また，食物アレルギーにおける経皮感作機序として二重抗原曝露仮説[2]が認知されるようになり，さらには保湿剤による早期介入により AD の発症リスクが軽減されること[3]が報告されるに及んで，一気にスキンケアや皮膚炎症の制御維持の重要性が広く認識されるようになった.

● 保湿剤の効用やステロイド外用量低減効果についてはすでにエビデンスがあり[4]，入浴洗浄とともに十分量の保湿剤を外用することが AD の基

1) Palmer CN, et al. *Nat Genet* 2006.

2) Lack G. *J Allergy Clin Immunol* 2008.

3) Horimukai K, et al. *J Allergy Clin Immunol* 2014.

4) Grimalt R, et al. *Dermatology* 2007.

礎治療であることは論をまたない．わが国では「茶のしずく石鹸」（加水分解コムギ末含有の石鹸）による小麦アレルギーの惹起をはじめ，最近ではマダニ咬傷と牛肉アレルギー，サーファーにおける納豆アレルギー（クラゲ咬傷によるクロスアレルギー）など経皮感作の関与を実証する報告が相次ぎ，社会的関心も高まっているので，患者にスキンケアの重要性を啓発する好機であり，軽症例を含めてスキンケアが AD の基礎治療であることはゆるぎない．このため，日本皮膚科学会策定の「アトピー性皮膚炎診療ガイドライン」でもエビデンスレベル A で推奨されている[5]．この分野では今後 Janus kinase（JAK）阻害薬が開発途上にあり，皮膚バリア機能そのものに肉迫する新たな治療のブレイクスルーとなる可能性も秘めている[6]．

5) 加藤則人ほか．日皮会誌 2018.

6) Hosking AM, et al. *J Am Acad Dermatol* 2018.

3 アレルギー炎症治療

● 局所抗炎症治療薬の第一選択はステロイド外用薬であり，十分な強度・外用量を担保し，基剤選択の原則と外用方法を遵守すればその有用性は議論の余地がない[7]．外用量の担保については FTU（finger-tip unit）による定量化と FTU を外用の指標とする手法が広く用いられるようになった[8]．

7) Wollenberg A, et al. *J Eur Acad Dermatol Venereol* 2018.

8) Long CC, Finlay AY. *Clin Exp Dermatol* 1991.

● 最近の動向としては，従来の対症療法的なリアクティブ療法に対して，ステロイド外用薬およびタクロリムス軟膏（プロトピック®軟膏など）におけるプロアクティブ療法の有用性が提唱されている[9]．三位一体理論から考えても，発疹やかゆみを含む皮膚炎症の完全寛解状態の維持はきわめて理にかなっているので[10]，これまでのような視診や触診，LDH や好酸球数のみでなく TARC などの客観的定量的指標[11] により「見えない炎症」を制御することを志向すべきであろう．

9) Wollenberg A, Bieber T. *Allergy* 2009.

10) Tang TS, et al. *J Allergy Clin Immunol* 2014.

11) Thijs J, et al. *Curr Opin Allergy Clin Immunol* 2015.

● 中等症までのアトピー性皮膚炎（AD）は外用療法主体の標準治療でコントロール可能と考えられるが，一部の慢性化した重症例ではこれまでステロイドの短期全身投与やシクロスポリン（ネオラール®など）内服療法程度しか治療のオプションがなかった．もちろん，奏効例も多く重症例では緊急避難的に投与されてきたが，長期投与の弊害や副作用などからその推奨度は低かった．重症患者に一時的にせよ寛解という成功体験を付与することは治療へのモチベーションと意欲を高める効果があり必須のアイテムではあったが，その功罪を勘案すると従来の全身療法は躊躇せざるをえない局面も少なくなかった．そのような閉塞状況のなかで上市されたのが生物学的製剤デュピルマブで，そのきわめて優れた有効性から皮膚科医に与えたインパクトは尋常ではなかった．

● デュピルマブ開発の背景には，❶に示すような AD に関与する多彩なサイトカインや標的細胞への作用機序の解明がある[12]．皮膚科領域では

12) 宮地良樹ほか．*Progress in Medicine* 2018.

第7章 三位一体論に基づくアトピー性皮膚炎ベスト治療

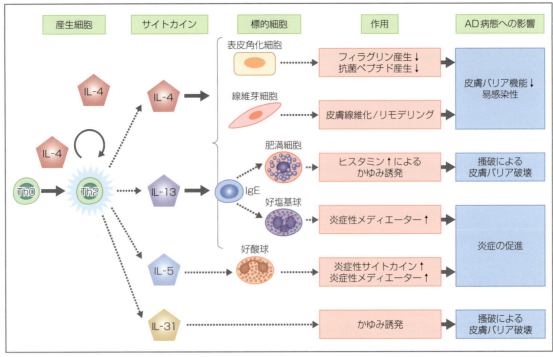

❶アトピー性皮膚炎（AD）の病態に広く免疫ネットワークが介在

（宮地良樹ほか．Progress in Medicine 2018[12]）

尋常性乾癬を中心に多くの生物学的製剤の使用経験があるが，デュピルマブはAD発症病態のかなり下流のサイトカイン（IL-4，-13）を標的としていることもあって結膜炎を除くとほとんど全身的な副作用がないことも特筆に値する．

- "New English Journal of Medicine"誌に掲載された臨床試験成績[13]を見て驚いたことは，その劇的な効果のみならず，皮膚症状以外のかゆみや不安，quality of life（QOL）までも改善したことであった．とくにかゆみの改善は皮膚病変の改善に先行してみられ，このことはデュピルマブの奏効機序を考えるうえできわめて示唆に富む．逆にデュピルマブがフィラグリン増加を介して皮膚バリア機能を改善し，IL-4受容体を介したJAK1シグナル伝達によるかゆみ刺激を抑制するなど多彩な作用点を有することも想定された[14]．これらの目を見張る臨床効果は，まさにADの三位一体論を実証し，その病態論の整合性を確固たるものにしたといえよう．

13) Simpson EL, et al. *N Engl J Med* 2016.

14) 宮地良樹．*Progress in Medicine* 2018.

4 かゆみの制御

- かゆみはアトピー性皮膚炎（AD）における最も重要な自覚的愁訴であるとともに，患者のQOLを阻害する最大要因であるので，鎮痒療法の

みでなくその背景にあるドライスキン，アレルギー炎症，掻破などへの多面的な治療アプローチが必須となる．

● 最近のメタ解析によれば[15]，ステロイド外用薬・カルシニューリン阻害外用薬ともに抗炎症作用のみでなく止痒作用もあり，基剤に比べてそれぞれ34％，36％有意にADのかゆみを抑制するので，外用薬の止痒作用は侮るべきではない．その視点からも，プロアクティブ療法の意義が強調されるべきであろう[16]．それに反して，外用抗ヒスタミン薬の有用性を示すエビデンスは無作為化比較対照試験（randomized controlled trial：RCT）からは少ない．ナローバンド中波紫外線（narrow-band ultraviolet B：nbUVB）やUVA1を用いた光線療法もADの臨床症状の一つとしてのかゆみを抑えるというシステマティックレビューの報告がある[17]．

● ADに対する抗ヒスタミン薬内服は，わが国では標準治療として位置づけられてきたが，実はRCTはあまりなく，その結果も効果がない，あるいは弱いとするものが多い．コクランシステマティックレビューでもレベルの高いエビデンスはないとされている[18]．

● ADのかゆみに抗ヒスタミン薬が奏効しにくい理由としていくつかあげることができる．まず第一に，ヒスタミンは依然として末梢性のかゆみの最も重要なメディエーターであるが，ヒスタミンのイオントフォレーシスによる実験で，抗ヒスタミン薬で抑えられないかゆみ，紅斑，膨疹があること，すなわちヒスタミン以外のメディエーターが介在していることが報告されている[19]．ADにおけるかゆみのメディエーターとして，Th2細胞から分泌されるIL-31が最近注目されており，抗IL-31抗体を用いた臨床試験でもきわめて高い有効性が報告されている[20]．第二に，ADにおけるドライスキンでは表皮細胞から遊離される神経成長因子によるかゆみ神経の表皮内伸長[21]やTh2を誘導するTSLP（thymic stromal lymphopoietin）がかゆみ神経を刺激してかゆみを誘導することも知られており[22]，いっそうADのかゆみの様相を複雑にしている．第三に，ADでは持続性のかゆみ刺激に起因するニューロンの感作によりかゆみ刺激以外の触刺激や痛み刺激さえもかゆみと感じる「かゆみ過敏」を呈することが知られている[23]．これに加えて，かゆみと掻破の悪循環も介在しており，ADのかゆみの病態を複雑にしていることが治療を難渋させている一因と思われる．

● デュピルマブによるかゆみの改善が皮膚病変の改善に先行してみられたことからも[13]，かゆみのみを標的とするのではなく，三位一体論の一翼としてとらえる治療戦略が求められよう．

15) Sher LG, et al. *Acta Derm Venereol* 2012.

16) Wollenberg A, Ehmann LM. *Ann Dermatol* 2012.

17) Garritsen FM, et al. *Br J Dermatol* 2014.

18) van Zuuren EJ, et al. *Syst Rev* 2014.

19) Tanizaki H, et al. *Int Arch Allergy Immunol* 2012.

20) Ruzicka T, et al. *N Engl J Med* 2017.

21) Tominaga M, Takamori K. *J Dermatol* 2014.

22) Wilson SR, et al. *Cell* 2013.

23) Ikoma A, et al. *Nat Rev Neurosci* 2006.

13) Simpson EL, et al. *N Engl J Med* 2016.

第7章　三位一体論に基づくアトピー性皮膚炎ベスト治療

5 三位一体論に基づくアトピー性皮膚炎ベスト治療

● このようにアトピー性皮膚炎（AD）の病態に広く免疫ネットワークが介在するという三位一体論をふまえ（**❶**），潮目を迎えたと思われる AD ベスト治療の私見を以下に述べたい．

● まず，皮膚バリア・かゆみ・アレルギー炎症のすべての局面において，「湿疹があることが最大のリスク」であることを理解し，中等症までの患者では標準治療で完全寛解導入を図ることが重要である．従来の触診や視診，好酸球数や LDH 値などではみえなかった皮膚炎症も TARC などの数値を指標に十分なコントロール下におくこと，さらにリアクティブ療法より高いエビデンスがあるステロイドやタクロリムス外用プロアクティブ療法により寛解状態を維持することが求められよう．この完全寛解したという「成功体験」や満足感が医師との良好な患者関係や信頼感を創出し，患者の治療に対するモチベーションやアドヒアランスの向上に貢献すると思われる．

● これまで重症患者の4割ほどはどうしても標準治療のみでは完全寛解導入できない症例が実在したので，そのような患者には従来の免疫抑制薬やステロイド短期内服などのほかデュピルマブがヨーロッパのガイドラインでも新たな全身治療の選択肢に加えられたことは大きな福音となろう．市販後の期間が短く，副作用調査の途上であるが，主な副作用は結膜炎で（喘息の臨床試験では結膜炎の副作用がみられていないことも興味深い），重篤な副作用の頻度も開発治験とほぼ同様であり，比較的安全性は高いと思われるが，今後は高コストや中和抗体の問題，慢性期への対応やどこまでを適応とするかなどが使用経験を重ねるなかでおのずと明らかになると思われる．

● 最後にヨーロッパのガイドライン[7]から，成人 AD に対する推奨治療のアルゴリズムを **❷** に提示する．このガイドラインのコンセンサスの概略としては，まず基本治療としてのスキンケアをベースに，軽症（SCORAD<25 または一過性の場合）であればステロイドやタクロリムス外用によるリアクティブ療法，中等症（SCORAD 25〜50 または再発性の場合）であればステロイドやタクロリムス外用によるプロアクティブ療法，紫外線療法（nbUVB/UVA1），重症（SCORAD>50 または持続性の場合）であれば，入院のうえ，シクロスポリンによる全身免疫抑制療法，ステロイド短期内服療法と並んでデュピルマブが推奨されている（詳細は原著にあたられたい）．

● AD 病態論をめぐる大きなパラダイムシフトが起こり，今後いくつかの新薬登場が期待されるなかで，重症 AD の治療はいま大きな岐路に立っている．まさに life changing drug を有効活用することで，今われわれ

7) Wollenberg A, et al. *J Eur Acad Dermatol Venereol* 2018.

- 重症（10%未満）：
入院・デュピルマブ・シクロスポリン
ステロイド短期内服

| 重症：
SCORAD＞50または
持続性皮膚炎 | 入院（全身免疫抑制療法）
シクロスポリンA，ステロイド短期内服，
デュピルマブ，メトトレキサート，
アザチオプリン，PUVA |

- 中等症（大多数）：
ステロイド・タクロリムス
（プロアクティブ療法）

| 中等症：
SCORAD25～50または
再発性皮膚炎 | タクロリムス外用あるいはクラスⅡまたはクラスⅢ
ステロイドの外用によるプロアクティブ療法，
ウェットラップ療法，紫外線療法（UVB 311 nm，
中線量 UVA1），心身カウンセリング |

- 軽症
ステロイド・タクロリムス
（リアクティブ療法）

| 軽症：
SCORAD＜25または
一過性皮膚炎 | クラスⅡステロイド外用によるリアクティブ療法
あるいは個別因子次第ではカルシニューリン阻害
薬外用，銀を含む抗菌薬 |

- 基本治療
スキンケア

| ベースライン：
基本治療 | 教育プログラム，エモリエント，バスオイル，
臨床的に関連のあるアレルゲン回避
（アレルギーテストによって診断された場合） |

❷ヨーロッパのアトピー性皮膚炎ガイドラインに基づく治療推奨のコンセンサス

(Wollenberg A, et al. J Eur Acad Dermatol Venereol 2018[7] より作成)

は治療のブレイクスルーの渦中にある．

（宮地良樹）

● 文 献

1) Palmer CN, et al. Common loss-of-function variants of the epidermal barrier protein filaggrin are a major predisposing factor for atopic dermatitis. Nat Genet 2006；38：441-6.
2) Lack G. Epidemiologic risks for food allergy. J Allergy Clin Immunol 2008；121：1331-6.
3) Horimukai K, et al. Application of moisturizer to neonates prevents development of atopic dermatitis. J Allergy Clin Immunol 2014；134：824-30.
4) Grimalt R, et al. The steroid-sparing effect of an emollient therapy in infants with atopic dermatitis：A randomized controlled study. Dermatology 2007；214：61-7.
5) 加藤則人ほか．アトピー性皮膚炎診療ガイドライン 2018．日皮会誌 2018；128：2431-502.
6) Hosking AM, et al. Topical Janus kinase inhibitors：A review of applications in dermatology. J Am Acad Dermatol 2018；79：535-44.
7) Wollenberg A, et al. Consensus-based European guidelines for treatment of atopic eczema（atopic dermatitis）in adults and children：Part I. J Eur Acad Dermatol Venereol 2018；32：657-82.
8) Long CC, Finlay AY. The finger-tip unit：A new practical measure. Clin Exp Dermatol 1991；16：444-7.
9) Wollenberg A, Bieber T. Proactive therapy of atopic dermatitis：An emerging concept. Allergy 2009；64：276-8.
10) Tang TS, et al. Are the concepts of induction of remission and treatment of subclinical inflammation in atopic dermatitis clinically useful? J Allergy Clin Immunol 2014；133：1615-25.
11) Thijs J, et al. Biomarkers for atopic dermatitis：A systematic review and meta-analysis. Curr Opin Allergy Clin Immunol 2015；15：453-60.
12) 宮地良樹ほか．アトピー性皮膚炎におけるデュピクセントの臨床的有用性と期待．Progress in Medicine 2018；38：517-21.
13) Simpson EL, et al. Two Phase 3 Trials of Dupilumab versus Placebo in Atopic Dermatitis. N Engl J Med 2016；375：2335-48.
14) 宮地良樹．アトピー性皮膚炎新規治療の潮流．Progress in Medicine 2018；38：461-3.
15) Sher LG, et al. Relieving the pruritus of atopic dermatitis：A meta-analysis. Acta Derm Venereol 2012；92：455-61.
16) Wollenberg A, Ehmann LM. Long term treatment concepts and proactive therapy for atopic eczema. Ann Dermatol 2012；24：253-60.
17) Garritsen FM, et al. Photo（chemo）therapy in the management of atopic dermatitis：An updated systematic review with implications for practice and research. Br J Dermatol

2014 ; 170 : 501-13.

18）van Zuuren EJ, et al. No high level evidence to support the use of oral H1 antihistamines as monotherapy for eczema : A summary of a Cochrane systematic review. Syst Rev 2014 ; 3 : 25.

19）Tanizaki H, et al. Effects of bepotastine and fexofenadine on histamine-induced flare, wheal and itch. Int Arch Allergy Immunol 2012 ; 158 : 191-5.

20）Ruzicka T, et al. Anti-Interleukin-31 Receptor A Antibody for Atopic Dermatitis. N Engl J Med 2017 ; 376 : 826-35.

21）Tominaga M, Takamori K. Itch and nerve fibers with special reference to atopic dermatitis : Therapeutic implications. J Dermatol 2014 ; 41 : 205-12.

22）Wilson SR, et al. The epithelial cell-derived atopic dermatitis cytokine TSLP activates neurons to induce itch. Cell 2013 ; 155 : 285-95.

23）Ikoma A, et al. The neurobiology of itch. Nat Rev Neurosci 2006 ; 7 : 535-47.

5. 三位一体論に基づくアトピー性皮膚炎ベスト治療

Column アトピー性皮膚炎とウイルス・真菌感染

　アトピー性皮膚炎（AD）ではバリア機能が低下しており，そこに掻破などの機械的刺激が加わり，細菌・真菌・ウイルスなどの微生物による皮膚感染症に罹患しやすいとされている．一方で，微生物による皮膚感染症がADの病勢を悪化させることも日常診療でよく目にする現象の一つである．このように，ADと皮膚感染症のあいだには切っても切れない関係があるように思われるが，実際にはどのような微生物がどのように病態に関与しているのであろうか．本コラムでは微生物のなかでもウイルスと真菌に焦点を当て，ADの病態との関連を紹介する．

　AD患者に合併しうる皮膚ウイルス感染症としては，単純ヘルペスウイルス（herpes simplex virus：HSV）や伝染性軟属腫ウイルス（molluscum contagiosum virus：MCV）によるものがあげられる．HSV感染症は広範囲に小水疱が波及する状態となり，カポジ水痘様発疹症，疱疹性湿疹とよばれる．カポジ水痘様発疹症は，従来HSVの初感染で発症し，乳幼児に多発していた．しかし，近年では重症の成人AD患者の増加や，思春期から成人における抗HSV抗体保有率の低下に伴って20～30歳代に発症のピークがみられる．カポジ水痘様発疹症に対しては，抗ウイルス薬の内服や注射薬の全身投与が基本となる．伝染性軟属腫は，いわゆる"みずいぼ"とよばれ，健康な小児では自然消退も認められるが，湿疹病変や乾燥した皮膚に合併しやすく，AD患者では広範に拡大し難治化しやすい．両者とも健常者で日常的に認められる感染症であるが，ADを基盤として重症化することが指摘されている．

　ADにおける症状の悪化や難治化の要因の一つと

してカンジダやマラセチアといった常在真菌に対するアレルギーの関与が示唆されている．一般的な治療ではないが，難治性のADに対し，抗真菌薬の併用を行い症状が軽快したという報告もみられるようになり，真菌がADの病態に関与する可能性が臨床的にも示唆される．

　カンジダやマラセチアといった真菌が，ダニ・ハウスダストなどの環境アレルゲンなどと同様に多彩なアレルギー反応を介して炎症を惹起している可能性が，特異的IgE抗体の測定や，パッチテスト，プリックテストなどの結果から考えられるようになった．

　近年，AD患者の汗中から検出される好塩基球からのヒスタミン遊離活性をもつ物質のアミノ酸配列が*M.lassezia globosa*の産生する蛋白質MGL_1304に含まれることが報告された[1]．実際に，リコンビナント蛋白質MGL_1304はAD患者由来の好塩基球からのヒスタミン遊離を誘導した．すなわち，汗中に含まれる皮膚に常在するマラセチア由来の蛋白抗原がADの皮膚症状を悪化させるアレルギー反応を誘導することが証明された．

　ADに関連する微生物としてウイルスと真菌を紹介した．皮膚ウイルス感染症は，ADの病態を背景に重症化・遷延しやすく，真菌に対するアレルギー反応はADの病態を悪化する一つの要因であるといえる．

（中島沙恵子）

◎ 文　献
1) Hiragun T, et al. Fungal protein MGL_1304 in sweat is an allergen for atopic dermatitis patients. J Allergy Clin Immunol 2013；132（3）：608-15.

INDEX

和文索引

あ

アクアポリン3　63
アザチオプリン　177
アジア/アフリカ系　44
アストロサイト　162
汗　36, 75, 76, 186
アセチルコリン　14
アダパレン　94
アドヒアランス　34, 37, 140
アトピー　120
アトピー性皮膚炎　2
アトピー性皮膚炎診療ガイドライン
　2018　30
アトピー性皮膚炎のサブタイプ　47
アトピー性皮膚炎の診断治療アルゴリ
　ズム　33
アトピー性皮膚炎の新薬　39
アトピー性皮膚炎モデルマウス　101
アトピー素因　3, 230
アトピーマーチ　11
アトピックマーチ　106
アナフィラキシー　11
アプレピタント　167
アミロイド苔癬　224
アラーミン　135, 202
アルギニン　72
アルテミン　161
アレルギー　120
アレルギー炎症　124, 138
アレルギー炎症治療　231
アレルギー性疾患　206
アレルギーの分類　2
アレルギーマーチ　11, 84, 89, 106, 150
アレルゲン　8, 48
アロネーシス　161

い

石垣島　99, 212
I型アレルギー　2, 8
I型過敏反応　120
異物の侵入　78
インターロイキン　11, 200, 211
インフルエンザウイルス　213

う

ウイルス感染　213, 237
ウステキヌマブ　20, 40
ウパダシチニブ　135, 140
ウロカニン酸　6

え

衛生仮説　206
エオタキシン　132
液相-液相境界バリア　67
エビデンスレベル　31
炎症性サイトカイン　154, 175, 200
炎症性樹状細胞　9, 56
炎症性腸疾患　150
塩素系漂白剤　197
エンドセリン　152
エンドトキシン　207

お

黄色ブドウ球菌　63, 110, 192, 195,
　201, 228
オーダーメイド治療　45
オマリズマブ　40, 121
オンコスタチンM受容体β鎖　156
温度感受性チャネル　155, 158

か

外因性アトピー性皮膚炎　44, 121,
　218, 219, 222
海綿状浮腫　117, 155
外用保湿剤　93, 95
外用薬の汚染　110
外来抗原　8
外来集団指導　118
過角化　117
角化　69
角化細胞　6, 67, 92, 123
角化不溶性膜　62
角質　80
角質細胞　6
角質細胞間脂質　77, 81
角層　6, 58, 67, 92
角層ケア　64
角層の保湿機構　58

角層バリア機能　82
角層バリア機能障害　77
角層バリア補強薬　83
角層物質透過バリア　61
獲得免疫　122, 200
角膜炎症　180
ガストリン放出ペプチド　160
カセリサイディン　199, 200, 201
活性型ビタミンD　202
活性化誘導因子　135
合併疾患　150
カテプシン　154
ガバペンチン　177
痂皮　3, 35, 116, 117
カプサイシン　158
花粉　11, 48, 106, 120, 206
カポジ水痘様発疹症　237
かゆみ　78, 138, 152
かゆみVAS　134, 181
かゆみ過敏　14, 233
かゆみの制御　232
かゆみの伝達　13, 160
かゆみの発症機序　76
かゆみメディエーター　162
かゆみ誘起因子　174
カリクレイン　154
顆粒細胞　6
顆粒層　6, 68
カルシニューリン阻害薬　39
寛解維持療法　141, 144
寛解導入療法　141
眼合併症　36
汗管　112
カンジダ　237
患者要件　147
乾癬　56, 124, 136
感染症　150

き

記憶Th2細胞　123
寄生虫感染　148, 207, 212
寄生虫感染防御　131
気相-液相境界バリア　67
客観的定量的指標　231
急性期アトピー性皮膚炎病変　22

牛肉アレルギー　231
吸入抗原　84
教育入院　118
共刺激分子　105, 164
起痒物質　152
金属アレルギー　47, 225

く

クライオ電子顕微鏡　69
グラム陰性菌　197
クリーム　81, 95, 109
クリサボロール　27, 28, 183, 204
グリセロール　62, 63
クリニカルクエスチョン　32
グループディスカッション　118

け

経口免疫寛容　12
経腸管感作　12
経皮感作　84, 86, 106
経皮的水分喪失量　92
鶏卵アレルギー　86
化粧品　81, 110
血管作動性腸管ポリペプチド　152
血管組織球性丘疹　224
血清 IgE 値　46
血清 LDH 値　49
血清 SCCA2 値　51
血清 TARC 値　49
結膜炎　131, 180
ケモカイン　11, 49, 104, 122, 221
ケラチノサイト　67
ケラチン　68
ケラチン線維　6, 69
ケラトヒアリン顆粒　6, 68, 69
研究者の全身アセスメント　180
ゲンタマイシン　43

こ

コアグラーゼ陰性ブドウ球菌　201
抗 IL-4Rα 抗体　4, 20
抗 IL-22 抗体　124
抗 IL-33 抗体　123
好塩基球　22, 107, 122, 152, 154, 163, 164
高価　140
抗菌ペプチド　24, 75, 94, 128, 157, 199
抗菌薬　211
抗原提示細胞　6, 105
抗原非依存性　123
後根神経節　156, 165

交差反応　212, 213
好酸球　23, 48, 122, 154
高湿度環境　212
光線療法　233
紅皮症　146
抗ヒスタミン薬　20, 36, 175, 187
コーカソイド　44
骨粗鬆症　41
小麦アナフィラキシー　21
小麦アレルギー　231
コモビリティ　150
コルネオデスモソーム　68

さ

サーチュイン 1 遺伝子　99
最適使用推進ガイドライン　148
サイトカインバランス　130
錯角化　117
サブスタンス P　152, 154
三価クロム　73
III 型アレルギー　2
III 型過敏反応　120
サンホワイト®　94, 109
三位一体病態論　16, 21, 230

し

紫外線療法　149, 176, 188
耳介軟骨皮膚炎　224
視覚アナログ尺度　134
色素産生細胞　6
軸索反射性紅斑　154
シクロスポリン　4, 14, 20, 39, 145, 176
自己免疫性疾患　150
脂質合成酵素　69
脂質多層構造物　59
システインプロテアーゼ　75
施設要件　146
自然分娩　210
自然免疫　122, 200
自然免疫細胞　22, 155
自然リンパ球　122
湿疹　12, 33, 81, 85, 90, 117, 223, 234
湿度　212
疾病負担の軽減　185
ジヒドロスフィンゴシン　60
灼熱感　144, 175
斜方晶　59
シャワー浴　116
重症・最重症症例　185
重症・難治性状態　145
周辺帯　6, 43

樹状細胞　8, 26, 46, 105, 163
手掌皺亢進　47, 222
主婦湿疹　223
腫瘍壊死因子　200
主要組織適合遺伝子複合体クラス II　163
止痒効果　133
常在微生物叢　192, 201
止痒作用　233
蒸散抑制　58
小児アトピー性皮膚炎　44
小児重症アトピー性皮膚炎　84
承認済新薬　127
上皮 - 免疫微小環境　39
食物アレルギー　85, 150
食物アレルギー予防戦略　89
食物依存性運動誘発アナフィラキシー　11
食物抗原　12
真菌感染　237
神経原性炎症　154, 160
神経成長因子　13, 162
神経退縮因子　162
人種差　54, 96
尋常性乾癬　15, 136, 232
尋常性魚鱗癬　21, 47, 223
尋常性痤瘡　62
心身医学的アプローチ　141
真皮炎症細胞浸潤　130
真皮樹状細胞　104
蕁麻疹　13, 36
新薬開発　20

す

推奨度　31
水分貯留　58
水分保持　58
睡眠障害　134
睡眠の質　170
スキンケア　35, 84, 86, 89, 230
ズック靴皮膚炎　223
ステロイド外用薬　20, 34, 39, 111, 142
ステロイド内服　149
ステロイド薬　174
スフィンゴシン　60
スプレー　95, 109

せ

生活の質　132, 169
制御性 T 細胞　11
成人アトピー性皮膚炎　44

239

脊髄後根神経節　156, 165
脊髄内グリア細胞　162
セクキヌマブ　20, 40
セザリー症候群　117
接触皮膚炎　104, 163
セマフォリン3A　14, 162, 202
セラミド　60, 61, 64, 94
セリンプロテアーゼ　75
セロトニン作動薬　177
線維芽細胞　24
全身性エリテマトーデス　150
全身性副作用　149
喘息　84, 106, 123, 132, 150, 207

そ

爪周囲炎　223
総睡眠時間　170
掻破　78, 138
層板顆粒　6, 61, 62, 68
瘙痒　21, 44, 129
瘙痒 NRS スコア　130
ソマトスタチン　152
ゾレア®　121

た

ダームサイディン　199
ターンオーバー　69, 70, 92
第一選択薬　141, 185
対症療法　34
タイトジャンクション　6, 59, 67, 69
第二選択薬　141
タクロリムス　20, 34, 39
タクロリムス軟膏　143, 175
タクロリムス軟膏の使用ガイダンス　143
タクロリムス軟膏誘発性瘙痒モデルマウス　165
タクロリムス誘発性のかゆみ　165, 166
タクロリムス誘発瘙痒症　167
脱毛症　150
ダニ　84, 94
ダニ抗原　11, 96, 123
単純ヘルペスウイルス　150, 237
蛋白質分解酵素　63, 154

ち

知覚細胞　6
地中海式食餌　208
茶のしずく石鹸　231
中枢性のかゆみ　160

腸内細菌叢　209, 214
治療目標　32, 139
チロシンキナーゼ　134

て

手荒れ　81
帝王切開　210
低湿度環境　212
ディスバイオーシス　195, 196
ディフェンシン　24, 199, 200
手湿疹　81, 223
デスモソーム　68
テゼペルマブ　40
デュピクセント®　4, 20, 127, 141, 230
デュピルマブ　4, 16, 20, 25, 40, 80, 108, 121, 124, 127, 141, 178, 231
デュピルマブ最適使用推進ガイドライン　131, 146
デルゴシチニブ　101
伝染性軟属腫　150, 237
伝染性膿痂疹　150
天然保湿因子　6, 43, 62, 72, 77, 81

と

頭部脂漏性皮膚炎　62
動物実験　211
特異的抗原　122
とびひ　150
塗布　110
トファシチニブ　42, 182
ドライスキン　58, 63, 76
トラフ値　146
トラロキヌマブ　25, 40, 129, 180
トリプシン　154
トリプターゼ　154

な

内因性アトピー性皮膚炎　44, 47, 121, 218, 219, 224
納豆アレルギー　231
生ワクチンの接種　149
軟膏　109
軟膏基剤　94
難治性紅斑　146

に

II 型アレルギー　2
II 型過敏反応　120
2 型サイトカイン　121, 123, 127
2 型自然リンパ球　10, 22, 40, 108, 123, 128, 155

二重抗原曝露仮説　12, 86, 106, 230
日本アレルギー学会　30
日本皮膚科学会　30
乳児期からの保湿　112
乳児期早期からの保湿スキンケア　88
入眠潜時　170
入浴　116
入浴剤　110
尿素　94

ね・の

ネオーラル®　4, 20
ネザートン症候群　11, 78, 106
ネモリズマブ　26, 133, 140, 169, 180
ノシセプチン受容体選体的アンタゴニスト　99

は

バイオマーカー　44, 46
ハイパーネーシス　161
白色ワセリン　109
白内障　36
白斑　224
白皮症　224
ハッショウマメ　154
ハプテン　78, 104, 123
ハプテン反復塗布モデル　164, 166
パラダイムシフト　38, 140, 184
パラフィン　81
バリシチニブ　127, 135

ひ

ヒアルロン酸　62, 64, 81
ピーナッツアレルギー　11, 21, 86, 106
鼻炎　3, 84, 106, 121, 218
粃糠疹　62
皮脂　62, 77
皮脂欠乏性皮膚炎　76, 80
皮脂膜　80, 81
皮疹スコア　51
皮疹の重症度　35
ヒスタチン　199
ヒスタミン　13, 152
ヒスタミン依存性瘙痒　44, 152, 158
ヒスタミン非依存性瘙痒　44, 159
非ステロイド系抗炎症薬　184
微生物汚染　110
ビタミン A 油製剤　94, 95
ヒト β ディフェンシン　200
皮膚癌　35
皮膚感染症　150, 224, 237

皮膚細菌叢 228
皮膚樹状細胞 104
皮膚常在ウイルス 195
皮膚常在細菌叢 7, 124
皮膚常在微生物叢 192
皮膚症状スコア 50
皮膚バリア機能低下 138
皮膚バリア障害 21, 44
皮膚肥厚 22
肥満 216
肥満細胞 107, 122, 152, 154, 163
標準治療 20, 40, 230, 233
表皮 5, 63, 76, 92
表皮角化細胞 6, 10, 22, 107, 154
表皮肥厚 130
表皮ブドウ球菌 201
病理組織像 117
ヒルドイド 94, 109
ピロリドンカルボン酸 6, 64

ふ

ファストフード 208
フィラグリン 5, 12, 21, 67, 71, 92, 128
フィラグリン発現低下 22, 99, 102, 113
フェザキヌマブ 40, 124, 135, 140
不感蒸泄 76, 80
浮腫 58
物質透過バリア 59
ブラジキニン 14
ブリーチバス療法 197, 228
プレガバリン 177
プロアクティブ療法 35, 55, 88, 139, 145, 231
プロテアーゼ 69, 78
プロテアーゼ活性化受容体 154
プロテアーゼ阻害因子 69, 92
プロトピック® 20
プロフィラグリン 6, 71, 83, 92
プロペト® 94, 109, 112
分子標的薬 139, 178

へ

併用療法 141

ベストな治療 109, 141, 186, 234
ヘテロ二量体 127, 134, 155, 157
ヘパリン類似物質 81, 94, 109
ヘルトゲ徴候 223
ヘルパーT細胞 8
ヘルペスウイルス 131
ベンビチモド 184

ほ

保湿 6, 63, 92, 112
保湿因子 81
保湿外用薬 176
保湿剤 64, 92
保湿スキンケア 88
保湿性成分 62
保湿入浴剤 111
補助療法 187
ホスホジエステラーゼ 27, 42, 183, 204
補体 152
ボディマス指数 216

ま

マイクロバイオーム 124, 201, 208, 228
末梢血好酸球数 48
末梢神経 158
末梢性のかゆみ 160
マラセチア 195, 237
慢性期アトピー性皮膚炎病変 24
慢性単純性苔癬 117

み・む

みずいぼ 150, 237
無菌マウス 211

め・も

メディエーター 13, 47, 120, 133, 154
メポリズマブ 40
メモリーT細胞 213
メラノサイト 6
メルケル細胞 6
免疫寛容 107
免疫グロブリンE 46
免疫疾患 150

免疫ネットワーク 232, 234
免疫バリア 67
免疫抑制 40
モノクローナル抗体 82, 127, 133

や・ゆ

薬剤血中濃度 146
有害事象 94
ユークリサ® 28

よ

痒疹結節 142, 146
読み飛ばし薬 83
IV型アレルギー 2
IV型過敏反応 120

ら

ラメラ構造物 59
ランゲルハンス細胞 6, 67, 104
ランチビオティクス 201
卵白アルブミン閉鎖密封法 96
卵白感作 87

り

リアクティブ療法 89, 145, 231
リウマチ性関節炎 150
リゾチーム 199
緑内障 36
臨床応用 127
臨床症状 3, 132, 222
リンパ腫 35, 117

れ・ろ

レブリキズマブ 40, 129
労働生産性 177
ローション製剤 81, 95
六方晶 59
ロリクリン 6

わ

ワセリン 81, 93, 109

欧文索引

A

absenteeism 177
ACTH 50
AD 2, 3, 5

allergic march 11
alloknesis 14
ANB020 123, 135
antimicrobial peptide 199
apremilast 27

atopic dermatitis 2
atopic march 11

B

Bhlhb5 160, 161

body mass index（BMI） 216
BSA 129, 134

C

C5a 152
C 線維 13, 156
cAMP 27, 204
caspase-3 69
caspase-14 6, 72
CCL17 130
CD4$^+$T 細胞 9, 211
CD8$^+$細胞傷害性 T 細胞 10
CE 62
CGN 197
CHRONOS 130
Clinical Questions 31
CNTO7160 40
corneotherapy 64
cornification 69
cornified envelope 62
cowhage 154
crisaborole 27
culturable gram-negative bacteria 197
cyclic AMP 27

D

δ-toxin 196, 201
Dennie-Morgan fold（line） 219, 225
DRG 165
dual-allergen exposure hypothesis 86
dupilumab 4, 16
dysbiosis 195, 209, 210

E

E6005 183, 205
EASI 25, 50, 129, 148, 180
EBM 30
Eczema Area and Severity Index 25, 50, 148, 180
EIME 39
eotaxin 132
epithelial immune microenvironment 39
EUCRISA® 204
evidence-based medicine 30
extrinsic AD 218

F

FA 85

fezakinumab 40, 124
filaggrin 5
finger tip unit 110
Flaky tail マウス 96, 99
FLG 5, 12, 21, 157
FLG2 遺伝子 7
FLG 遺伝子欠損マウス 98
FLG 遺伝子変異 96, 106
FLG 遺伝子変異率 220
food allergy 85
FTU 110, 231

G

γc 127, 155
gamma common chain 127, 155
gastrin-releasing peptide 160
gentamicin 43
group 2 innate lymphoid cell 10, 22, 40, 123, 128
GRP 160, 161
GRPR 161

H

H1R 拮抗薬 36, 154
H4R 154
H4 受容体阻害薬 43
hBD-2 200
HSV 237
hygiene hypothesis 206

I

IDEC 9
IFN-γ 24, 40
IGA 25, 129, 147, 180
IgE 46
IgE-CAI 164
IgE 依存性超遅延型アレルギー皮膚炎 164
IgE クラススイッチ 22
IgE 抗体 8
IL-4 12, 21, 22, 40, 122, 123, 124, 155, 179
IL-4Rα 20, 127, 155
IL-4Rα 阻害薬 24
IL-4 シグナル 16
IL-4 受容体 4, 24, 127, 128
IL-4 受容体阻害抗体 169
IL-4 受容体阻害薬 24
IL-5 22, 40, 122
IL-13 12, 21, 22, 24, 40, 122, 123, 124, 155, 179, 180

IL-13Rα1 127, 155
IL-13 阻害薬 25, 129
IL-17 124
IL-17A 23, 40
IL-17C 阻害薬 136
IL-22 21, 22, 40, 124
IL-22 阻害薬 135
IL-31 15, 21, 22, 40, 122, 124, 129, 156, 180
IL-31R 26
IL-31RA 133, 156
IL-31 受容体α鎖 156
IL-31 受容体阻害抗体 169
IL-31 阻害薬 26, 133
IL-33 22, 40, 107, 123
IL-33 受容体 12
IL-33 阻害薬 135
ILC1 107
ILC2 10, 22, 40, 56, 107, 108, 123, 128
ILC3 107, 108
immunoglobulin E 46
INCB18424 135
inflammatory dendritic epidermal cell 9
interleukin 11, 200
interleukin-4 receptor α 20
intrinsic AD 218
Investigator's Global Assessment 25, 129, 147
itch-scratch サイクル 14, 16, 97, 138, 162

J・K

JAK 20, 134
JAK-STAT 101, 103, 181
JAK-STAT シグナル伝達経路 106
JAK1 41, 128, 156, 181
JAK1/2 阻害薬 135
JAK2 41, 181
JAK3 41, 128, 181
JAK 阻害薬 41, 83, 134, 181, 231
Janus kinase 20, 134
JTC801 99, 101
JTE-052 42, 83, 101, 102, 103, 104, 182
K$^+$ 72

L

LDH 49
lebrikizumab 40
leicester sign score 50

lichen simplex chronicus　117
LSC　117
LSS　50

M

Mas-related G protein-coupled
　receptors　155
Mas 関連 G 蛋白質共役受容体　155
MCV　237
mEASI　104
mepolizumab　40
MHC class II　105, 163
microbiome　208
modified EASI　182
MOR106　136
Mrgpr　153, 155

N

narrow band ultraviolet B　176
natural moisturizing factor　43, 62
NB-UVB　176
NC/Nga マウス　100, 101
nemolizumab　26
nerve growth factor　13
neurogenic inflammation　154
NGF　13
NK-1R　154
NMF　43, 62, 77, 81, 93
Nppb　160, 161
NRS　129, 180
numeric rating score　129, 180

O

O-SCORAD　51, 52
objective SCORAD　51
ODT　96
omalizumab　40
OPA-15406　184, 205
OSMR　133
OVA-ODT モデル　164
OX40L　9

P

Pan-JAK 阻害薬　135
PAR　154
PAR-2　155

PDE　27, 42
PDE4　20, 27, 183
PDE4 阻害薬　27, 42, 204
PEBBLES スタディ　88
PF-04965842　135
pH　7, 93
phosphodiesterase　20, 42
presenteeism　177
profilaggrin　6
proFLG　6, 71

Q・R

QOL　132, 134, 169, 171, 177
read-through drug　83
regulatory T cell　11

S

SAM 症候群　11, 78
SASPase　7, 71
SCCA1　51
SCCA2　51, 52
SCORAD　49, 111, 118, 156, 180
secukinumab　40
Sema3A　162
severity scoring of atopic dermatitis
　49, 180
signal transducer and activator of
　transcription　20, 42
SIRT1　99
SLIGRL　155
"soak and smear" 療法　116
SP　152, 154, 160, 167
SP アンタゴニスト　167
SPF マウス　211
STAT　20, 42
STAT3　128, 135
STAT6　128, 134

T

T 細胞受容体　105, 122
TARC　4, 11, 23, 49, 52, 129, 157
TCR　105
Tem　213
TEWL　93, 100, 111
tezepelumab　40
Th1　9, 130

Th2　9, 15, 56, 122, 123, 156
Th2 型アレルギー反応　8
Th2 型サイトカイン　12, 21, 22, 78,
　101, 152, 155, 221
Th2 ケモカイン　4
Th17　9, 11, 15, 23, 56, 130, 221
Th22　130
Thimothy grass 感作　88
thymic stromal lymphopoietin　9,
　157
thymus and activation-regulated
　chemokine　4, 11
TIP-DC　56
Tmem79 遺伝子　99
TNF　200
TOF-SIMS　72, 74
tofacitinib　42
tralokinumab　25, 40
transepidermal water loss　92
transient receptor potential vanilloid
　1　175
Treg　9, 11
trogocytosis　163, 164
TRP チャネル　158, 159
TRPA1　159, 167
TRPA1 アンタゴニスト　159, 167
TRPM8　158
TRPV1　152, 158, 167, 175
TRPV1 アンタゴニスト　167
TRPV1 チャネル　159
TSLP　9, 22, 40, 78, 123, 152, 157, 233
TSLP 受容体　12, 158
tumor necrosis factor　200
TYK2　41, 128, 134, 181
tyrosine kinase 2　134

U・V・W

ustekinumab　40
VAS　26, 134, 169, 181
vasoactive intestinal polypeptide　152
VIP　152
visual analogue scale　26, 134, 169,
　181
Work Productivity and Activity
　Impairment（WPAI）　178

あとがき

　アトピー性皮膚炎が，いま治療の大きな潮目を迎えていることは本文にも述べたが，いまこの時期に本書を上梓できたことは，自分にとって二つの意味で大きな喜びであった．

　一つは，皮膚科医になって40年以上にわたって問い続けてきた「アトピー性皮膚炎とはなにか」という命題に対し，この十年ほどの研究の進歩を背景に，積年のモヤモヤした雲間から一条のご来光を仰ぐがごとく病態論が理路整然と語られるようになり，自分の中で鬱積してきた疑問が氷解し，「そうだったのか」と晴れ晴れとした気分になって，編集作業がことのほか進捗したことである．思えば研修医の時，恩師太藤教授から「アトピー性皮膚炎は病理を見る限りは基本的に接触皮膚炎のはずだが，アトピーというプラスアルファの要因が未解明なのだ」と教示されたのが，アトピー性皮膚炎に関心を寄せた機縁であった．その後，IgE万能論や行きすぎた食物アレルギー説，民間療法が跋扈する渦中でも，個人的にはアトピックドライスキンが介在する接触アレルギー理論を密かに墨守信奉してきた．いま，バリア障害・アレルギー・かゆみの三位一体論によって，かなり明快にアトピー性皮膚炎の病態が解明され，合理的な治療戦略や画期的な新薬が登場するに及んでアトピー性皮膚炎は新たな地平に到達したと言えるが，まさにその時期に本書を編むことができたのは，皮膚科医40年の総括として感慨深いものがある．その意味で本書は，恩師太藤先生に対する遅すぎる夏休み宿題報告のようなものである．

　もう一つは，その40年目の宿題報告を，新進気鋭の免疫学者で，私の後任教授でもある椛島健治博士とともに珠玉の作品に仕上げることができた喜びである．私とは比べものにならないほど基礎免疫学に造詣が深い椛島健治博士と一臨床医である私が，二人三脚で，アトピー性皮膚炎の病態から治療まで京大皮膚科の系譜を愚直に辿りながら，現時点で考え得る最高の書籍としてまとめられたと自負できることがなによりの至福である．読者諸氏にとってはいささか個人的な思い入れが強すぎると思われるかもしれないが，アトピー性皮膚炎をここまで系統的かつ理詰めにまとめた類書はまだないので，必ずや今後の研究針路や日常診療の羅針盤として有用であると確信している．

　二代にわたる京大皮膚科教授から，本書を故・太藤重夫教授に捧げたい．

令和元年盛夏　　京都にて

宮地　良樹

中山書店の出版物に関する情報は，小社サポートページを御覧ください．
https://www.nakayamashoten.jp/support.html

エビデンスに基づくアトピー性皮膚炎治療
あたらしい潮流

2019年 9月10日　初版第1刷発行 ©〔検印省略〕
2022年 8月26日　初版第2刷発行

編　集 ……… 椛島健治・宮地良樹
発行者 ……… 平田　直
発行所 ……… 株式会社 中山書店
　　　　　　　〒112-0006 東京都文京区小日向4-2-6
　　　　　　　TEL 03-3813-1100（代表）　振替 00130-5-196565
　　　　　　　https://www.nakayamashoten.jp/
装　丁 ……… 花本浩一（麒麟三隻館）
印刷・製本 … 株式会社 真興社

ISBN 978-4-521-74776-7
Published by Nakayama Shoten Co.,Ltd.　　　　　　　　　　　Printed in Japan
落丁・乱丁の場合はお取り替えいたします．

・本書の複製権・上映権・譲渡権・公衆送信権（送信可能化権を含む）は株式会社中山書店が保有します．

・JCOPY〈出版者著作権管理機構 委託出版物〉
本書の無断複写は著作権法上での例外を除き禁じられています．複写される場合は，そのつど事前に，出版者著作権管理機構（電話 03-5244-5088, FAX 03-5244-5089, e-mail:info@jcopy.or.jp）の許諾を得てください．

本書をスキャン・デジタルデータ化するなどの複製を無許諾で行う行為は，著作権法上での限られた例外（「私的使用のための複製」など）を除き著作権法違反となります．なお，大学・病院・企業などにおいて，内部的に業務上使用する目的で上記の行為を行うことは，私的使用には該当せず違法です．また私的使用のためであっても，代行業者等の第三者に依頼して使用する本人以外の者が上記の行為を行うことは違法です．

患者からの質問に根拠をもって答えられる！
エビデンスに基づくシリーズ

シリーズ編集 ● 宮地良樹（静岡社会健康医学大学院大学学長／京都大学名誉教授）

美容皮膚科治療
編　宮地良樹（京都大学名誉教授）／葛西健一郎（葛西形成外科）
B5判／並製／256頁／4色刷
定価13,200円（本体12,000円+税）／ISBN 978-4-521-74760-6
二重盲検が難しい美容皮膚科のエビデンスをレベル1～5で明記

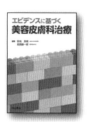

スキンケアQ&A
あたらしい皮膚科治療へのアプローチ
編　宮地良樹（京都大学名誉教授）／安部正敏（札幌皮膚科クリニック）
B5判／並製／244頁／4色刷
定価5,940円（本体5,400円+税）／ISBN 978-4-521-74771-2
正しいスキンケアとは？ 紫外線ケアからニキビ, 真菌症, 褥瘡まで

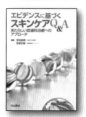

アトピー性皮膚炎治療　あたらしい潮流
編　椛島健治（京都大学）／宮地良樹（京都大学名誉教授）
B5判／並製／256頁／4色刷
定価8,800円（本体8,000円+税）／ISBN 978-4-521-74776-7
転換期を迎えるアトピー性皮膚炎治療のあたらしい潮流を伝える!

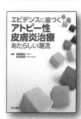

Q&Aでわかる皮膚感染症治療
編　宮地良樹（京都大学名誉教授）／渡辺大輔（愛知医科大学）／
　　常深祐一郎（埼玉医科大学）
B5判／並製／388頁／4色刷
定価8,800円（本体8,000円+税）／ISBN 978-4-521-74831-3
エビデンスに基づいた診断から治療方法までを完全網羅

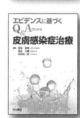

皮膚科新薬の治療指針
編　椛島健治（京都大学教授）／
　　宮地良樹（静岡社会健康医学大学院大学学長／京都大学名誉教授）
B5判／並製／352頁／4色刷
定価9,680円（本体8,800円+税）／ISBN 978-4-521-74917-4
皮膚科新薬の動向と展望の情報源

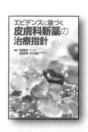

中山書店　〒112-0006 東京都文京区小日向4-2-6　TEL 03-3813-1100　FAX 03-3816-1015
https://www.nakayamashoten.jp/